Izabella Wentz
mit Dr. Marta Nowosadzka

Hashimoto im Griff

Izabella Wentz

mit Dr. Marta Nowosadzka

Hashimoto im Griff

Endlich beschwerdefrei mit der *richtigen* Behandlung

VAK Verlags GmbH
Kirchzarten bei Freiburg

Titel der amerikanischen Originalausgabe:
Hashimoto's Thyroiditis:
Lifestyle Interventions for Finding and Treating the Root Cause

ISBN 978-0-61582579-3

Aus Gründen der besseren Lesbarkeit wurde im Text die männliche Form gewählt; alle Angaben beziehen sich selbstverständlich auf Angehörige beider Geschlechter.

Bibliografische Information der Deutschen Nationalbibliothek
Die Deutsche Nationalbibliothek verzeichnet diese Publikation in der Deutschen Nationalbibliografie; detaillierte bibliografische Daten sind im Internet über http://dnb.d-nb.de abrufbar.

VAK Verlags GmbH
Eschbachstraße 5
79199 Kirchzarten
Deutschland
www.vakverlag.de

6. Auflage: 2021

Übersetzung: Rotraud Oechsler
Lektorat: Nadine Britsch
Layout: Karl-Heinz Mundinger
Coverfoto: © Natalie Ginelle Miller Photography
Umschlag: Kathrin Steigerwald, Hamburg
Satz & Druck: Friedrich Pustet GmbH & Co. KG, Regensburg,
Printed in Germany
ISBN: 978-3-86731–166-3 (Paperback)
ISBN: 978-3-95484–384-8 (ePub)
ISBN: 978-3-95484–385-5 (kindle)
ISBN: 978-3-95484–386-2 (PDF)

Inhalt

Dieses Buch ist allen Frauen und Männern gewidmet,
die an Hashimoto-Thyreoiditis oder einer anderen
Autoimmunerkrankung leiden.
Ich hoffe, dass es Ihnen das notwendige Wissen vermittelt,
damit Sie Ihre Gesundheit wiedererlangen können.
Seien Sie gesund!

Hinweise des Verlags

Dieses Buch dient der Information über Möglichkeiten der Gesundheitsvorsorge. Wer sie anwendet, tut dies in eigener Verantwortung. Autorin und Verlag beabsichtigen nicht, Diagnosen zu stellen oder Therapieempfehlungen zu geben. Die hier vorgestellten Vorgehensweisen sind nicht als Ersatz für professionelle Behandlung und / oder schulmedizinische Therapie bei ernsthaften Beschwerden zu verstehen.

Keine der in diesem Buch getroffenen Aussagen wurde von der amerikanischen Zulassungsbehörde FDA evaluiert. Wenden Sie sich bitte an Ihren behandelnden Arzt oder Therapeuten, bevor Sie Entscheidungen bezüglich Ihrer Gesundheit treffen oder wenn Sie Beratung und Anleitung bei einem speziellen medizinischen Problem benötigen.

*„Sei du selbst die Veränderung,
die du dir wünschst für diese Welt".*

Gandhi

1. Einführung

Warum ein Buch über Hashimoto?

Die einfachste Antwort auf diese Frage ist, dass bei mir mit 27 Jahren im Rahmen einer Routineuntersuchung eine Hashimoto-Thyreoiditis festgestellt wurde.

Als Apothekerin war ich sowohl in der Pathophysiologie von Krankheiten ausgebildet als auch darin, wie sie behandelt werden. Meine Professoren legten immer großen Wert auf die Veränderung des Lebensstils, um den Medikamentenbedarf zu senken und das Fortschreiten einer Krankheit zu verhindern.

Menschen mit Bluthochdruck mussten sich salzarm ernähren, Menschen mit hohem Cholesterinspiegel ihren Fettkonsum reduzieren und Typ-2-Diabetiker könnten ihrer Krankheit massiv Einhalt gebieten, wenn sie sich niedrig glykämisch ernähren und abnehmen.

Bei den meisten chronischen Krankheiten, so wurde mir beigebracht, sollte ich in leichten Fällen immer zuerst Veränderungen des Lebensstils empfehlen und erst dann eine medikamentöse Therapie, wenn der gewünschte Erfolg ausblieb.

In fortgeschrittenen Fällen und wenn der Nutzen der medikamentösen Behandlung die Risiken überwog, würde man mit Medikamenten beginnen und gleichzeitig den Lebensstil verändern.

Wir lernten auch, dass die Fortschritte der Patienten überwacht werden sollten, um beurteilen zu können, ob die medikamentöse Therapie zielführend und noch angezeigt war.

Daher war ich verblüfft, dass es bei der Hashimoto-Thyreoiditis hinsichtlich der Veränderung des Lebensstils keine gängigen Empfehlungen gab. Die einzige Empfehlung war pharmakologischer Art und kam von meinem Endokrinologen; ich sollte mit der Einnahme von

Schilddrüsenhormonen (Levothyroxin), beginnen, einem der in den Vereinigten Staaten am meisten verordneten Medikamente.

Ich war zwar darauf eingestellt, mit der Einnahme zu beginnen, da ich mich durch den Schilddrüsenhormonmangel wie Mitte 90 fühlte, doch ich hatte das Gefühl, es müsse neben den Hormonen weitere Maßnahmen geben, um diese Autoimmunerkrankung zu behandeln. Diese Ersatzhormone konnten schließlich die Zerstörung der Schilddrüse durch das Immunsystem nicht stoppen. Sie sorgten einfach nur für einen Hormonausgleich zu einem Zeitpunkt, als die Schilddrüse bereits zu stark geschädigt war, um sie noch selbst zu bilden. Es war, als würde man Wasser in einen löchrigen Eimer schütten, ohne vorher die Löcher zuzustopfen.

Und ich war gerade einmal 27 Jahre alt. Ich war frisch verheiratet, hatte gerade meine absolute Traumstelle angetreten und war in ein Haus am Strand von Los Angeles umgezogen … das konnte alles nicht sein.

Ich glaube fest an Ursache und Wirkung, diese Krankheit konnte also nicht einfach aus dem Nichts gekommen sein. Obendrein hatte ich viele Jahre an ernsten Verdauungsproblemen gelitten, war chronisch müde und litt unter starkem Haarausfall. Es erschien mir unnatürlich, tatenlos zuzusehen, wie ein Teil meines Körpers zerstört wurde. Es ergab einfach keinen Sinn. Und ich kann ziemlich stur sein kann, wenn ich das Gefühl habe, dass mir unrecht getan wird.

Man kann nun denken, dass das Leben ungerecht ist, und über die vielen Gründe nachsinnen, warum es für diesen Fall keine Änderungen des Lebensstils gibt, doch wenn man sich nur auf das Problem konzentriert, kommt man niemals zu einer Lösung.

Doch ich dachte, wenn ich eine Verbindung zwischen all meinen Symptomen herstellen könnte, würde ich vielleicht die Ursache meiner Krankheit finden und könnte sie behandeln. Ich hatte auch die Hoffnung, dass meine Geschichte andere Menschen dazu inspirieren würde, das Gleiche zu tun.

Manchmal müssen wir selbst die Veränderung sein, die wir uns wünschen – wie Gandhi es ausdrückte – und hoffen, dass das medizinische Establishment das zur Kenntnis nimmt und die weitere Erforschung fördert.

Dieses Buch beruht zwar auf Forschungsergebnissen und viele davon sind reproduziert worden; viele der Aussagen beruhen jedoch auf meinen persönlichen Beobachtungen und Erfahrungen. Jeder Mensch ist einzigartig und was mir geholfen hat, muss nicht zwangsläufig anderen helfen.

Vor allem ist es mein Bestreben, niemandem zu schaden, hören Sie also bitte unbedingt auf Ihren Körper und nehmen Sie nötigenfalls medizinische Hilfe in Anspruch. Wenn Sie Schilddrüsenhormone einnehmen, sorgen Sie bitte dafür, dass Ihr Spiegel regelmäßig kontrolliert wird (das heißt, alle sechs bis zwölf Wochen), da sich Ihr Zustand verändern kann, wenn Sie Ihren Lebensstil verändern.

Fazit: Mithilfe dieses Buch mag zwar nicht jeder seiner Erkrankung auf den Grund kommen und die entsprechende Behandlung erfahren, doch es beschreibt, was Menschen mit einer Hashimoto-Thyreoiditis tun können, um sich besser zu fühlen und gesünder zu leben, und ich hoffe, dass es Sie, liebe Leserinnen und Leser, dazu inspiriert, Verantwortung für Ihre Gesundheit zu übernehmen.

6. Oktober 2009

Ich: Eine Frau von 27 Jahren, voller Leidenschaft für meinen Beruf, jung verheiratet, Hundebesitzerin, bescheiden (aber auch modeinteressiert), Hobbyköchin, aufstrebende Apothekerin in der Produktentwicklung von Kosmetika, mit Familiensinn, Ex-Raucherin, Nichttrinkerin, begeisterte Yoga-Anhängerin, Scrapbook-Fan, Fachfrau im Gesundheitswesen … mit Hashimoto-Thyreoidits.

Was bedeutet Hashimoto für Sie? Für mich bedeutete das, dass mir die Haare ausgingen, dass ich mich erschöpft und ängstlich fühlte, ständig fror und vergesslich war (der berüchtigte „Nebel im Gehirn"), sowie Schmerzen und Taubheit in beiden Armen hatte.

Für manche Frauen kann Hashimoto auch bedeuten, dass sie immer wieder Fehlgeburten durchmachen, trotz Diät und Sport nicht abnehmen, unter Depressionen und Verstopfung leiden und Jahre der Frustration erleben.

Für wieder andere kann es bedeuten, dass sie eine fahle Haut haben, vorzeitig altern, sich lethargisch, unmotiviert und träge fühlen …

Ich werde den Verdacht nicht los, dass die Krankheit, wie bei vielen von Ihnen sicherlich auch, bereits viele Jahre vor der Diagnose ausbrach, die in meinem Fall 2009 gestellt wurde.

Ohne allzu sehr ins Detail zu gehen – die ersten der entscheidenden Weichenstellungen, die meine Krankheitsentwicklung prägten, haben vielleicht schon während meines Grundstudiums an der University of Illinois begonnen. Aufgrund des Lebensumfeldes in der Gemeinschaft eines Studentenheims (und den eher suboptimalen Hygienegewohnheiten der meisten College-Studenten), zog ich mir immer wieder Streptokokkenentzündungen im Rachen zu und erkrankte sogar an Mononukleose, dem Pfeiffer-Drüsenfieber; diese Virusinfektion wird durch das Epstein-Barr-Virus (EBV) verursacht, das bei der Auslösung vieler Autoimmunerkrankungen eine Rolle spielt. Ich musste häufig Antibiotika einnehmen, wurde gegen Grippe geimpft (Grippe kann mit EBV-Infektionen einhergehen) und begann, wegen der Krämpfe während der Menstruation, die „Pille" einzunehmen.

Ich bin der Überzeugung, dass diese Kombination sich tief greifend auf meine Darmflora auswirkte und damit auf mein Immunsystem – dessen Bedeutung Sie in den nächsten Kapiteln kennenlernen werden.

In den ersten sechs Monaten meines Studiums war ich noch eine Frühaufsteherin, die mit sechs bis acht Stunden Schlaf auskam. Ich wachte voller Energie auf und freute mich auf den Tag.

Doch nach einer besonders unangenehmen Halsentzündung war es vorbei mit dem Ausgeschlafensein – egal, wann ich zu Bett ging! Einmal kam ich 30 Minuten zu spät zu einer Prüfung, die morgens um 8 Uhr stattfand, als ich nach 16 Stunden Schlaf am Stück gerade aufwachte (dabei hatte ich mich am Nachmittag gegen 16 Uhr nur für ein kurzes Nickerchen hingelegt).

Vorher war ich eine glatte Einser-Studentin, doch in diesem Semester bestand ich meine Prüfungen nur mit Ach und Krach. Entmutigt ging ich in meinen ersten Semesterferien um 21 Uhr zu Bett und wachte am nächsten Tag gegen 13 Uhr oder 14 Uhr erschöpft auf.

Nach einigen Monaten nahm mein Schlafbedürfnis zwar wieder ab, doch richtig erholt hatte ich mich von dem Pfeiffer-Drüsenfieber nicht, und ich brauchte immer noch viel mehr Schlaf als zuvor.

Zwei Jahre später, inzwischen war ich im ersten Jahr des Hauptstudiums, musste ich mich einer Reihe von Impfungen unterziehen, um mit den klinischen Praktika beginnen zu können. Die Folge war ein Reizdarmsyndrom mit Durchfall, vermutlich ausgelöst durch Sojalecithin. Nachdem ich alle Nahrungsmittel von meinem Speiseplan strich, die Sojalecithin enthielten, ließen die Symptome nach und ich litt nur noch ein- bis zweimal pro Woche darunter. Als ich auch kein rotes Fleisch mehr aß, verschwanden meine Beschwerden.

Eine Reihe von Harnwegs-, Hefepilz- und Halsinfektionen sowie Akne im Jahr darauf führte wiederum zur Einnahme von Antibiotika.

Mein Lebensstil bestand aus Fast Food, nächtlichem Lernen, Koffein, Stress und kaum Zeit für mich selbst.

Gegen Ende meines vierten pharmazeutischen Studienjahres kam es erstmals zu Angstzuständen. Ich schob sie auf die vielen Veränderungen, die zu dieser Zeit anstanden: mein Studienabschluss, neue Zulassungsprüfungen, meine Verlobung, der Umzug in eine andere Stadt, die Arbeitssuche …

Im darauf folgenden Jahr zog ich mir eine schlimme Virusinfektion zu, ich hustete mir fast die Lunge aus dem Leib. Nachdem ich ein paar Tage nicht zur Arbeit gegangen war und nur zu Hause herumgelegen hatte, hatte ich wieder Energie, aber der Husten hielt an. Ich wachte mitten in der Nacht auf und bekam keine Luft. Während Beratungsgesprächen mit Patienten in der Apotheke, in der ich arbeitete, kam es oft zu unkontrollierbaren Hustenanfällen. Eines Tages war es so schlimm, dass ich mich in einen Abfalleimer übergab.

„Bist du schwanger?“, fragte eine der Angestellten mit wissendem Lächeln.

„Nein, dagegen nehme ich Pillen ein“, antwortete ich.

Ich versuchte es mit jedem rezeptfreien Hustensirup, den wir in der Apotheke führten. Der Husten ging nicht weg. Ich probierte verschiedene andere Medikamente aus, ohne Erfolg. Schließlich ging ich zum Allergologen, nachdem eine Reihe von Blutuntersuchungen bei meinem Hausarzt ergaben, dass ich – du lieber Himmel! – allergisch auf Hundehaare reagierte.

Der Allergologe testete gründlicher. Zuerst kam der sogenannte Scratch-Test, ein „Ritz-Test“, bei dem die Haut auf dem Rücken mit einer Nadel eingeritzt wird, die kleine Mengen eines Allergens enthält; anschließend wartet man die Reaktion ab. Es stellte sich heraus, dass ich – jetzt kommt‘s – auf alles allergisch war! Auf Pferde (was meine irrationale Angst vor ihnen erklären könnte), Hunde (obwohl ich fast mein ganzes Leben lang welche hatte, der Husten sich aber jetzt erst einstellte), Bäume (alle in Kalifornien heimischen) und Gras (seltsam, ich reagierte auf Gras stärker als auf Histamin).

Ich bekam verschiedene Antiallergika verschrieben, aber auch sie konnten nichts gegen den Husten ausrichten. Als Nächstes musste ich einen sogenannten „Breischluck" über mich ergehen lassen; mithilfe des kontrastmittelhaltigen Breis konnte der Arzt die Speiseröhre im Röntgenbild beurteilen. (Nebenwirkung: Weißer Stuhlgang, denn das Mittel ist kalkhaltig!)

Meine Diagnose lautete: Kleine Hiatushernie mit Spontanreflux und daher gastroösophageale Refluxkrankheit (GERD), allgemein bekannt als Säurereflux.

Ich war wirklich erleichtert, dass ich eine Diagnose hatte! Endlich eine Antwort, obwohl ich schon etwas verwundert war, denn ich litt unter keinem der typischen Symptome, die ich im Studium gelernt hatte.

Ich begann mit der Einnahme eines Säuresekretionshemmers, das bei GERD verordnet wird und die Bildung der Magensäure reduziert. Ein Gastroenterologe betreute mich. Er sagte: „Nehmen Sie einige Monate lang zwei Tabletten täglich und rufen Sie an, wenn Sie neue brauchen."

Kurz nach dem Einnahmebeginn entwickelte ich dann tatsächlich GERD-Symptome. Und der Husten hielt weiter an. Ich beschloss, das Medikament abzusetzen, ernährte mich so, dass es nicht zum Reflux kam, und schlief mehr oder weniger im Sitzen. Außerdem nahm ich ein Mittel gegen Sodbrennen ein, ein weiteres gegen die Refluxkrankheit und ich begann, Ingwertee zu trinken. Ich glaube, all das trug weiter dazu bei, dass sich meine Darmflora veränderte.

Im Spätsommer desselben Jahres fuhr ich mit meiner Familie nach Polen, wo ich zwei Wochen lang fast täglich unter schweren Durchfällen litt, weil ich das Essen nicht vertrug – das war ein weiterer Schlag gegen meine Darmflora. Wieder zu Hause stellte ich fest, dass mein Haar auszugehen begann, doch ich tat es als Hirngespinst ab. Ein paar Monate später war es wieder an der Zeit für eine gründliche Untersuchung.

September 2009

Diagnose: Hashimoto-Thyreoiditis und subklinische Hypothyreose

- Schilddrüsenantikörper = 2000
- TSH = 7,88
- Normale Werte für T_3 und T_4

Man sagte mir auch, ich habe möglicherweise einen Mitralklappenprolaps oder ein Herzgeräusch; das musste von einem Kardiologen überprüft werden.

Ich war schockiert und konnte nicht glauben, was ich hörte.

Einige Symptome der Hypothyreose, der Schilddrüsenunterfunktion, trafen vielleicht auf mich zu, aber sie waren so unspezifisch, dass ich sie alle auf den Stress, die Arbeit, das Älterwerden und die Alltagssorgen schob.

Es stimmte zwar, dass ich jede Nacht mehr als 12 Stunden schlief, doch ich hatte mich inzwischen daran gewöhnt, und ging davon aus, dass das eben meine neue Normalität war. Außerdem war ich ein paar Jahre zuvor, als ich noch in Arizona lebte, auf Anämie, Schilddrüsenstörungen und andere häufige Gründe für Müdigkeit untersucht worden – damals sagte man mir, es sei alles in Ordnung.

Ich war schockiert, dass ich eine Hypothyreose und keine Hyperthyreose haben sollte. In meinen pharmazeutischen Lehrbüchern stand, dass Menschen mit einer Unterfunktion in der Regel übergewichtig und träge sind. Doch das klinische Bild passte nicht zu mir.

Ich war schon immer kälteempfindlich, doch das führte ich auf mein geringes Körperfett zurück. Übergewicht? Ich doch nicht.

Depressionen? Nicht die Bohne, ich war so glücklich wie nie zuvor in meinem Leben.

Langsam, träge? Kein bisschen, Sie sollten mich einmal bei der Arbeit herumflitzen sehen.

Und obwohl ich jede Nacht mehr als 12 Stunden schlief, war ich sehr ängstlich, mager und müde, aber trotzdem aufgedreht. Wenn überhaupt, dachte ich, dann würde eine Überfunktion der Schilddrüse (eine Hyperthyreose) doch viel besser zu mir passen.

Ich verstand erst später, dass die bei einer Autoimmunthyreoiditis gebildeten Schilddrüsenantikörper meine Schilddrüse angriffen und dadurch ganze „Hormonpakete" ins Blut freigesetzt wurden, die zusätzlich zu den Symptomen einer unteraktiven auch Symptome einer überaktiven Schilddrüse verursachten – man kann also Läuse *und* Flöhe haben.

Als der Schock sich gelegt hatte, fand ich heraus, dass eine lebenslange Schilddrüsenmedikation empfohlen wurde und eine unbehandelte Hashimoto-Thyreoiditis gravierende Folgen haben kann, zum Beispiel Herzerkrankungen, starkes Übergewicht und Unfruchtbarkeit. Als frisch verheiratete Frau hatte ich am letzten Punkt besonders schwer zu schlucken.

Die Endokrinologen waren geteilter Meinung darüber, ob man gleich mit der Einnahme von Schilddrüsenhormonen beginnen oder im Falle einer subklinischen Hypothyreose noch abwarten sollte. Außerdem lautete die Aussage der meisten medizinischen Internetseiten, dass man gegen die autoimmune Zerstörung der Schilddrüse nichts tun könne.

Aber ich wusste tief in meinem Herzen (oder vielleicht ging es ja auch von meinem Darm aus), dass es einfach nicht richtig sein konnte, herumzusitzen und abzuwarten, während ein Teil meines Körpers sich selbst zerstörte. Ich hielt also Ausschau nach den neuesten wissenschaftlichen Studien zu Hashimoto.

Innerhalb weniger Stunden konnte ich ermutigende Informationen finden:

- Selen, in einer täglichen Dosis von 200–300 µg, verminderte nachweislich die Schilddrüsenantikörper im Laufe eines Jahres um 20–50 Prozent. Und für alle Statistik-Fans unter Ihnen, ja, es war eine statistisch bedeutsame Studie! (p-Wert <0.000005)[1]
- Schilddrüsenhormone können bei subklinischer Hypothyreose zur Verbesserung der Ergebnisse eingesetzt werden.[2]
- Die strenge Einhaltung einer glutenfreien Ernährung führte zu einer Normalisierung der subklinischen Hypothyreose bei Zöliakiepatienten.[3]

Ich nahm mir auch vor, medizinische Selbsthilfeforen, in denen Patienten ihre Erfahrungen mitteilten, nach Informationen zu durchforsten. In meiner Arbeit als beratende Pharmakologin beschäftigte ich mich oft mit solchen Internetseiten, um Einblick zu bekommen, wie Patienten die Wirksamkeit verschiedener Medikamente beurteilten. Sehr oft enthielten diese Seiten Informationen, die in der wissenschaftlichen und populärwissenschaftlichen Literatur noch nicht beschrieben worden waren und sich noch im Versuchsstadium befanden.

Mit Begeisterung las ich: „Durch Akupunktur brauchte ich kein Levothyroxin mehr (ich nahm bis zu 300 µg täglich); meine Tests auf Schilddrüsenantikörper fielen nicht mehr positiv aus/waren wieder negativ."[4]

Leider übernahm meine Versicherung die Kosten für Akupunktur nicht, aber was hatte ich schon zu verlieren (außer Geld natürlich)? Ich beschloss es auszuprobieren. Außerdem vereinbarte ich Termine bei einem Endokrinologen, einem Kardiologen und einem Gynäkologen. Mit 27 fühlte ich mich wie 72.

Im Laufe der folgenden drei Jahre wendete ich eine Menge Zeit und Geld auf, um wieder gesund zu werden. Ich las Bücher, durchforstete stundenlang medizinische Fachzeitschriften, Gesundheitsblogs und machte mich selbst zum menschlichen Versuchskaninchen.

Ich habe über verschiedene Maßnahmen recherchiert und nicht wenige davon auch ausprobiert, um meine Hashimoto-Thyreoiditis zu überwinden, darunter die folgenden:

- Akupunktur
- Niedrig dosiertes Naltrexon (LDN, ein Opioidantagonist, der auch bei Autoimmunerkrankungen eingesetzt werden kann)
- Zahnpasta ohne Fluorid
- Kombucha-Teegetränk
- Adaptogene
- Kostspielige Beratung bei Schilddrüsenspezialisten
- Individuell angefertigte Schilddrüsenpräparate (von in den USA üblichen sogenannten Compounding Pharmacies, die Medikamente nach ärztlichem Rezept herstellen; Anm. d. Übers.)
- Levothyroxin
- Armour®-Thyroid
- Vermeidung strumigener Substanzen, die einen Kropf verursachen
- Meeresalgen-Snacks
- Bekämpfung der Übersäuerung
- Heilkräuter
- Dr. Hymans Behandlungsprogramm
- Dr. Brownsteins Behandlungsprogramm
- Dr. Kharrazians Behandlungsprogramm
- Dr. Haskells Behandlungsprogramm
- Psychotherapeutische Beratung
- Endokrinologische Behandlung
- Chiropraktische Behandlung
- Seleneinnahme
- Ernährung ohne Gluten, Milch und Milchprodukte, Soja
- Paläo-Ernährung
- GAPS-Programm (Syndrom der Bauch-Kopf-Körper-Verbindung, basierend auf der bekannten Annahme, dass viele Erkrankungen vom Verdauungstrakt ausgehen; Anm. d. Übers.)
- SCD-Diät (spezielle Kohlenhydratdiät)
- Body-Ecology-Diät (Ernährungsform, die sich gegen eine evtl. Besiedelung des Darmes mit Pilzen und/oder Hefen richtet; Anm. d. Übers.)

- Probiotika
- Zufuhr von Jod
- Vermeidung von Jod
- Natives Kokosöl
- Eine Apothekenladung Vitamine und Nahrungsergänzungen
- Entgiftung
- Drüsenpräparate
- Marshall-Behandlungsprogramm
- Wiederherstellung des immunologischen Gleichgewichts
- Saftkur
- Fermentierte Nahrungsmittel
- Infektionsbehandlung

Ich war geradezu besessen davon, eine Antwort zu finden, und alle, die mich kennen, können bestätigen, dass ich sehr hartnäckig bin und entschlossen, meinen Willen durchzusetzen.

Proteine: Mein Aha-Erlebnis

Proteinverdauung / Malabsorption

Zu Beginn meines chronischen Erschöpfungszustandes schlief ich einfach so lange wie möglich. Das war als Studentin viel einfacher. Leider führte das aber dazu, dass meine Noten alles andere als herausragend waren. Ich lernte jedoch schnell, das zu kompensieren. Ich schlief den ganzen Tag, stand abends auf und lernte die ganze Nacht, machte meine Prüfungen um 7.30 morgens, kam nach Hause und legte mich wieder schlafen.

Wenn ich mit weniger als zehn Stunden Schlaf auskommen musste, reagierte ich mit Durchfall. Mithilfe eines pharmazeutischen Supervisors konnte ich eine Verbindung zwischen meinen Verdauungsproblemen und Protein-Shakes herstellen, die Soja-Lecithin enthielten. Auch rotes Fleisch war ein Übeltäter, verursachte Stress in meinem Magen-Darmtrakt und brachte mich um den Schlaf.

Ich erinnere mich, dass ich zu meiner Mutter sagte: „Es ist, als würde ich den Schlaf brauchen, damit mein Körper alles verarbeiten kann, was ich gegessen habe, und wenn ich zu früh aufwache, dann ist es noch nicht verarbeitet." Sie vermutete eine Laktoseintoleranz. „Das kann nicht sein", dachte ich. „Wieso sollte ich darauf aus heiterem Himmel reagieren?"

Im Schnelldurchlauf in die Zukunft: Am Freitag, den 10. Februar 2012, begann ich Betain mit Pepsin einzunehmen, immer eine Kapsel zu jeder eiweißhaltigen Mahlzeit. Ich war überrascht, als ich am folgenden Morgen um 8 Uhr ohne Wecker aufwachte. Ich hatte mich an den meisten Tagen immer erst nach 10 Uhr aus dem Bett gequält, wenn ich nicht arbeiten musste. Seltsamerweise fühlte ich mich den ganzen Tag über voller Energie. Ich blieb sogar wach, als mein sonst mit so viel mehr Energie ausgestatteter Mann ein Nickerchen machte. Nachdem die Hochzeit einer Freundin immer näher rückte und ich im vorherigen Jahr so gut wie keinen Sport betrieben hatte, begann ich noch am selben Tag mit dem P90X-Programm (das beliebteste Fitnessprogramm in den USA; Anm. d. Übers.).

Ich fragte mich, ob meine neue Energie dem Sport oder den Enzymen geschuldet war. Glücklich machte ich mit beidem weiter und dachte, ich sollte meine Theorie irgendwann einmal einem Test unterziehen. Unterdessen wurde alles einfacher und plötzlich hatte ich Zeit übrig. Es fühlte sich gut an, schlafen zu gehen, und ich hatte sogar Zeit zum Meditieren, was ich schon seit Jahren hatte tun wollen!

Im Laufe der Woche hatte ich das Gefühl, dass meine Energie immer weiter zunahm und ich wurde sogar kontaktfreudiger und gesprächiger. Außerdem legte sich meine Benommenheit und ich wurde wieder schlagfertiger. Meinen Kolleginnen und Kollegen blieb meine gute Stimmung nicht verborgen. Mein Mann stellte fest, dass ich von Tag zu Tag humorvoller wurde. Ich hatte das Gefühl wieder ich selbst zu sein, so, wie ich es seit fast zehn Jahren nicht mehr gewesen war.

Eines Tages wachte ich morgens um 5 Uhr 17 auf und beschloss, dieses Buch zu schreiben. Ich hatte schon immer gerne geschrieben und 2007 sogar einmal an einem Roman-Workshop teilgenommen. Der Kursleiter behauptete, für berufstätige Menschen sei die Chance, ein Buch zu schreiben, am größten, wenn sie morgens zwei Stunden früher als gewohnt aufstanden und diese Zeit zum Schreiben nutzten. Mit einer Vollzeitstelle und viel beruflicher Verantwortung könnte ich niemals Autorin werden, dachte ich, und begrub diesen Traum. Aber dann, auf einmal … machte ich das, was unmöglich schien. Wenn ich nach nur sechs Stunden Schlaf voller Energie aufwachen konnte, nachdem ich mich zehn Jahre lang chronisch erschöpft gefühlt hatte, dann würde ich meine Hashimoto-Thyreoiditis sicherlich überwinden und ein Buch darüber schreiben können!

Aber die Reise war noch nicht zu Ende. Dieses Gefühl der Energie hielt leider nur wenige Wochen an und es kam zu vielen weiteren Rückschlägen, bevor ich etwas fand, das mir half. Aber ich werde nie vergessen, wie großartig es war, sich schließlich ganz normal zu fühlen, und ich hörte nicht auf, mich anzutreiben und zu kämpfen. Mit Ausdauer, Zeit und vielem Ausprobieren (und vielen Fehlschlägen) kann ich schließlich sagen, dass meine Hashimoto-Thyreoiditis inzwischen auf dem Rückzug ist.

Ich mache meine Forschung und die Erkenntnisse über die Ursache und Behandlung von Hashimoto auf der Basis dessen, was schließlich bei mir geholfen hat, anderen Menschen zugänglich, und ich hoffe, dass das manchen meiner Leser ebenfalls hilft. Ich erkläre auch, wie ich die Ursache meiner Erkrankung aufspürte und hoffe, meine Leser haben Lust, mit ähnlichen Methoden zu arbeiten, um ihren Krankheitsauslöser zu finden.

Die folgenden drei Kapitel sind eine Zusammenfassung schulmedizinischer Erkenntnisse zu Hashimoto, die den meisten Ärzten während ihres Studiums vermittelt werden. Diese Erkenntnisse hinken leider etwa 15 bis 20 Jahre hinter dem Wissen her, das ich Ihnen in den nachfolgenden Kapiteln präsentiere und mit dem Sie Ihre eigenen Kenntnisse über diese Autoimmunerkrankung der Schilddrüse erweitern können.

Teil I

Hashimoto-Thyreoiditis verstehen

„Wissen bietet die Chance zur Veränderung."

Claire Fagin

2. Grundwissen zur Schilddrüse

Was ist eine Schilddrüse?

Die Schilddrüse ist ein schmetterlingsförmiges Organ, sie liegt im Hals unterhalb des Adamsapfels. Die von ihr gebildeten Hormone beeinflussen die Funktion fast aller Organsysteme des menschlichen Körpers.

Die Schilddrüsenhormone haben die äußerst wichtige Aufgabe, den Stoffwechsel zu stimulieren sowie aus der Nahrung, die wir zu uns nehmen, Vitamine zu gewinnen und Energie zu produzieren. Weiterhin sind sie für die Bildung anderer Hormone sowie für das Wachstum und die Entwicklung unseres Nervensystems lebenswichtig.

Die Schilddrüse wird auch als „Thermostat" des Körpers bezeichnet, da sie für eine gleichmäßige Körpertemperatur sorgt. Indirekt beeinflusst sie somit jede Reaktion im menschlichen Körper, da diese Reaktionen nur ablaufen können, wenn die Temperatur stimmt.[15]

Bildung von Schilddrüsenhormonen

Die Schilddrüse besitzt viele kleine Hohlräume, die sogenannten Follikel, die mit Thyreoglobulin (manchmal auch als Kolloid bezeichnet) gefüllt sind. Es wird von einer Epithelzellschicht, den Thyreozyten, gebildet. Sie enthalten die Aminosäure Tyrosin, den Ausgangsstoff für die Synthese der Schilddrüsenhormone. Thyreoglobulin dient als Materialspeicher der Schilddrüse, auch für Jod.

Das aus der Nahrung gewonnene Jod kreist im Blut und wird in die Schilddrüse aufgenommen; dort muss es durch Oxidation in eine für den Körper verwertbare Form umgewandelt werden. Das Enzym Schilddrüsenperoxidase (TPO) wandelt Jodid in das aktive Jod um, wobei als Nebenprodukt Wasserstoffperoxid entsteht. Das reaktionsfähige Jod kann sich nun an andere Substanzen binden; im Thyreoglobulin bindet es in einem als „Jodierung" bezeichneten Prozess an das Tyrosin.

Bei der Jodierung bildet jedes Tyrosinmolekül mit einem oder zwei Jodatomen Monojodtyrosin (T_1) beziehungsweise Dijodtyrosin (T_2). Diese verbinden sich dann zu Trijodthyronin (T_3, also Thyreoglobulin mit drei Jodatomen) beziehungsweise Thyroxin (T_4, Thyreoglobulin mit vier Jodatomen).

$$T_1 + T_2 = T_3 \text{ oder } T_2 + T_2 = T_4$$

Von diesen vier jodierten Molekülen gelten nur T_3 und T_4 im Körper als biologisch aktiv. Die biologische Aktivität von Thyroxin (T_4), das jedoch als Prohormon bekannt ist, ist um 300 Prozent geringer als die von T_3. Trijodthyronin (T_3) ist also das hauptsächliche biologisch aktive Schilddrüsenhormon. Diese Hormone werden in den Schilddrüsenfollikeln gespeichert.

Zwanzig Prozent des T_3 werden von der Schilddrüse ausgeschüttet (sezerniert), die restlichen 80 Prozent stammen aus der Umwandlung von T_4 in T_3, dem sogenannten Dejodierungsprozess (bei dem ein Jodatom entfernt wird). Dieser findet in den peripheren Organen wie der Leber und den Nieren statt. Für den Dejodierungsprozess ist Zink erforderlich.

Die Hormonausschüttung wird über einen Regelkreis gesteuert: Ein niedriger Spiegel von T_3 und T_4 führt zur Freisetzung von TSH (Thyreoidea-stimulierendes Hormon), ein hoher Spiegel stoppt sie. Bei Menschen mit normaler Schilddrüsenfunktion kann der TSH-Spiegel schwanken, wenn zwischenzeitlich mehr Schilddrüsenhormone gebraucht werden, zum Beispiel bei Stress, Krankheit, Schlafmangel, Schwangerschaft oder niedrigen Temperaturen.[15]

Schilddrüsenhormonstörungen

Man kann sie in Störungen einteilen, die auf der ungenügenden Bildung von Schilddrüsenhormonen beruhen, d. h. einer Hypothyreose, und solchen, zu denen es aufgrund einer Überproduktion von Hormonen kommt, also einer Hyperthyreose.

Hypothyreose (Unterfunktion)

Zu den häufigeren Symptomen einer Hypothyreose, eines Mangels an Schilddrüsenhormonen, gehören eine Verlangsamung des Stoffwechsels, die zur Gewichtszunahme führt, sowie Vergesslichkeit, Frieren beziehungsweise Kälteintoleranz, Depressionen, Müdigkeit, trockene Haut, Verstopfung, Antriebsschwäche, Haarausfall, Muskelkrämpfen, Steifigkeit, Gelenkschmerzen, Verlust des äußeren Drittels der Augenbrauen, Zyklusstörungen, Unfruchtbarkeit und Schwäche.

Jodmangel vs. Hashimoto-Thyreoiditis

Stehen zu wenig „Bausteine" für Bildung von Schilddrüsenhormonen zur Verfügung (Jod, Selen, Zink, Tyrosin), signalisiert TSH die Bildung von zusätzlichen TPO, damit das gespeicherte Jod in die für den Körper nutzbare Form umgewandelt wird (dabei kommt es auch zur Bildung von Wasserstoffperoxid). Ist nicht ausreichend Jod vorhanden, kommt es zu einer Vergrößerung der Schilddrüse, denn der Körper versucht, die Produktion von Schilddrüsenhormonen zu erhöhen, indem er den Jodmangel durch die Vergrößerung der Schilddrüsenzellen kompensiert. Das Ergebnis nennt man Kropf.

Ein Jodmangel kann zu einer Unterfunktion der Schilddrüse führen und ist die Hauptursache von Hypothyreose und Kropfbildung in vielen Entwicklungsländern. In den Vereinigten Staaten und vielen europäischen Ländern, die Salz und andere Nahrungsmittel mit Jod anreichern, ist nicht der Jodmangel, sondern die Hashimoto-Thyreoiditis die Hauptursache einer Hypothyreose. Tatsächlich ist die Hashimoto-Thyreoiditis für 90 Prozent aller Hypothyreosefälle in den USA verantwortlich.

Andere Ursachen sind die stumme (oder schmerzlose) sowie die postpartale, nach einer Geburt auftretende, Schilddrüsenentzündung, die beide mit einer Antikörperbildung einhergehen, bei denen sich aber die Schilddrüsenfunktion von selbst wieder normalisiert und die Antikörper verschwinden. In manchen Fällen kann es daraufhin viele Jahre später zu einer Hashimoto-Thyreoiditis kommen. Eine stumme Thyreoiditis ist mit jahreszeitlich bedingten Allergien, Virusinfektionen und kräftiger Nackenmassage in Verbindung gebracht worden. Der Auslöser für die postpartale Thyreoiditis ist die Schwangerschaft. Möglicherweise sind diese beiden Probleme Beispiele für den Beginn einer Autoimmunreaktion, die erlischt, sobald die Auslöser beseitigt werden.[1,2,3,13]

Haben Sie eine vergrößerte Schilddrüse?[5]

Werfen Sie einen Blick auf Ihren Hals!

Sie können Ihre Schilddrüse mit einem Handspiegel und einem Glas Wasser selbst untersuchen. Sie liegt am Halsansatz, unterhalb des Adamsapfels.

1. Schauen Sie sich im Spiegel die Halsregion an, die unterhalb des Adamsapfels und direkt über dem Schlüsselbein liegt. (Verwechseln Sie den Adamsapfel nicht mit der Schilddrüse, sie liegt weiter unten.)
2. Sie schauen immer noch in den Spiegel, neigen Ihren Kopf nach hinten und trinken Wasser aus Ihrem Glas.
3. Beobachten Sie den Hals beim Schlucken. Achten Sie dabei auf Vorwölbungen beim Schlucken.
4. Sehen Sie welche, haben Sie eventuell eine vergrößerte Schilddrüse oder Knoten in der Schilddrüse.[5]

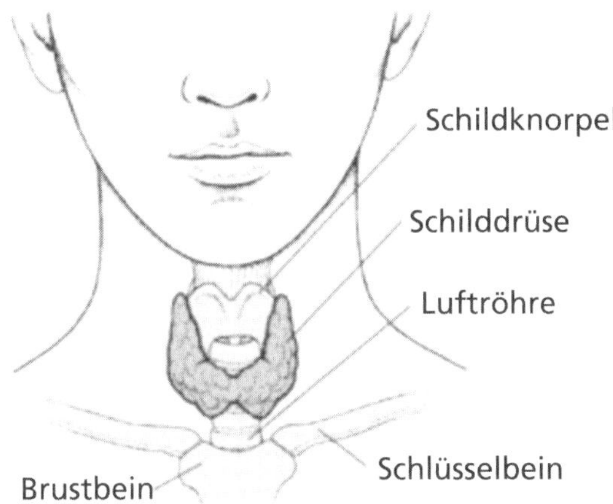

Abb. 1: Darstellung der Schilddrüse
herausgegeben von Mark H. Beers. Copyright ©2003, Merck & Co, AG, Whitehouse Station, NJ. Verfügbar unter: http://www.merck.com/mmhe/sec13/ch163/ch163a.html; abgerufen am 29.3.13.

Hyperthyreose

Die Hyperthyreose, wenn also zu viele Schilddrüsenhormone gebildet werden, wirkt stimulierend. Zu den klassischen Symptomen gehören Gewichtsabnahme, Herzklopfen, Angstzustände, Exophthalmus (hervortretende Augäpfel), Zittern, Reizbarkeit, Menstruationsbeschwerden, Müdigkeit, Hitzeintoleranz und vermehrter Appetit. Die Patienten haben oft Haarausfall.

Eine Hyperthyreose wird meist durch eine verwandte Autoimmunerkrankung, den Morbus Basedow, verursacht; dabei liegen Antikörper gegen die TSH-Rezeptoren vor. Ein Basedow kann sich manchmal zu einer Hashimoto-Thyreoiditis und umgekehrt entwickeln; beide Erkrankungen scheinen eng verwandt zu sein.

Hashimoto-Thyreoiditis

Dabei handelt es sich um eine Autoimmunerkrankung, bei der es zur Zerstörung der Schilddrüse kommt. Die Schädigung führt schließlich zu einer unzureichenden Bildung von Schilddrüsenhormonen, einer Hypothyreose. In den USA ist die Hashimoto-Thyreoiditis mit 90 Prozent aller Fälle die häufigste Ursache einer Hypothyreose.

Die Hashimoto-Thyreoiditis ist auch unter den Namen chronische Thyreoiditis, lymphozytäre Thyreoiditis, lymphadenoider Kropf und neuerdings Autoimmunthyreoiditis bekannt. Zum ersten Mal wurde sie 1912 von dem japanischen Arzt Hakuro Hashimoto beschrieben, der sie zuerst als *Struma lymphomatosa* bezeichnete.

Die Hashimoto-Thyreoiditis beginnt meist mit einer allmählichen Vergrößerung der Schilddrüse, die manchmal vom Patienten festgestellt werden kann, wenn er seinen Hals selbst abtastet. Sie kann von Heiserkeit und Atembeschwerden begleitet sein, gelegentlich besteht eine Schmerzempfindlichkeit des Organs.

Steht der Zerstörungsprozess der Drüse noch am Anfang, kompensiert der Körper und bildet mehr Hormone, sodass der Hormonspiegel im „Normbereich" bleibt, der betreffenden Person können aber bereits erste Symptome einer Hypothyreose auffallen. Bei manchen Patienten zeigt sich eventuell nur eine milde Form der Unterfunktion, bei anderen kann dagegen eine Thyreotoxikose (zu viele Schilddrüsenhormone) vorliegen. Dieses Anfangsstadium wird als „subklinische" Hypothyreose bezeichnet und durch einen erhöhten TSH-Wert, aber „normale" T_3- und T_4-Werte definiert.

Wenn im Laufe des fortschreitenden Prozesses immer mehr Schilddrüsengewebe zerstört wird, verliert die Schilddrüse ihre Kompensationsfähigkeit und der Spiegel der Schilddrüsenhormone sinkt. Schließlich kann die Schilddrüse gar keine Hormone mehr bilden (atrophische Thyreoiditis), dies gilt dann als Endphase der Hashimoto-Thyreoiditis.

Bei Hashimoto können zwei Arten von autoreaktiven Antikörpern beobachtet werden. Mehr als 90 Prozent der Menschen mit einer Hashimoto-Thyreoiditis haben Schilddrüsenperoxidase-Antikörper (TPO-AK) und etwa 80 Prozent haben Thyreoglobulin-Antikörper (TG-AK).[1,14]

Prävalenz

Von einer Hashimoto-Thyreoiditis sind bis zu 10 Prozent der US-Bevölkerung betroffen, und die Häufigkeit nimmt mit dem Alter zu. Es erkranken vorwiegend Frauen, das Verhältnis zur Erkrankung von Männern beträgt 7:1. Hormonschwankungen tragen eventuell zur Entwicklung der Erkrankung bei, wobei Spitzenwerte in der Pubertät, in der Schwangerschaft und in der Menopause zu beobachten sind. Bei bis zu 20 Prozent der Frauen können TPO-AK vorliegen, die für Hashimoto bezeichnend sind. Die Krankheit scheint bei weißen Frauen und Japanerinnen häufiger vorzukommen als bei Menschen afrikanischer oder mexikanischer Abstammung.[1,14]

Veränderungen der Schilddrüse

Die Zellzerstörung einer von Hashimoto betroffenen Schilddrüse wird unter dem Mikroskop als Ansammlung von Leukozyten (weißen Blutkörperchen) und vernarbtem Schilddrüsengeweben sichtbar. Die Zellen der Schilddrüse sind leicht vergrößert. Dagegen ist das Thyreoglobulin, das in der Regel vorhandene Reservoir der Schilddrüsenhormone und anderer „Rohmaterialien" für die Hormonbildung, deutlich geschrumpft.

Ein Ultraschall der Schilddrüse zeigt meist eine vergrößerte Drüse von normaler Beschaffenheit, und die Reflexion der Ultraschallwellen ist charakteristisch gering (echoarme Drüse), das heißt, die Festigkeit des Gewebes ist geringer und gummiartiger geworden. Diese Veränderungen finden sich an der ganzen Drüse.[14]

Symptome

Hashimoto-Patienten können sowohl Symptome einer hypothyreoten als auch Symptome einer hyperthyreoten Schilddrüse zeigen, da die Hormone infolge der Zerstörung der Schilddrüsenzellen in den Blutstrom freigesetzt werden. Dies führt zu einem toxischen Schilddrüsenhormonspiegel im Körper, der auch als Thyreotoxikose oder Hashitoxikose bezeichnet wird.

Schließlich verarmen die Hormonspeicher, und neue Hormone können aufgrund der Zellzerstörung nicht mehr in ausreichender Menge gebildet werden. Von diesem Zeitpunkt an entwickelt sich die Hypothyreose.

Komplikationen

Ein Viertel der Patienten können körperliche Symptome wie Brustschmerzen und/oder Gelenkschmerzen bekommen. Menschen mit einer Hypothyreose haben auch ein höheres Risiko, von einer Herzerkrankung betroffen zu sein.

Im Vergleich zu Menschen, die keine Hypothyreose haben, besteht bei Hashimoto-Patienten eine um das Dreifache erhöhte Wahrscheinlichkeit, an Schilddrüsenkrebs zu erkranken.

Schwangerschaft

Leider haben Frauen mit einem positiven TPO-Antikörperbefund ein erhöhtes Risiko für Fehlgeburten, und Frauen, die während der Schwangerschaft eine hypoaktive Schilddrüse haben, laufen Gefahr, ein geistig behindertes Kind zur Welt zu bringen.[16,17,18]

Das Schilddrüsen-Screening gehört nicht zu den frühen Vorsorgeuntersuchungen, sie werden (in den USA) erst später gemacht, daher entdecken viele Frauen eine Hashimoto-Thyreoiditis erst dann, wenn sie wiederholte Fehlgeburten haben.

Von einer Remission, bei der auch der Kropf, die Schilddrüsenunterfunktion und die Serum-Antikörper verschwinden, ist bisher nur während einer Schwangerschaft berichtet worden, allerdings mit einem Rückfall nach der Entbindung. Meist sinkt der Antikörpertiter während der Schwangerschaft. Man hat auch schon festgestellt, dass es schwangerschaftsbedingt zu einer Hashimoto-Thyreoiditis sowie zur schon erwähnten postpartalen Thyreoiditis kommen kann, die in 80 Prozent der Fälle sich nach einer gewissen Zeit wieder zurückbildet, sich in den restlichen 20 Prozent aber zu einer Hashimoto-Thyreoidits entwickelt.

Risikofaktoren

Es gibt eine genetische Prädisposition für Hashimoto und eine Tendenz innerhalb von Familien. Daher besteht für Verwandte von Hashimoto-Patienten ein Risiko. Die Krankheit kann in zwei Varianten auftreten: In organzehrender (atrophischer) Form, die mit dem erblich erworbenen Gewebsantigen HLA-DR3 einhergeht und als vergrößerte Schilddrüse (Kropfform) durch das erblich erworbene Antigen HLA-DR5. Diese Gewebsantigene sind in der weißen Bevölkerung sehr verbreitet.

Zu den gängigen umweltbedingten Auslösern bei genetisch prädisponierten Menschen gehören die Jodzufuhr, bakterielle und virale Infektionen, Hormonschwankungen, Toxine sowie eine Therapie mit bestimmten Arten von Medikamenten. Das Zigarettenrauchen geht überraschenderweise mit einem verminderten Hashimoto-Risiko einher.

Interessant ist, dass bei Hashimoto-Betroffenen nur 50 Prozent der eineiigen Zwillinge Schilddrüsenantikörper aufweisen, das bedeutet, dass nicht die Gene allein der Weisheit letzter Schluss und umweltbedingte Auslöser extrem wichtig sind.[1]

Vergesellschaftete Erkrankungen

Eine Hashimoto-Thyreoiditis kann mit anderen Autoimmunerkrankungen wie Diabetes mellitus vom Typ 1, Multipler Sklerose, rheumatoider Arthritis, Zöliakie, Lupus erythematodes, Morbus Addison, perniziöser Anämie und Hypoparathyreoidismus, einer Unterfunktion der Nebenschilddrüsen, einhergehen. Polyglanduläres Autoimmunsyndrom ist ein medizinischer Fachbegriff, der beschreibt, dass ein Mensch an zwei oder mehr Autoimmunerkrankungen leidet.[1]

Diagnose

Untersuchungen zur Hashimoto-Diagnostik

Zur Diagnose einer Hashimoto-Thyreoiditis zieht man Ultraschall- sowie Blutuntersuchungen heran. Es gibt Labortests, die die Schilddrüsenfunktion und Autoimmunmarker der Schilddrüse überprüfen. Bei einer unbehandelten, fortgeschrittenen Hashimoto-Thyreoiditis würden sich ein erhöhter TSH-Wert und niedrige T_3- und T_4-Werte im Blut zeigen. Außerdem werden bei den meisten Hashimoto-Fällen auch Schilddrüsenantikörper gefunden.

Screening-Test

Die TSH-Untersuchung wird als Screening-Test zur Überprüfung der Schilddrüsenfunktion gemacht, jedoch werden dadurch nicht immer Auffälligkeiten entdeckt. Der TSH-Wert ist nicht dauerhaft erhöht, wenn die Hashimoto-Thyreoiditis noch nicht im fortgeschrittenen Stadium ist. Daher können Menschen viele Jahre einen normalen TSH-Wert haben und trotzdem unter unangenehmen Schilddrüsensymptomen leiden. Sie klagen bei ihren Ärzten über Gewichtszunahme, Müdigkeit und andere typische Symptome und müssen sich jedoch sagen lassen, dass ihre Schilddrüsenwerte völlig unauffällig sind. Der TSH-Wert kann tageszeitlichen Schwankungen unterliegen, und der Körper kompensiert das oft, indem er die Energie vom Stoffwechsel und anderen Körperfunktionen abzieht, solange er das kann, daher werden viele Hypothyreosefälle von diesem Test gar nicht erfasst.

Schlussendlich führt eine unbehandelte Schilddrüsenunterfunktion aber immer zu einem abnormal erhöhten TSH-Wert. Im Gegensatz dazu kommt es bei einer unbehandelten Schilddrüsenüberfunktion zu einem niedrigen TSH-Wert. Bei einem Hashimoto-Patienten können die Werte zwischen diesen beiden Extremen schwanken, aber immer noch in der „normalen" Bandbreite liegen. Das kommt daher, dass bei einem niedrigen Schilddrüsenhormonspiegel TSH freigesetzt wird, damit der Körper diesen Mangel durch die Bildung zusätzlicher Hormone ausgleichen kann.

Die Freisetzung von TSH signalisiert dem Körper, dass er mehr Wasserstoffperoxid bilden soll. Zur Bildung von Schilddrüsenhormonen ist Jodid aus der Nahrung erforderlich, das zu Jod oxidiert werden muss und an Tyrosin binden kann, um das Hormon zu bilden. Für diese Umwandlung ist Wasserstoffperoxid erforderlich, eine reaktionsfreudige Form des Sauerstoffs, die, sofern nicht genügend Antioxidanzien vorhanden sind, zu Gewebeschäden führen kann. Glutathionperoxidase ist das für die Neutralisierung des Wasserstoffperoxids verantwortliche Antioxidans. Selen ist ein Bestandteil davon und wird für die ordnungsgemäße Funktion der Schilddrüse benötigt.

Jodid (aus der Nahrung) + Wasserstoffperoxid = Jod

Die meisten Schulmediziner nutzen das TSH-Screening zur Feststellung einer Schilddrüsenstörung; das kann jedoch sehr oft irreführend sein, weil die zirkulierenden Hormone zu unterschiedlichen Zeiten schwanken können, bei Hashimoto-Patienten zum Beispiel zwischen hohen und niedrigen Werten.

Hinzu kommt noch, dass für die Berechnung der Bandbreite, innerhalb derer die TSH-Werte als normal und damit gesund gelten, unbeabsichtigterweise auch die Werte vieler älterer Menschen und von Menschen mit bereits beeinträchtigter Schilddrüsenfunktion herangezogen wurden, was zu einem übermäßig breiten Referenzbereich führte. Infolgedessen werden Menschen mit einer bereits bestehenden Unterfunktion aufgrund dieses verzerrten Referenzbereiches oft als unauffällig diagnostiziert.

In den letzten Jahren wies The National Academy of Clinical Biochemists (zu Deutsch etwa: „Staatliche Akademie klinischer Biochemiker") darauf hin, dass 95 Prozent der Menschen, die keine Schilddrüsenerkrankung haben, TSH-Werte von unter 2,5 µIU/ml aufweisen, und das American College of Clinical Endocrinolgists („Amerikanische Akademie klinischer Endokrinologen") legte einen neuen Referenzbereich von 0,3–3,0 µIU/ml fest.[2]

Die meisten Labors haben diesen Normbereich jedoch auf den Befunden, die sie an die Ärzte weiterleiten, noch nicht angepasst, sodass er weiterhin bei 0,2–8,0 µIU/ml liegt. (Die Referenzbereiche schwanken je nach Labor und Land; in Deutschland liegt der gängige Normbereich bei 0,3 bis 4,0; Anm. d. Übers.) Die meisten Ärzte schauen sich ohnehin nur Werte an, die vom „normalen" Referenzbereich abweichen und sind mit den neuen Richtlinien häufig noch nicht vertraut. Viele Ärzte übersehen so Patienten mit einem erhöhten TSH-Wert. Das ist einer der Gründe, warum sich Patienten von ihrem Arzt immer eine Kopie der Laborergebnisse geben lassen sollten.

Behandler, die nach den Richtlinien der funktionellen Medizin vorgehen, haben den normalen Referenzbereich für einen gesunden Menschen, der keine Schilddrüsenmedikamente einnimmt, noch einmal gesenkt und auf Werte zwischen 1,0 und 2,0 µIU/ml festgelegt.

Man muss bedenken, dass der Referenzbereich unter Umständen nicht auf alle Patienten anwendbar ist. Was für den einen Menschen normal ist, ist es für den anderen vielleicht nicht. Referenzbereiche berücksichtigen die Durchschnittswerte von 95 Prozent der Bevölkerung. Damit fällt nicht jeder in den „Normbereich". Wenn Sie zu den restlichen 5 Prozent gehören, leiden Sie vielleicht unter Symptomen einer Hypo- oder Hyperthyreose bei TSH-Werten, die als normal gelten. Allen Klinikern wird das alte Sprichwort beigebracht, dass sie „den Patienten und nicht die Laborwerte behandeln sollen", aber leider scheinen sich viele Schulmediziner nicht an diesen Rat zu halten.

Selbst bei den neu definierten Normbereichen, erfasst das TSH-Screening nur Patienten im Spätstadium von Hashimoto, da der Körper in den Anfangsstadien der Schilddrüsenfehlsteuerung noch in der Lage ist, den Mangel zu kompensieren.

Messung der Hormonwerte

T_4 (Thyroxin) und T_3 (Trijodthyronin) sind die hauptsächlichen Schilddrüsenhormone. T_4 ist als Prohormon bekannt und, wie bereits erwähnt, um 300 Prozent weniger biologisch aktiv als T_3. Das wichtigste biologisch aktive Schilddrüsenhormon ist T_3.

Es gibt zwei Arten, die Schilddrüsenhormone zu untersuchen: Man kann ihren Gesamthormonspiegel im Körper messen, doch dadurch wird die genaue Situation nicht korrekt abgebildet. Besser ist die Messung der „freien" Hormone, diese Werte spiegeln die tatsächlich für die Aufgaben im Körper zur Verfügung stehenden Mengen wider. Aus diesem Grund wird die Bestimmung des freien T_4 (fT_4) und des freien T_3 (fT_3) empfohlen.

Manche Ärzte bestimmen nur T_4, doch T_3 ist ebenfalls wichtig, da bei nicht wenigen Patienten die Umwandlung von T_4 in das aktive T_3 nur mangelhaft funktioniert; ihr T_4 ist vielleicht normal, doch T_3 ist zu niedrig (man nennt dies Konversionsstörung; Anm. d. Übers.)

Die Untersuchung auf reverses T_3 (rT_3) zeigt, wie viel freies aktives T_3 überhaupt in der Lage ist, an die Schilddrüsenrezeptoren zu binden. Das rT_3 wird in Stresssituationen gebildet und bindet an die Schilddrüsenrezeptoren, doch es blockiert sie, anstatt sie zu aktivieren. Kann man T_3 als Stoffwechselbeschleuniger beschreiben, so gilt rT_3, als Stoffwechselbremse.

Die wichtigsten Untersuchungen bei Hashimoto

In den meisten Fällen zeigen die Blutuntersuchungen bei einer Hashimoto-Thyreoiditis zwei Arten von Antikörpern. Der Schilddrüsenperoxidase-Antikörper (TPO-AK) ist der häufigste Antikörper, und oft werden auch noch Antikörper gegen Thyreoglobulin (TG-AK) gefunden. Diese können schon Jahrzehnte vor auffälligen TSH-Werten auftreten. Aus diesem Grund ist das TPO-Antikörper-Screening bei Verdacht auf eine Schilddrüsenerkrankung in jedem Fall ganz besonders wichtig.

Empfohlene Schilddrüsenfunktionstests

- TSH
- TPO-Antikörper
- Thyreoglobulin-Antikörper (TG-AK)
- freies T_4 (fT_4)
- freies T_3 (fT_3)
- reverses T_3 (rT_3, optional)

Fehldiagnose

Da viele Schilddrüsensymptome sehr unspezifisch sind, werden die Anfangsstadien von Ärzten oft ignoriert. Patienten mit Depressionen, Stress- oder Angstzuständen werden wieder nach Hause geschickt. Schilddrüsenpatienten werden Antidepressiva oder Anxiolytika (angstlösende Medikamente) verschrieben, ohne dass man sich um die Funktion ihrer Schilddrüse kümmert.

Medizinische Studien ergaben, dass es Patienten, bei denen Antidepressiva keine Wirkung zeigten, besser ging, sobald sie ein T3-Präparat einnahmen (in den USA z. B. Cytomel, im deutschsprachigen Raum z. B. Thybon).[11] Manche wurden sogar stationär eingewiesen, wo man sie mit einer bipolaren Störung (früher als manisch-depressiv bezeichnet; Anm. d. Übers.) oder Schizophrenie fehldiagnostizierte, obwohl sie in Wirklichkeit unter Hormonschwankungen der Schilddrüse litten.

Des Weiteren stellte man bei Menschen mit einer bipolaren Störung, mit Depressionen sowie Angststörungen ein häufigeres Vorkommen von Schilddrüsen-Antikörpern fest.[7] Und um das Problem noch zu verkomplizieren, stört das bei bipolaren Störungen eingesetzte Medikament Lithium den Schilddrüsenstoffwechsel und kann Hashimoto auslösen.[10]

Ein hoher TPO-Antikörpertiter ist mit Disstress (dem im Gegensatz zum Eustress „negativen“ Stress; Anm. d. Übers.), Symptomen von Zwangsverhalten und Angstzuständen in Verbindung gebracht worden.[4] Das resultiert wahrscheinlich daraus, dass vermehrt Schilddrüsenhormone ins Blut gespült werden, die eine vorübergehende Hyperthyreose verursachen. Jeder, der schon einmal Symptome einer Hyperthyreose hatte, kann beschreiben, wie schrecklich man sich dabei fühlt. Wer unter Angstzuständen, Depressionen oder affektiven Störungen leidet, sollte unbedingt seine Schilddrüsenfunktion überprüfen lassen, insbesondere auch die TPO-Antikörper. Bei manchen Menschen mit einer lebenslangen psychiatrischen Diagnose kam es nach der richtigen Schilddrüsenbehandlung zur Genesung.[9]

Prognose

Nach Aussage der meisten Endokrinologen ist die Entwicklung von der euthyreoten Schilddrüse (normale Hormonspiegel) zur Hypothyreose unumkehrbar und endet mit der völligen Zellzerstörung der Drüse; Berichten zufolge kam es jedoch bei 20 Prozent der Patienten zu einer spontanen Normalisierung der Schilddrüsenfunktion.[1,8] Bei diesen Menschen kommt es auch nach Absetzen der Hormonersatzpräparate zu einer normalen Schilddrüsenfunktion.

Studien zeigen, dass die geschädigte Schilddrüse nach Beendigung des Immunangriffs zur Regeneration in der Lage ist. Bei Ultraschalluntersuchungen sieht man normales Schilddrüsengewebe, das sich regeneriert hat und der Test auf TPO-Antikörper fällt negativ aus.[12]

Diese Regeneration kann bei erwachsenen Patienten oft übersehen werden, denn man nimmt an, dass die Hypothyreose lebenslang erhalten bleibt. Meist werden die Antikörper- und Ultraschalluntersuchungen nach der ersten Diagnose nicht wiederholt.

Außer der Ultraschall- und der TPO-Antikörper-Untersuchung kann ein sogenannter TRH-Stimulationstest durch Verabreichung von TRH (Thyreoidea Releasing Hormone) gemacht werden, der zu einem Anstieg von T_3 und T_4 führt, wenn die Schilddrüsenfunktion wieder hergestellt ist. Dieser Test ist eine Entscheidungshilfe bei der Frage, ob die Schilddrüsenmedikamente abgesetzt werden können.[8]

Diese Informationen stehen in der wissenschaftlichen Literatur ohne Weiteres zur Verfügung, doch die meisten Ärzte führen keinen TRH-

Stimulationstest durch, mit dem man ein eventuell mögliches Absetzen der Schilddrüsenpräparate feststellen könnte. (Für den TRH-Test gibt es auch Kontraindikationen, z. B. Epilepsie, Schwangerschaft und Herzerkrankungen; Anm. d. Verlages.)

Die Schulmedizin kommt jedoch nicht umhin, den Einfluss der Veränderungen in der Lebensweise anzuerkennen, die das Fortschreiten der Erkrankung verlangsamen, stoppen oder umkehren können. Auf diesen liegt das Hauptaugenmerk im weiteren Verlauf des Buches.

Zusammenfassung des Kapitels

- Feststellung der Schilddrüsenfunktion durch Untersuchung von TSH, freiem T_3, freiem T_4 und TPO-Antikörpern
- Eine Remission mit Rückkehr zu einer normalen Schilddrüsenfunktion ist möglich.

Meine Geschichte

Ich hatte sieben Jahre lang mit chronischer Müdigkeit zu kämpfen, bevor die Diagnose Hashimoto-Thyreoiditis gestellt wurde. Zuerst schrieb ich die Müdigkeit meinem Studentendasein mit anspruchsvollem Promotionsprogramm und unregelmäßigem Lehrplan zu.

Doch nachdem ich das hinter mich gebracht hatte und ein regelmäßigeres Leben führte, lief ich von Arzt zu Arzt um herauszufinden, was es mit meiner Müdigkeit auf sich hatte, doch immer wieder bescheinigte man mir, dass „alles normal" sei. Die meisten vermuteten, dass ich unter Depressionen litt. „Aber ich bin nicht depressiv, ich bin glücklich!", lautete meine Standardantwort. „Ich bin einfach nur sehr müde. Ich schlafe jede Nacht 12 Stunden." Nach einigen Jahren gab ich mein Vorhaben, einen Grund dafür zu finden, einfach auf und akzeptierte, dass ich wohl einfach mehr Ruhe brauchte als alle anderen Menschen, die ich kannte. Einige Jahre später stellten sich allmählich weitere Symptome ein, wie Angstzustände, Säurereflux, Haarausfall und ständiges Frieren. Ich brauchte nachts zwei Decken – im Süden von Kalifornien!

Bei einer Untersuchung lag mein TSH-Wert bei 4,5 µIU/ml (Normbereich 0,4–4,0), der Arzt meinte jedoch: „Ihre Schilddrüsenfunktion ist normal. Es besteht keinerlei Handlungsbedarf." Die Antikörper wurden nicht bestimmt. Im folgenden Jahr ließ ich mich erneut untersuchen, nun lag mein TSH bei stolzen 8,0 µIU/ml. Erst jetzt empfahl mir der Arzt, wegen der Schilddrüsenfunktion einen Endokrinologen aufzusuchen. Zu diesem Zeitpunkt hatte ich mich schon sieben lange Jahre mit den Symptomen einer Hypothyreose herumgeschlagen!

„Jede große Reise beginnt mit dem ersten Schritt."

Chinesisches Sprichwort

3. Wiederherstellung gesunder Schilddrüsenhormonwerte

Der Schwerpunkt der Schulmedizin liegt auf der Wiederherstellung normaler Schilddrüsenwerte durch eine Ersatztherapie mit Schilddrüsenhormonen. Wenn wir das Bild einer löchrigen Tasse, durch die Flüssigkeit sickert, als Symbol für den Schwund der Schilddrüsenhormone heranziehen, dann schert die Schulmedizin sich nicht darum, woher das Loch kommt (autoimmune Zerstörung), sondern schüttet einfach immer mehr Wasser in die Tasse nach.

Die Medikation behandelt zwar die Ursache des Problems nicht, doch sie ist dennoch ein wichtiger erster Schritt, damit es den Betroffenen besser geht und die negativen Auswirkungen auf den Körper zurückgefahren werden. Nach den Richtlinien der Schulmedizin wird zuerst aufgrund der Laboruntersuchungen und erst dann aufgrund der Symptome, die der Patient zeigt, entschieden, ob eine Ersatztherapie mit Schilddrüsenhormonen angezeigt ist oder nicht.

Traditionsgemäß verschreiben Schulmediziner keine Schilddrüsenhormone, wenn von einer subklinischen Hypothyreose (TSH erhöht, aber T_4-Spiegel normal oder grenzwertig) ausgegangen wird; fortschrittlichere Endokrinologen und auch Allgemeinärzte erkennen jedoch zunehmend, wie wertvoll es ist, bereits in diesem Stadium Hormone zu ersetzen, insbesondere bei Patienten, die Hypothyreose-Symptome haben.

Zudem empfehlen neue Richtlinien ebenfalls, schon früher mit einer Ersatztherapie zu beginnen, selbst wenn der T_4-Spiegel noch normal oder grenzwertig ist, der TSH-Wert aber – trotz Symptomfreiheit – über 10 µIU/ml liegt oder bei vorhandenen Symptomen zwischen 3 und 10 µIU/ml.[10,12]

Die Schulmedizin betrachtet den Ersatz der Schilddrüsenhormone als lebenslange Therapie und macht damit die Hashimoto-Thyreoiditis zu einer chronischen Krankheit. Die Betroffenen sind auf das schulmedizinische System, auf Besuche beim Arzt, Überwachung durch Laboruntersuchungen und die tägliche Medikamenteneinnahme angewiesen. Letztere erfordert mit zunehmender Zerstörung des Schilddrüsengewebes potenziell eine immer höhere Dosierung.

Laboruntersuchungen zur Schilddrüsenfunktion müssen vier bis acht Wochen nach Beginn der Medikamenteneinnahme und immer dann, wenn die Dosierung verändert wird, wiederholt werden. (Vor der Blutentnahme dürfen keine Schilddrüsenhormone eingenommen, da dies die tatsächlichen Werte verfälscht; Anm. d. Verlages.) Sind die Werte stabil, müssen ein bis zweimal jährlich Kontrolluntersuchungen erfolgen; hat der Patient Symptome hat, noch häufiger.[4]

Das richtige Schilddrüsenmedikament

Es ist bekannt, dass Schilddrüsenhormone eine sehr geringe therapeutische Breite haben; sie müssen genauestens dosiert werden, damit die Wirksamkeit gewährleistet ist und Nebenwirkungen verhindert werden. Die Dosierung liegt im Mikrogrammbereich, das ist nur ein Tausendstel eines Milligramms! Ist die Dosis nur ein wenig zu hoch, kommt es eventuell zu Überfunktionssymptomen, ist sie ein wenig zu niedrig, kommt es zu Symptomen einer Unterfunktion!

Schulmediziner verschreiben meist ein Levothyroxin-Präparat, eine synthetische Version von T_4 (in Deutschland z. B. Euthyrox, L-Thyroxin u. a.). Tierische Organpräparate (z. B. Armour Thyroid) werden selten empfohlen, weil es in der Vergangenheit Probleme mit der Qualitätskontrolle gab. Außerdem schwankte bei Armour seinerzeit je nach Charge die Dosierung; verbesserte Qualitätskontrollen scheinen dieses Problem inzwischen ausgeräumt zu haben. Bei dem Schilddrüsentrockenpräparat Nature-Throid gab es hingegen noch nie Beanstandungen wegen eines uneinheitlichen Hormongehalts von T_4 und T_3. (Amerikanische Organpräparate lassen sich in Deutschland nur über Internationale Apotheken beziehen; Anm. d. Verlages.) Schulmedizinischen Richtlinien zufolge bringe die Einnahme eines tierischen T_4/T_3-Kombiprodukts angeblich keine Vorteile und synthetische T_4-Produkte seien überlegen; die meisten dieser Behauptungen beruhen jedoch auf Studien, die von der

Pharmaindustrie bezahlt werden, die natürlich ein Interesse daran hat, ihre eigenen Produkte zu vermarkten.[10]

Da ich die Physiologie der Schilddrüse verstehe, glaube ich, dass Kombinationspräparate für viele Hashimoto-Patienten von Vorteil sein können. Manche Patienten haben Probleme mit der wirksamen Umwandlung von T_4 in T_3; hierfür ist zum Beispiel Zink erforderlich, und wie Sie in einem der nächsten Kapitel erfahren werden, haben Hashimoto-Patienten oft einen Zinkmangel.

Bei Stressbelastungen wird T_4 in reverses T_3 anstatt in (aktives) T_3 umgewandelt. Doch rT_3 ist inaktiv, wenn auch mit T_3 verwandt, aber ohne stoffwechselrelevante Aktivität und nur ein „Blindgänger", der Platz wegnimmt. Wird viel rT_3 gebildet, gewährleistet die zusätzliche Verabreichung eines T_3-haltigen Kombipräparates, dass das richtige Hormon zum richtigen Rezeptor gelangt. Zudem berichten viele Patienten, dass es ihnen unter der Einnahme eines Kombipräparates besser geht.

Faktoren, die die Umwandlung von T_4 in T_3 hemmen[9]

- Nährstoffverarmung
- Stress
- Altern
- Alkohol
- Chemotherapie
- Fettleibigkeit
- Medikamente
- Nieren- und Lebererkrankungen
- Zigaretten
- strumigene Substanzen
- Schwermetalle
- Diabetes
- Fasten
- Strahlenbelastung
- Progesteronmangel
- Soja
- Operationen
- Pestizide
- Mangel an Wachstumshormonen
- Jodüberschuss

Das National Institute of Health („Nationales Gesundheitsinstitut"), eine staatliche Behörde (die nicht von der Pharmaindustrie gesponsert wird), führte eine klinische Studie durch, um festzustellen, ob eine Therapie mit Schilddrüsentrockenextrakten im Vergleich zur alleinigen Gabe von T_4 Vorteile bietet.[8] Die Autoren der Studie kamen zu folgendem Schluss: „Eine DTE-Therapie (getrockneter Schilddrüsenextrakt, engl. Desiccated Thyroid Extract) führte nicht zu einer deutlichen Verbesserung der Lebensqualität; es kam dabei jedoch zu einer leichten

Gewichtsabnahme und nahezu die Hälfte (48,6 Prozent) der Probanden bevorzugten die DTE-Therapie statt l-T_4 (Levothyroxin). Die DTE-Therapie kann bei manchen hypothyreoten Patienten angebracht sein."[13]

Eine Therapie mit Schilddrüsenhormonen sollten auf jeden Patienten individuell zugeschnitten sein. Manche Menschen berichten, dass es ihnen mit einem natürlichen Trockenextrakt besser geht, andere schwören auf (von sogenannten Compounding Pharmacies nach ärztlichem Rezept) individuell zubereitete Medikamente, wieder anderen geht es vielleicht mit einem synthetischen T_4-Monopräparat besser.

Manche Patienten mögen Einwände ethischer Art gegen die Einnahme tierischer Organprodukte haben. Individuell zubereitete T_4/T_3-Präparate stellen eine weitere Alternative dar. Diese Medikamente haben auch den Vorteil, dass sie ohne Füllstoffe wie Laktose oder Gluten hergestellt werden, die in manchen Schilddrüsenpräparaten enthalten sind und für Schilddrüsenpatienten problematisch sein können (mehr hierzu im Kapitel über den Darm). Diese individuell zubereiteten Kombinationspräparate können jedoch nur von einem speziell ausgebildeten Apotheker hergestellt werden, sind meist sehr viel teurer und müssen im Kühlschrank aufbewahrt werden, damit sie wirksam bleiben.

Manche Befürworter natürlicher Schilddrüsenpräparate behaupten, dass tierische Drüsentrockenextrakte die besten Alternativen seien, da sie auch Spuren von T_1 und T_2 enthalten, die vielleicht bisher noch nicht entdeckte biologische Funktionen haben.

Im Gegensatz dazu berichten Dr. Alexander Haskell (Autor des Buches *Hope for Hashimoto's*, zu Deutsch etwa: „Hoffnung für Hashimoto-Patienten") und Dr. Mark Starr (Autor des Buches *Hypothyroidism Type II*, zu Deutsch etwa: „Hypothyreose vom Typ 2"), dass natürliche Schilddrüsenrezepturen aus tierischen Schilddrüsen bei manchen Menschen zu fortgesetzten Autoimmunangriffen führen können, da sie Thyreoglobulin und TPO enthalten. Sie empfehlen ausschließlich die Verwendung individuell zubereiteter und synthetischer Präparate bei Patienten mit Hashimoto.[6,7] (Diese individuelle Zubereitung, das sogenannte Compounding, ist in Deutschland noch nicht sehr gängig. Die Receptura-Apotheke in Frankfurt am Main stellt jedoch Schilddrüsentrockenpräparate her; Anm. d. Verlages.)

Kommt es nach der anfänglichen Verbesserung des Befindens zu neuen Symptomen oder sind die TPO-Antikörper angestiegen, kann es hilfreich sein, zu individuell zubereiteten Kombinationspräparaten zu wechseln. Manche Befürworter von Schilddrüsentrockenextrakten berichten, dass durch die Erhöhung der Dosis auf eine Menge, die unterdrückend wirkt, die Wirkung auf die Antikörper vermindert wird. Eine solche Dosis bremst allerdings Ihre eigene Schilddrüse aus, sodass alle erforderlichen Hormone durch das Medikament geliefert werden.

Individuell zubereitete T_4/T_3-Präparate

Schilddrüsenpräparate werden meist im gleichen physiologischen Verhältnis zubereitet, wie es z. B. in Armour Thyroid vorliegt, doch Ärzte können die Menge an T4 und T3 auch verändern. Ein zusätzlicher Vorteil solcher Zubereitungen ist, dass alle Füllstoffe, die für den einzelnen Patienten unverträglich sind, weggelassen werden können.

Die meisten dieser Präparate setzen die Wirkung wie bei Armour Thyroid sofort frei, es können jedoch auch Medikamente mit Retard-Wirkung individuell hergestellt werden. Manche Fachleute empfehlen Präparate mit Retard-Wirkung, die das Hormon kontinuierlich über den Tag verteilt freisetzen; von Hashimoto-Patienten und Menschen mit Darmproblemen können diese aber unter Umständen nicht richtig resorbiert werden.

Der Nachteil individuell hergestellter Präparate ist, dass sie von speziell ausgebildeten Apothekern zubereitet werden müssen und das Verfahren zeitaufwendig ist. Zudem bedarf es eines speziellen Verfahrens, um genau dosierte Schilddrüsenmedikamente herzustellen. Als Patient müssen Sie also eventuell weite Wege in Kauf nehmen, um eine entsprechende Apotheke zu finden. (Rezepte lassen sich in Deutschland auch per Post einlösen, das Medikament wird dann einfach zugeschickt; Anm. d. Verlages.)

Fragen, die Sie dem herstellenden Apotheker stellen können:

- Welche Füllstoffe werden verwendet?
- Woher stammen die Materialien?
- Handelt es sich um ein Retard-Medikament oder um ein Präparat mit sofort einsetzender Wirkung?

Hypoallergene Alternativen

Nature-Throid, Westhroid und Tirosint sind weitere hypoallergene Alternativen (ob sich diese Präparate hierzulande beziehen lassen, kann die Internationale Apotheke beantworten; Anm. d. Übers.). Es gibt viele Hormonpräparate für die Schilddrüse. Alle Betroffenen sollten zusammen mit einem aufgeschlossenen Arzt das für sie am besten geeignete Medikament herausfinden.

Markenname (Generischer Name)	*Beschreibung*
Armour Thyroid Nature-Throid Westhroid NP Thyroid	Schilddrüsentrockenpräparat vom Schwein, T_4/T_3-Kombipräparat; es ahmt das biologische Verhältnis von 80% T_4 zu 20% T_3 nach (4:1). Kann auch TPO und Thyreoglobulin enthalten, die bei manchen Menschen für einen fortgesetzten Autoimmunangriff sorgen.
Proloid (Thyreoglobulin)	Teilweise gereinigtes Thyreoglobulin vom Schwein. T_4:T_3-Verhältnis 2,5:1
Euthyrox L-Thyroxin Eferox Berlthyrox	Synthetisches T_4
Thybon Trijodthyronin	Synthetisches T_3
Novothyral Prothyrid	T_4/T_3-Kombipräparate (Verhältnis 4:1)
Individuell hergestellte Schilddrüsenpräparate	„Maßgeschneiderte" Dosierungsformen in einem individuellen Verhältnis von T_4:T_3 und frei von allergenen Füllstoffen, die von entsprechenden Apotheken hergestellt werden. Sie werden (in den USA) in sofort verfügbarer und in Retard-Form zubereitet. Die Retard-Formen werden u. U. schlechter resorbiert.
Tirosint	T_4 in flüssigen Gelatinekapseln, enthalten nur Glycerin, Gelatine und Wasser

Schilddrüsenmedikamente[1,2,4]

(Anm. d. Verlages: Diese Übersicht wurde an den deutschsprachigen Raum und die hier – auch aus Übersee – erhältlichen Präparate angepasst.)

Ziel der medikamentösen Therapie

Ziel der medikamentösen Therapie ist es, die Symptome zu bessern und dafür zu sorgen, dass TSH, freies T_4 und freies T_3 wieder in den Normbereich kommen. Für die meisten Endokrinologen liegt der „normale" TSH-Wert einfach innerhalb des Referenzbereichs, doch viele Patienten berichten, dass sie sich mit einem „normalen" TSH-Wert von 2,5 µIU/ml „wie Faultiere" fühlen! Manche Menschen müssen vielleicht die Dosis erhöhen, bis der TSH-Wert bei oder unter 1,0 µIU/ml ist.

T_3-haltige Schilddrüsenpräparate, T_4/T_3-Kombipräparate und andere können die Ergebnisse der Blutuntersuchungen verzerren. Steht eine Kontrolluntersuchung an, dürfen keine Hormone vor Blutentnahme eingenommen werden.

Dosierung

Meist wird mit einer niedrigen Dosierung begonnen, die allmählich gesteigert wird, damit die Werte sich alle normalisieren. Durch das sogenannte Einschleichen bleibt dem Körper der Schock einer dramatischen Veränderung erspart und man kann auf diese Weise die benötigte Menge bestimmen. Sechs Wochen nach Einnahmebeginn werden TSH, freies T_4 und freies T_3 erneut bestimmt, um festzustellen, ob sich die Werte gebessert haben. Entsprechen sie Normwerten noch nicht, wird die Dosis erhöht und nach etwa 6 Wochen erneut Blut abgenommen.

- *Levothyroxin-Präparate:*
  1,7 µg/kg täglich, die Dosis wird alle vier bis sechs Wochen um 25 µg erhöht.
- *Armour Thyroid*, individuell zubereitetes T_4/T_3-Kombipräparat:
  Beginn mit 30 mg (½ Grain); Erhöhung um 15 mg (¼ Grain) alle sechs Wochen.
- *Nature-Throid:*
  Beginn mit 32,5 mg (½ Grain); Erhöhung um 16,25 mg (¼ Grain) alle sechs Wochen.

Dosisumrechnung beim Wechsel von Schilddrüsenpräparaten

Obwohl die Dosierung von Armour Thyroid dem Verhältnis von T4 zu T3 in individuell hergestellten Kombipräparaten in etwa gleicht, kann es trotzdem zu Unstimmigkeiten bei der Dosisanpassung geben. Daher sollten Sie Ihre Symptome überwachen und vier bis sechs Wochen nach der Umstellung der Schilddrüsenmedikation eine erneute Laboruntersuchung machen lassen, um sicherzugehen, dass Ihr Körper sich gut auf das neue Präparat einstellt.

Medikament	*Armour Thyroid, individuell hergestelltes T_4 / T_3-Kombipräparat*	*Nature-Throid*	*T3-Präparate*	*T4-Präparate*
Äquivalenzdosierung	15 mg (¼ Grain)	16,25 mg (¼ Grain)		25 µg
Äquivalenzdosierung	30 mg (½ Grain)	32,5 mg (½ Grain)	12,5 µg	50 µg
Äquivalenzdosierung	60 mg (1 Grain)	65 mg (1 Grain)	25 µg	100 µg (0,1 mg)
Äquivalenzdosierung	90 mg (1½ Grain)	97,5 mg (1½ Grain)	37,5 µg	150 µg (0,15 mg)
Äquivalenzdosierung	120 mg (2 Grain)	130 mg (2 Grain)	50 µg	200 µg (0,1 mg)
Äquivalenzdosierung	180 mg (3 Grain)	195 mg (3 Grain)	75 µg	300 µg (0,3 mg)

Anpassung der Dosierung von Schilddrüsenmedikamenten[1,2,4]

Andere schulmedizinische Behandlungen

Zur Unterdrückung des Immunprozesses sind auch schon Steroide eingesetzt worden, doch nach dem Absetzen bildeten sich erneut Antikörper und es kam zu einer erneuten Funktionsstörung der Schilddrüse. Es hat sich gezeigt, dass Chloroquin, ein Mittel gegen Malaria, das auch bei rheumatoider Arthritis und Krebs eingesetzt wird, die Schilddrüsen-Antikörper reduziert. Seine Anwendung wird jedoch wegen der toxischen Nebenwirkungen nicht empfohlen.

In den Fällen, in denen es zu extremen Schmerzen in der Schilddrüse kommt, kann eine Operation in Betracht gezogen werden. Dabei wird die ganze Schilddrüse entfernt, und der Patient muss lebenslang Schilddrüsenhormone einnehmen.[3,4]

„Lebenslänglich" Medikamente?

Ich möchte vorausschicken, dass Medikamente ein großartiges Instrument in dem Arsenal sind, das uns gegen die Hashimoto-Thyreoiditis zur Verfügung steht und dass sie von enormem Nutzen sind, während wir die Probleme beseitigen, die zur Autoimmunthyreoiditis geführt haben.

Trotz einer Spontanheilungsquote von 20 Prozent sagen die meisten Ärzten ihren Patienten, dass der Hormonersatz lebenslang erfolgen müsse. Möglicherweise ist es ja einfacher und billiger, jemanden lebenslang unter Medikamente zu setzen, anstatt Untersuchungen zu veranlassen und sich um die Reduzierung der Medikamente zu bemühen. Es kann auch zu einer Überfunktion unter Hormoneinnahme kommen, dann muss die Dosis reduziert werden. In anderen Fällen, in denen die Medikamente infolge der hormonellen Feedbacks in unsere physiologischen Prozesse eingebaut wird, kommt die eigene Hormonsynthese völlig zum Erliegen, da sich immer ausreichend Ersatzhormone im Kreislauf befinden. Dann muss man erst durch einen TRH-Stimulationstest feststellen, ob die Schilddrüsenfunktion sich erholt hat.

Veränderungen der Lebensweise können auch zu einem Rückgang der TPO-Antikörper beitragen, die Unterfunktion der Schilddrüse und die Hashimoto-Thyreoiditis zum Stillstand bringen, andere Erkrankungen verhindern und dafür sorgen, dass es den meisten Menschen besser geht. Manche Menschen können die Dosis ihrer Schilddrüsenmedikamente sogar reduzieren oder unter Umständen ganz absetzen, wenn der Autoimmunangriff aufhört und das Organ sich wieder erholen kann.

Medikamente kontra Veränderungen der Lebensweise

Wer bereits Schilddrüsenhormone einnimmt, darf sie niemals abrupt absetzen, denn das kann zu gravierenden Hypothyreose-Symptomen sowie zu einem raschen TSH-Anstieg und einer weiteren Zerstörung der Schilddrüse führen. Das allmähliche Ausschleichen des Medikaments ist notwendig und sollte nur unter ärztlicher Aufsicht erfolgen.

Ich weiß, dass manche Menschen die Einnahme von Medikamenten für die Schilddrüse verweigern, weil das für sie gleichbedeutend mit Aufgeben ist. Das stimmt aber nicht! Stellen Sie sich die Medikamente als ein Instrument in ihrem „Werkzeugkasten" gegen die Hashimoto-Thyreoiditis vor. Wir können sie benutzen, damit es uns besser geht, während wir uns dann in aller Ruhe um alles andere kümmern.

Betrachten Sie die Medikamenteneinnahme nicht als lebenslängliches Urteil; in vielen Fällen, insbesondere, wenn die Krankheit früh erkannt wurde, können Sie sie vielleicht schon wieder absetzen, sobald die „Lecks“ in Ihrem Körper in Ordnung gebracht sind, die für die autoimmune Zerstörung der Schilddrüse mitverantwortlich sind. Ist jedoch Ihr TSH-Wert dauerhaft erhöht, könnte sich das negativ auf den ganzen Körper auswirken und die Genesung behindern.

Fazit: Bei erhöhtem TSH-Wert und/oder Symptomen, die auf eine Schilddrüsenfunktionsstörung hinweisen, werden Sie von Schilddrüsenmedikamenten profitieren. Sie müssen nicht leiden, während Sie nach der Ursache Ihrer Erkrankung suchen. Die Optimierung der Medikation ist der erste Schritt, damit es Ihnen mit Hashimoto gut geht.

Zusammenfassung des Kapitels

- Besprechen Sie die Schilddrüsenmedikation mit Ihrem Arzt, auch wenn nur leichte Schilddrüsensymptome vorliegen.
- T_3/T_4-Kombipräparate helfen vielen Menschen.
- Lassen Sie nach Therapiebeginn mit natürlichen Schilddrüsentrockenpräparaten den TPO-Titer erneut untersuchen.

„Autoimmunerkrankung:
Weil der Einzige, der hart genug ist,
um mich in den Hintern zu treten,
ich selbst bin".

Autor unbekannt

4. Was ist eine Autoimmunerkrankung?

Einfach ausgedrückt bedeutet Autoimmunität, dass das Immunsystem eines Menschen normale physiologische Abläufe irrtümlich für fremde Eindringlinge hält und sich selbst angreift. Die Hashimoto-Thyreoiditis ist die erste Autoimmunerkrankung in der Medizin, die man als solche erkannte. Sie haben vielleicht schon gehört, dass eine Hypothyreose als „träge" oder „zu wenig aktive" Schilddrüse beschrieben wurde. Das ist etwas, woran man bei Menschen in fortgeschrittenerem Alter denkt, doch bei einer autoimmunen Schilddrüsenunterfunktion trifft das auf die Schilddrüse nicht zu. Sie arbeitet unermüdlich, um genügend Hormone zu bilden, während das Immunsystem sie allmählich zerstört. Das Problem ist also nicht die Schilddrüse, das Problem ist das Immunsystem.

Im Prinzip lautet die Theorie folgendermaßen:

1. Die Zellen der Schilddrüse werden durch einen Auslöser wie Jod, Fluor, eine Virusinfektion o. Ä. geschädigt.
2. Die absterbenden Zellen senden ein Stresssignal aus.
3. Die Immunzellen versuchen, die Schilddrüse vor den Angreifern zu „retten".
4. Stattdessen greifen die Immunzellen jedoch die Schilddrüse an.
5. Die Schilddrüse wird weiter geschädigt.
6. Der Körper verfügt über keine weiteren Ressourcen zur Regeneration der Schilddrüsenzellen.
7. Die Schilddrüse kann nicht mehr genügend Hormone bilden.

Eine Verkettung unglücklicher Umstände

Es ist nicht ein einzelnes Ereignis, das zur Autoimmunität führt, sondern es bedarf einer ganzen Reihe von genau passenden Ereignissen, damit es zu einer Verkettung unglücklicher Umstände kommt, die zur Entwicklung einer Autoimmunerkrankung führen.

Vor nicht allzu langer Zeit hat der weltberühmte Zöliakie-Forscher und Gastroenterologe Alessio Fasano spannende Fortschritte bei der Untersuchung von Autoimmunität gemacht. Dr. Fasano und seine Kollegen haben darauf hingewiesen, dass drei Faktoren zusammenkommen müssen, damit es zu einem Autoimmunprozess kommen kann:

1. Genetische Prädisposition
2. Antigenexposition (der Auslöser)
3. Durchlässigkeit des Darms

Die Durchlässigkeit des Darms und die Auslöser verursachen ein Ungleichgewicht im Immunsystem, in dessen Folge der Körper nicht mehr in der Lage ist, körpereigene Zellen von fremden Eindringlingen zu unterscheiden.[1,2]

Was hat eine Barrierestörung des Darms mit Autoimmunerkrankungen zu tun?

Ihr Darmtrakt hat eine Oberfläche von der Größe eines Tennisplatzes und verfügt über die größte Konzentration von Immunzellen sowie ebensoviele Nervenzellen wie das Rückenmark.

Forscher haben feststellt, dass der Darm nicht nur für die Verdauung und Resorption von Nährstoffen verantwortlich ist, sondern auch dafür, potenziell schädliche Umweltsubstanzen von unserem Körper fernzuhalten. Insbesondere die Darmwand ist in letzter Zeit dafür gerühmt worden, dass sie als eine Art Barriere fungiert, durch die der Körper in die Lage versetzt wird, seine eigenen Strukturen von fremden Antigenen zu unterscheiden.

Wird die Darmwand durchlässiger, verliert der Körper diese Fähigkeit; er kann die gutartigen Substanzen – wie eigene Zellen und aufgenommene Nahrung –, nicht mehr erkennen und behandelt sie wie fremde Eindringlinge, als seien es z. B. Bakterien und Viren.

Zonulin ist ein vor Kurzem entdecktes Protein des Menschen, das die Darmdurchlässigkeit reversibel erhöht. Dieses Protein wird bei Menschen mit Autoimmunerkrankungen wie rheumatoider Arthritis, Hashimoto-Thyreoiditis, Multipler Sklerose, Diabetes vom Typ 1 und Zöliakie (nähere Einzelheiten hierzu im Kapitel über den Darm) in übermäßigen Mengen festgestellt.[1,2]

Wie funktionieren Auslöser?

In unserem Beispiel nehmen wir Jod als Muster für einen Auslöser: Gelangt Jod in die Zelle, wird TPO freigesetzt, das Enzym, das die Umwandlung von Jodid zu aktivem Jod katalysiert, damit es sich an die Tyrosin-Reste im Thyreoglobulin (TG) anlagern und Schilddrüsenhormone bilden kann. (Genaueres hierzu in Kapitel 2).[3]

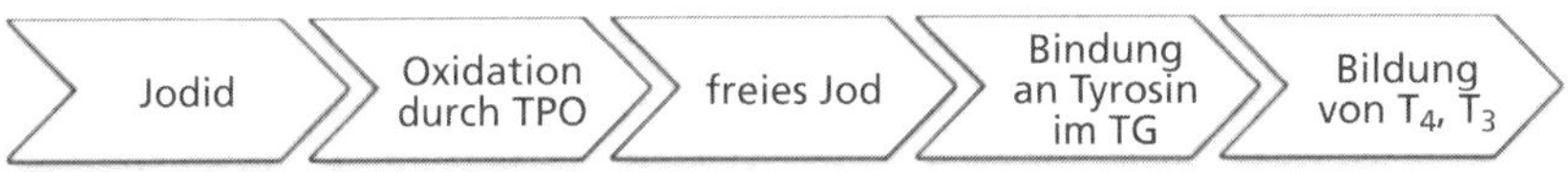
Jodid
Oxidation durch TPO
freies Jod
Bindung an Tyrosin im TG
Bildung von T4, T3

Abb. 2

In normalen Schilddrüsenzellen neutralisiert das Antioxidans Glutathionperoxidase das entstehende Wasserstoffperoxid und schützt so die Zellen der Schilddrüsen vor Schäden. Dieses Antioxidans wird aus Glutathion und Selen gebildet. Eine Selenverarmung und ein Glutathionmangel wurden als Auslöser einer Hashimoto-Thyreoiditis identifiziert. Der folgende Mechanismus erklärt, warum es durch die Supplementierung mit Jodid zu einem Aufflackern des Immunsystems kommen kann:

1. Jodid gelangt ins Blut.
2. Jodid wird durch TPO zu Jod oxidiert.
3. Bei der Oxidation entstehen freie Sauerstoffradikale.
4. Fehlt Selen, werden die freien Radikale nicht neutralisiert, sondern verursachen Schäden an den Schilddrüsenzellen.
5. Lymphozyten (weiße Blutzellen) dringen in das Schilddrüsengewebe ein, um den Schaden zu reparieren und erzeugen eine Schilddrüsenentzündung.
6. Die Entzündung führt zu einer weiteren Zerstörung von Schilddrüsengewebe.
7. Noch mehr weiße Blutzellen infiltrieren die Schilddrüse.

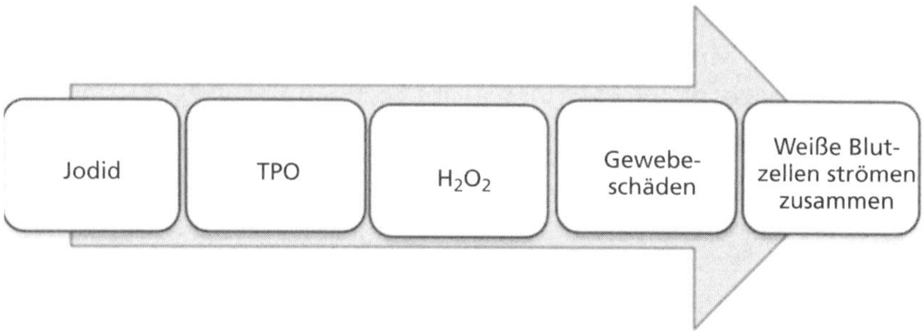

Abb. 3: Jod als Auslöser

Die Entwicklung unseres Immunsystems dient dem Schutz vor schädlichen Eindringlingen. Da die Freisetzung von TPO zu einem oxidativen Schaden führt, beginnt unser Immunsystem sie als Feind zu betrachten. Immer wenn das Immunsystem einen fremden Eindringling ausmacht, bildet es Antikörper dagegen. Im Falle der Hashimoto-Thyreoiditis zielt es auf das Enzym TPO.

Die Schilddrüsenperoxidase-Antikörper (TPO-AK) werden als Reaktion auf die Verletzung der Schilddrüse gebildet. Sie aktivieren das Immunsystem, dessen erklärtes Ziel die „totale Vernichtung des Feindes" ist. Das aktivierte Immunsystem soll den Körper vom Angreifer zu befreien, doch leider richten die Immunzellen sich in diesem Fall stattdessen gegen gesundes Schilddrüsengewebe.

Die Hashimoto-Thyreoiditis wurde als Hypersensibilität vom Typ IV klassifiziert, dem sogenannten verzögerten Typ („Auto-Allergie"). Im Gegensatz zu anderen Arten von Immunreaktionen wird der Schaden am Schilddrüsengewebe nicht durch Antikörper vermittelt, sie „markieren" vielmehr die Schilddrüsenzellen und der Angriff auf diese Zellen wird von antigenspezifischen zytotoxischen T-Lymphozyten ausgeführt.[5,6]

Lymphozyten (auch als weiße Blutzellen bezeichnet), dringen in die Schilddrüse ein und beginnen mit der Zerstörung des Gewebes. Dabei entstehen Narben, aufgrund derer die Hormonbildungsfähigkeit der Schilddrüse herabgesetzt wird.

Immer wenn TPO freigesetzt wird, werden neue TPO-Antikörper gebildet und der Angriff auf das Organ wird fortgesetzt. Die Antikörper werden so lange gebildet, wie TPO vorhanden ist, und das führt im Schilddrüsengewebe schließlich zu so vielen Narben, dass nicht mehr genügend Hormone gebildet werden können. Bei mehr als 90 Prozent der Menschen mit einer Hashimoto-Thyreoiditis werden TPO-Antikörper nachgewiesen.[6]

Zudem können auch Antikörper gegen Thyreoglobulin (TG) gebildet werden, das Protein, das ein Zwischenprodukt bei der Bildung von Schilddrüsenhormonen ist. Jod bindet an die Tyrosinreste im Thyreoglobulin, es kommt zur Bildung einer neuen Substanz. Ist Jod vorhanden, wird Thyreoglobulin für das Immunsystem besser sichtbar. Es wurde sogar schon behauptet, dass überschüssiges Jod zur Bildung von Thyreoglobulin-„Mutanten" führen kann, das eventuell von den Immunzellen speziell ins Visier genommen wird. Thyreoglobulin fungiert auch als Speichermolekül für Schilddrüsenhormone. Daher kann die Zufuhr von Jod durchaus eine thyreotoxische Hyperthyreose-Episode mit Herzklopfen, Angstzuständen und Agitiertheit auslösen, da das Speicherprotein zerstört wird und die gespeicherten Schilddrüsenhormone den Körper überfluten. Bei etwa 80 Prozent aller Hashimoto-Patienten werden Thyreoglobulin-Antikörper (TG-AK) gefunden.[6]

Alle gegen die Prozesse der Schilddrüse gerichteten Antikörper sind unter der kollektiven Bezeichnung mikrosomale Antikörper (MAK) bekannt. Manchmal wird dieser Begriff jedoch auch für TPO-AK benutzt, insbesondere, wenn von verschiedenen Arten von Antikörpern die Rede ist. Sie werden als Antikörper vom Typ Immunglobulin G (IgG) klassifiziert, die auch für die Infektionsbekämpfung sowie für Nahrungsmittelunverträglichkeitsreaktionen vom verzögerten Typ verantwortlich sind. Anfangs werden autoreaktive und autoimmune Antikörper in den sezernierenden Lymphknoten gebildet, später kann sich die Produktion dann auf die Schilddrüse verlagern.

Im Fall einer Hashimoto-Thyreoiditis werden Antikörper gegen das Enzym Schilddrüsenperoxidase oder gegen Thyreoglobulin gebildet. Bei den meisten Hashimoto-Patienten ist der Titer eines oder beider Antikörper erhöht und weisen auf einen aktiven Angriff des Immunsystems hin.

Antikörper gelten als Indikatoren für die autoimmune Aktivität – je mehr Antikörper vorhanden sind, desto stärker wird die Schilddrüse geschädigt. Labors arbeiten mit verschiedenen Referenzbereichen bei Antikörpern. Im Allgemeinen entspricht ein TPO-Antikörpertiter über 30 U/ml einer Hashimoto-Thyreoiditis. Ein Titer über 500 U/ml gilt als aggressiv, während ein Titer unter 100 U/ml mit einem verminderten Risiko einer Hypothyreoseentwicklung einhergeht.

Die Jodzufuhr bei einem erhöhten TPO-Antikörpertiter wurde als „Öl ins Feuer gießen" beschrieben, da dadurch die Hashimoto-Thyreoiditis aufflammt und eine Erhöhung des Antikörpertiters verursacht. Die meisten Fachleute auf dem Gebiet der integrativen Hashimoto-Behandlung empfehlen, Jod zu meiden oder nur begrenzt zuzuführen, bis der TPO-Antikörpertiter nicht mehr erhöht oder unter 100 U/mL gesunken ist.

Die Umkehr des Autoimmunprozesses

Seinerzeit vertrat man die Ansicht, dass der Autoimmunprozess sich verselbstständigt, sobald er aktiviert ist, dass es dann keines ständigen Auslösers von außen mehr bedarf und er autark und irreversibel abläuft.

Doch entsprechende Beispiele lassen Zweifel an der „Irreversibilität" dieser Theorie aufkommen. Es wurde nachgewiesen, dass die Auslöser von außen notwendig sind, um den Prozess am Laufen zu halten. Das bedeutet, dass der Autoimmunprozess gestoppt und zum Stillstand gebracht werden kann, wenn die Auslöser beseitigt werden. Ein Beispiel dafür ist die Zöliakie, eine Autoimmunerkrankung, bei der Gluten als Auslöser von außen identifiziert wurde. In den meisten Fällen einer klassischen Zöliakie verschwinden alle Symptome, wenn der äußere Auslöser (das Gluten) entfernt wird.

Die folgende Tabelle gibt einen Überblick über die sogenannte THEA-Auswertung; hierbei handelt es sich um eine Einschätzung des Hypothyreose-Risikos über einen Zeitraum von fünf Jahren, wenn beim Patienten selbst TPO-Antikörper vorliegen oder es Familienangehörige mit Schilddrüsenerkrankungen gibt. Dabei gilt es zu beachten, dass höhere Antikörpertiter ein größeres Risiko bedeuten.

Beurteilungskriterium	*Risikoeinschätzung*
TSH, mIU/l	
< 0,4	0
0,4–2,0	0
> 2,0–4,0	3
> 4,0–5,7	6
> 5,7	9

Beurteilungskriterium	Risikoeinschätzung
TPO-Antikörper, U/ml	
≤ 100	0
> 100–1000	3
> 1000–10000	6
> 10000	9
Familiärer Hintergrund	
2 Angehörige mit Morbus Basedow	0
2 Angehörige mit Hashimoto-Thyreoiditis	3
Maximale THEA-Punktzahl	21

THEA-Score (Thyroid Events Amsterdam)[4]

Mithilfe der folgenden Übersicht können Sie eine Auswertung vornehmen und Ihr individuelles Risiko einschätzen.

Punktzahl	Risikokategorie	Risiko einer Hypothyreose innerh. von 5 Jahren in %
0–7	gering	1,6
8–10	mittelgradig	12,2
11–15	hoch	30,8
16–21	sehr hoch	85,7

Adaptiert aus: Strieder TGA, Tijssen JGP, Wenzel BE, Endert E, Wiersinga WM. Prediction of Progression to Overt Hypothyroidism or Hyperthyroidism in female relatives of patients with autoimmune thyroid disease using the Thyroid Events Amsterdam (THEA) Score. Arch Intern Med/Bd. 168 (Nr. 15), Aug. 11/25, 2008.

Das Antikörper-Gedächtnis

Die Antikörper der Subklasse IgG haben eine Halbwertszeit von 21 Tagen und haften etwa zwei bis drei Monate an Immunzellen. Sie brauchen eine ständige „Gedächtnisstütze“ in Form eines Antigens, damit sie weiter gebildet werden können. Wird das Antigen entfernt, verschwinden auch die Antikörper. Der Zeitraum, der benötigt wird, um das Antigen vollständig zu „vergessen“ und verschwinden zu lassen, beträgt neun bis 12 Monate.[5]

Damit die Antikörper die Schilddrüse „vergessen“,

1. muss die Schilddrüse aufhören, TPO zu exprimieren,
2. dürfen die Zellen der Schilddrüse nicht mehr zerstört werden und sie müssen sich regenerieren können,
3. dürfen keine Substanzen vorliegen, die wie TPO aufgebaut sind (Drüsenpräparate, Gluten, Infektionen, andere Auslöser),
4. muss das Immunsystem im Gleichgewicht sein.

Manche dieser Voraussetzungen sind schnell und leicht zu erfüllen, andere brauchen eine gewisse Zeit …

Es gibt zwei Gründe für die Schilddrüse, die Expression von TPO einzustellen. Einer davon ist, dass sie zerstört wird, was wir verhindern möchten; der andere ist, dass sie unterdrückt wird. Dazu kommt es durch die Einschränkung der Jodzufuhr und die Einnahme eines Schilddrüsensupplements, um den TSH-Wert auf etwa 1 mlU/l zu senken. Das kann bis zu drei Monaten dauern.

Bei Autoimmunerkrankungen liegt das Hauptaugenmerk schulmedizinischer und alternativer Behandler wahrscheinlich darauf, das Gleichgewicht des Immunsystems wiederherzustellen (Schulmediziner verwenden Steroide und immunmodulierende Medikamente, Alternativmediziner setzen Kräuter, Nahrungsergänzungsmittel oder Akupunktur ein).

Dieser Ansatz mag zwar hilfreich sein, um das Immunsystem kurzfristig im Zaum zu halten oder um autoimmune Ausbrüche zu kontrollieren, doch er ist oft nur eine vorübergehende Lösung, und das Immunsystem kann wieder aus dem Gleichgewicht geraten, sobald Medikamente, Akupunktur, Kräuter und Nahrungsergänzungen abgesetzt werden. Daher gilt es, das Problem, wodurch das Immunsystem aus dem Gleichgewicht gebracht wurde, in Angriff zu nehmen. Wir können also sagen, dass eine Immunmodulation nur die Symptome, nicht aber die Ursachen behandelt.

Da wir die Gene nicht verändern können, besteht unser Ansatz für die Behandlung der Ursache einer Hashimoto-Thyreoiditis aus drei Punkten:

1. Beseitigung der Auslöser
2. Wiederherstellung der Barrierefunktion der Darmschleimhaut
3. Versorgung des Körpers mit Nährstoffen zur Regeneration

Die Identifizierung und Beseitigung der Auslöser und Giftstoffe dauert einige Wochen bis Monate. Die Versorgung der Schilddrüse mit den benötigten Nährstoffen zu ihrer Entgiftung und ihrem Wiederaufbau nimmt wahrscheinlich drei bis sechs Monate in Anspruch.

Das Immunsystem wieder in das Gleichgewicht zu bringen, indem man sich um die Ursache des Autoimmungeschehens kümmert (die Durchlässigkeit des Darms, seine Fehlbesiedelung, Infektionen) kann sich über ein bis drei Jahren hinziehen.

Zusammenfassung des Kapitels

- Die Hashimoto-Thyreoiditis ist eine Autoimmunerkrankung, bei der Antikörper gegen die Schilddrüse gerichtet sind.
- Damit es zu einer Hashimoto-Thyreoiditis kommt, müssen mehrere Faktoren zusammentreffen: Gene, Auslöser und Darmdurchlässigkeit.
- Die Immunmodulation ist nur eine vorübergehende Lösung.
- Der Behandlungsansatz bei Hashimoto besteht aus drei Teilen: Die Beseitigung der Auslöser, die Wiederherstellung einer gesunden Darmbarriere und die Versorgung der Schilddrüse mit Nährstoffen kann drei Monate bis drei Jahre dauern.

Teil II

So finden Sie die Ursache

„Ganz gleich, ob Sie denken,
Sie können etwas
oder Sie können es nicht,
Sie haben recht."

Henry Ford

5. Finden Sie die Ursache für Ihre Erkrankung

Ich habe dieses Buch geschrieben, um andere Hashimoto-Betroffene bei der Suche nach der Ursache und der Behandlung ihrer Erkrankung anzuleiten. Meine Recherchen, die ich zur Überwindung meiner eigenen Erkrankung angestellt habe, liegen diesem Ratgeber zugrunde. Ich glaube fest an die Befähigung und das Selbstmanagement von Patienten – und was ich an meinem Beruf am meisten liebe, ist die Möglichkeit, anderen nahezubringen, was sie für sich und ihre Angehörigen selbst tun können.

Sie müssen im Laufe Ihres Weges zur Gesundheit vielleicht die Dienste verschiedener Fachleute in Anspruch nehmen, doch der Anstoß zur Besserung und dazu, unermüdlich Fragen zu stellen, muss von Ihnen kommen. Schließlich gibt es niemanden, der Sie besser kennt als Sie selbst.

Hinzu kommt, dass es zwar einige Gesundheitsexperten gibt, die in Bezug auf die Behandlung von Hashimoto sehr beschlagen sind, dass Sie aber, nachdem Sie dieses Buch gelesen haben, mehr über Ihre Erkrankung wissen werden, als die meisten dieser Fachleute. Ich wünsche mir, dass Sie nach der Lektüre über ein Wissen verfügen, das Sie befähigt, an der Spitze Ihres eigenen Gesundheitsteams stehen zu können!

Manche Experten sagen, dass die Schilddrüsenfunktion sich nach einer Hashimoto-Thyreoiditis nicht mehr normalisieren kann, doch das stimmt nicht. Sie wissen nur nicht, wie es geht. Jeden Tag erholen sich Menschen von Hashimoto, manche von ihnen zufällig, andere gezielt.

Dieses Buch gibt Ihnen die Instrumente in die Hand, um der Hashimoto-Thyreoiditis auf den Grund gehen und dagegen vorgehen zu können, sodass Sie wieder gesund werden – und zwar ganz gezielt!

Krankheitsmechanismen der Hashimoto-Thyreoiditis

Hashimoto ist eine komplexe, vielschichtige Erkrankung, die es zu enträtseln gilt. Während die Schulmedizin jedes System des Körpers isoliert betrachtet und sich lediglich um die Hormonbildungsfähigkeit der Schilddrüse kümmert, ist die Hashimoto-Thyreoiditis doch weitaus mehr als *nur* eine Hypothyreose.

Unsere Schilddrüse ist Teil eines komplexen Körpersystems und existiert nicht für sich allein im luftleeren Raum. Oft findet man bei Hashimoto-Betroffenen neben den „typischen", in Kapitel 2 besprochenen Schilddrüsensymptomen Beschwerden wie Säurereflux, Nährstoffmangel, Anämie, Leaky-Gut-Syndrom (erhöhte Durchlässigkeit der Darmschleimhaut), Nahrungsmittelunverträglichkeiten, Zahnfleischprobleme und Hypoglykämie (Unterzucker). Der Körper fährt sich fest in einem chronischen Überlastungszustand des Immunsystems, in Nebenniereninsuffizienz, Darmdysbiose, gestörter Verdauungsleistung, Entzündungszuständen sowie in Störungen der Schilddrüsenhormonbildung und -freisetzung.

Diese Veränderungen können zu Symptomen von Angst, Depressionen und chronischer Müdigkeit führen wie man sie oft bei Hashimoto sieht. In diesem Zyklus hängen alle Dinge zusammen und er verstärkt sich selbst durch eine positive Feedbackschleife; das bedeutet, dass er sich selbst erhält und immer weitere Symptome bildet, bis ein äußerer Faktor ihn unterbricht.

Leider kommt es bei den meisten Schilddrüsenpatienten nicht zur vollständigen Genesung, wenn man zu diesem Konglomerat von Symptomen einfach nur Schilddrüsenhormone verordnet. Erschwerend kommt hinzu, dass eine isolierte Unterstützung der Schilddrüse möglicherweise zu einer Nebennierenschwäche und einem Immunungleichgewicht führt, die dann ihrerseits den Teufelskreis weiter antreiben. So muss jede Maßnahme abgestimmt werden, um sicherzustellen, dass nicht versehentlich in einem anderen Teil des Körpers ein Ungleichgewicht entsteht.

Die in diesem Buch besprochenen Veränderungen des Lebensstils zielen darauf ab, den Teufelskreis Stück für Stück abzubauen. Wir beginnen mit den einfachsten Veränderungen, indem wir zuerst die Auslöser beseitigen und später andere Störungen neu regulieren, um das Gleichgewicht wiederherzustellen und die Selbstheilungskräfte des Körpers zu aktivieren.

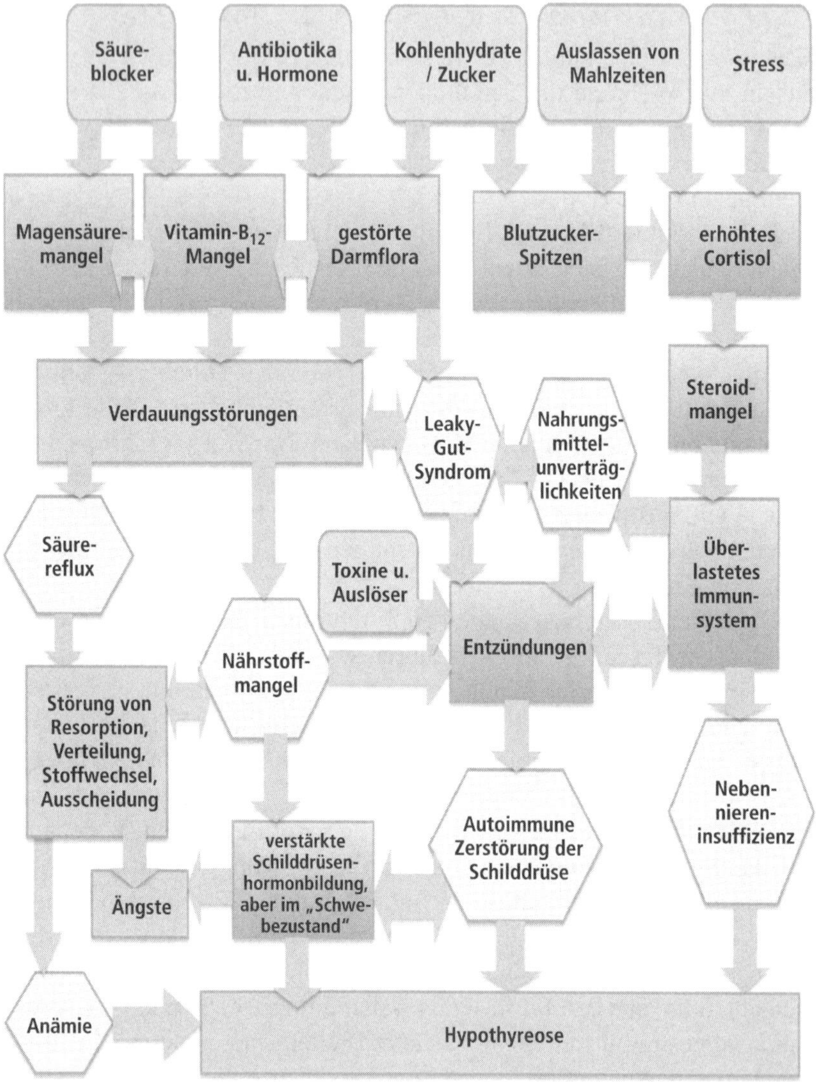

Abb. 4: Hashimoto-Thyreoiditis: Ein Teufelskreis
Die Hashimoto-Thyreoiditis ist eine komplexe Kette von Ereignissen, die sich durch eine Feedbackschleife selbst verstärkt. Dieser Teufelskreis wird in seiner Impulsrichtung fortgesetzt, bis die Intervention eines Faktors von außen diesen Zyklus unterbricht. (Grafik von Dr. Izabella Wentz)

„Jeder Schlag bringt mich näher zum nächsten Homerun."

Babe Ruth, Baseballspieler

Wie Sie Ihren Weg finden

Es ist ein langer Weg zur Genesung von einer chronischen Erkrankung und zu einer besseren Gesundheit. Sie mögen straucheln, bevor Sie es schaffen. Ich weiß, dass ich einige Jahre strauchelte, bevor ich schließlich das fand, was bei mir zum Erfolg führte.

Geben Sie nicht auf:
DIG AT IT – „Graben" Sie danach!

Wie finden Sie die Ursache Ihrer Schilddrüsenerkrankung? Indem Sie danach „graben". Sobald Sie das tun, wissen Sie, wie die Veränderungen auszusehen haben, die Sie vornehmen müssen, damit es Ihnen wieder besser geht. (Das englische Wortspiel DIG AT IT steht nicht nur für die Aufforderung zu graben, er ist auch ein Akronym, das sich aber nicht 1:1 ins Deutsche übertragen lässt; Anm. d. Übers.)

DIG AT IT steht für (die englischen Begriffe von):

- Nährstoffverarmung, Verdauung
- Jod, Entzündungen, Infektion, Ungleichgewicht des Immunsystems
- Darm, Gluten
- Nebennieren, alkalische Phosphatase
- Auslöser
- Unverträglichkeiten
- Umweltgifte

Achten Sie bei der Lektüre jedes der folgenden Abschnitte, die den erwähnten Stichworten gewidmet sind, ganz besonders auf die Fragen und Einschätzungen, damit Sie feststellen können, welche der Risikofaktoren bei Ihnen zur Hashimoto-Thyreoiditis geführt haben.

Danach erstellen Sie eine Zeitleiste Ihrer Gesundheit. Sie sollte alle gesundheitlichen Fakten beinhalten, soweit wie Ihre Erinnerung zurückreicht. Infektionen, Perioden von gravierendem Stress, die Einnahme von Medikamenten (insbesondere von Antibiotika und der „Pille"), Unfälle und Toxinbelastungen sollten besonders berücksichtigt werden. Unterstreichen Sie jeden Faktor, der zu Ihrer Krankheit beigetragen haben könnte.

Wenn die Zeitleiste fertig ist, sind Sie bereit, sich den Kapiteln im Buch zuzuwenden, die sich mit der Genesung beschäftigen, zum Beispiel die Themen Ernährung und Nahrungsergänzungen, und mit den entsprechenden Untersuchungen. Ein exemplarisches Beispiel für solch eine Zeitleiste der Gesundheit finden Sie im Anhang.

Zeitgleich sollten Sie Tagebuch darüber führen, wie einzelne Veränderungen in Ihrer Lebensweise sich auf Ihr Wohlbefinden auswirken. Es ist hilfreich, unter folgenden Aspekten regelmäßig Buch zu führen:

1. Wodurch geht es mir besser?
2. Wodurch geht es mir schlechter?

Damit können Sie Ihren Genesungsplan ganz individuell auf Ihre Bedürfnisse zuschneiden.

Das Buch ist aus organisatorischen Gründen in die verschiedenen Körperorgane unterteilt, um Sie nicht mit zu viel Physiologie und Biologie auf einmal zu verschrecken; andererseits ist es aber wirklich wichtig, das große Gesamtbild nicht aus den Augen zu verlieren. Unser Körper ist ein vollständiges System – wir können nicht einen Körperteil isoliert behandeln, ohne einen anderen dadurch zu beeinträchtigen.

Zusammenfassung des Kapitels

- DIG AT IT: „Graben" Sie nach den Ursachen Ihrer Hashimoto-Thyreoiditis und gehen Sie dagegen vor.

„Eine schlechte Verdauung ist die Wurzel allen Übels".

6. Verdauung und Nährstoffverarmung

Wir wissen nun, dass bei Hashimoto – wie bei allen Autoimmunerkrankungen – das Immunsystem das Problem ist und eben *nicht* das Organ, das angegriffen wird, zum Beispiel die Schilddrüse. Bei Hashimoto ist die Schilddrüse vielmehr in den meisten Fällen unermüdlich damit beschäftigt, die Hormonproduktion aufrechtzuerhalten, obwohl sie vom Immunsystem angegriffen wird. Der Autoimmunprozess kann zum Teil durch eine Nährstoffverarmung ausgelöst werden, die unter Umständen durch einen erhöhten Stoffwechsel der Schilddrüse verursacht wird.

An dieser Stelle möchte ich Sie vorwarnen, denn die meisten Rezepturen zur „Unterstützung der Schilddrüse", die von alternativmedizinischen Behandlern gegen eine „träge Schilddrüse" angepriesen werden, wirken nicht gegen die Autoimmunerkrankung, sondern können, je nach den enthaltenen aktiven Bestandteilen, Ihren gesundheitlichen Zustand vielmehr weiter verschlimmern. Manche Nährstoffe sind für die Funktion der Schilddrüse unverzichtbar, andere sind notwendig, damit Immunsystem, Leber, Darm und Nebennieren richtig arbeiten; eine Verarmung gefährdet also direkt oder indirekt häufig auch die Schilddrüsenfunktion. Eine übermäßige Zufuhr an anderen Nährstoffen kann eine Autoimmunerkrankung der Schilddrüse hingegen weiter aufrechterhalten. Eine klug gewählte Supplementierung kann nicht nur helfen, die Funktion der Schilddrüse zu verbessern, sondern auch den TPO-Antikörpertiter senken.

Die folgenden sinnvollen Veränderungen bezüglich der Lebensweise werden in diesem Kapitel genauer besprochen:
- Ursachen der Nährstoffverarmung
- Einfluss von Schilddrüsenhormonen auf die Verdauung
- Vorgehensweise bei Nährstoffmangel
- Selen
- N-Acetylcystein (Vorläufer von Glutathion)

Die Ursachen der Nährstoffverarmung

Wie kommt es dazu?

Verschiedene Substanzen, die zu unserer vom Bedürfnis nach Komfort auf Kosten der Gesundheit geprägten amerikanischen Lebensweise gehören, können sich tief greifend auf den Nährstoffgehalt unserer Nahrung auswirken.

Konventionelle kontra biologische Landwirtschaft

Durch die konventionelle kommerzielle Landwirtschaft verringert sich der Nährstoffgehalt in unserem Gemüse und Obst, da die Früchte ihre Nährstoffe aus dem Boden ziehen, auf dem sie wachsen. Konventionell angebautes Getreide wird mit Kunstdünger sowie synthetischen Pestiziden behandelt und immer wieder auf denselben Feldern angebaut, wodurch der Boden schließlich auslaugt. Im Mittleren Westen der USA gibt es Getreidefelder, die sich seit Jahrzehnten an derselben Stelle befinden. Obst und Gemüse werden geerntet, bevor sie überhaupt reif sind, damit sie den langen Transport bis zum Endverbraucher überstehen. Dadurch wird die Zeit noch verkürzt, in der sie aus dem ohnehin schon ausgelaugten Boden Nährstoffe ziehen können. Im Gegensatz dazu betreiben Biobauern eine Fruchtwechselwirtschaft, düngen ihre Böden mit natürlichem Dünger wie Kompost und vertrauen auf die „Pestizide" der Natur, indem sie die Fressfeinde von Insekten auf ihren Höfen ansiedeln. Biobauern ernten erst dann, wenn das Gemüse reif ist und es enthält nachweislich mehr Nährstoffe. Eine Studie ergab, dass der Nährstoffgehalt von manchem biologisch angebauten Gemüse im Vergleich zu den gleichen konventionell angebauten Sorten um fast 90 Prozent höher lag.

Nahrungsmittelverarbeitung

Je nach Verarbeitungsgrad unserer Nahrungsmittel gehen ebenfalls viele der enthaltenen Nährstoffe verloren. Nehmen wir zum Beispiel Weizen: Er wird als Weizenkorn geerntet, das aus Stärke besteht und ein mit Kleie gefüllter Keim ist. Doch Kleie und Keim werden entfernt und übrig bleibt nur die Stärke, die jetzt „Mehl" heißt. Dann wird dieses Mehl aus Gründen der Ästhetik gebleicht und es werden synthetische B-Vitamine, Eisen und Folsäure zugesetzt.

Zu Brot, Müsli, Waffeln, Wraps (den pfannkuchenartigen „Tüten" für verschiedene Füllungen), Sandwiches, Nudeln, Crackern und den meisten industriell gefertigten Nahrungsmitteln verarbeitet, bietet der Weizen die Grundlage der westlichen Standardernährung – Nährstoffe sind praktisch keine mehr enthalten. Wann immer jemand diese Produkte zu sich nimmt, werden dem Körper weitere Nährstoffe entzogen anstatt neue aufzunehmen!

Und als wäre das noch nicht schlimm genug – Weizenprodukte enthalten Gluten, ein Protein, dass für viele Menschen unverträglich ist und mit zahlreichen Autoimmunerkrankungen, insbesondere mit Hashimoto, in Verbindung gebracht wurde.

Der Aberwitz der Bequemlichkeit

Die in der westlichen Ernährungsweise üblichen Nahrungsmittel, die keine Nährstoffe mehr enthalten, aber dafür viele leere Kalorien, führen bei uns Konsumenten zu einem Nährstoffmangel. Außerdem verändert sich durch eine kohlenhydratreiche Ernährung, orale Empfängnisverhütungsmittel (die „Pille") und Säureblocker die Zusammensetzung der Bakterien unserer Darmflora. Diese Bakterien sorgen dafür, dass wir die Vitamine aus der Nahrung aufnehmen können und es in unserem Darm „friedlich" zugeht. (Mehr hierzu erfahren Sie in den Kapiteln über das Ungleichgewicht des Immunsystems und über den Darm).

Mögen Sie Tomaten?

Kommerzielle Erzeuger pflücken die Tomaten, wenn sie noch grün sind und besprühen sie mit Äthylengas (ein Hormon zur Beschleunigung der Reifung), bevor die Früchte für den Verkauf ausgeliefert werden. Dadurch sehen die Tomaten sehr schön rot aus, schmecken aber, machen wir uns nichts vor, wie gummiartiger Matsch.

In meiner Kindheit in Polen aß ich nur Bio-Tomaten aus dem Garten meiner Großmutter. Meine Mutter setzte die Tradition fort, als wir in die Vereinigten Staaten kamen und baute in unserem kleinen Garten außerhalb Chicagos eigene Tomaten an.

Ich erinnere mich noch gut daran, wie überrascht meine amerikanischen Freunde waren, als sie mich Tomaten „wie einen Apfel" essen sahen. „Wie kannst du nur Tomaten so essen?" Sie waren schockiert! Doch als sie von den alten Tomatensorten meiner Mutter probierten, verstanden sie mich. Wenn Sie glauben, dass Sie keine Tomaten mögen, sollten Sie Ausschau halten nach alten Tomatensorten.

Medikamente und Nährstoffverarmung

Art des Medikaments	*Verursachte Nährstoffverarmung*
Magensäuresenker Protonenpumpenhemmer (PPI), z. B. mit dem Wirkstoff Pantoprazol H_2-Rezeptor-Antagonisten, z. B. mit dem Wirkstoff Famotidin	Betacarotin Bor Chrom Eisen Folsäure gesunde Darmflora Kalzium Kupfer Phosphor Selen Thiamin Verdauungssäfte Vitamin B_{12} Vitamin C Vitamin D Vitamin E Vitamin K Zink

Säureblocker[3,4]

Fast jeder kennt jemanden, der unter Säurereflux leidet. Die Refluxkrankheit kommt auch bei Menschen mit Hashimoto sehr häufig vor.

Warum ist das so? Durch industriell verarbeitete Weizenprodukte, pasteurisierte Milchprodukte, die keine Enzyme mehr enthalten – aber dafür allen möglichen Mist, den wir uns tagein, tagaus in den Mund schieben. Das lässt unser Verdauungssystem aufschreien.

Doch was macht der moderne Mensch stattdessen? Er füttert den Körper mit Pillen, damit Ruhe einkehrt. Milliarden von Dollar werden sowohl für rezeptfreie als auch für rezeptpflichtige säureblockierende Medikamente ausgegeben. Im Jahre 2010 standen Protonenpumpenhemmer unter den am meisten verkauften Medikamenten in den USA an dritter Stelle und brachten 13,9 Milliarden Dollar ein. Wie der Name schon vermuten lässt, unterdrücken Säureblocker die Bildung von Magensäure. Doch genau diese ist für die Aufspaltung von Nahrungsmitteln, insbesondere Proteinen, notwendig.

Ich halte Säurereflux in den meisten Fällen für ein Zeichen dafür, dass der Körper nicht ordentlich ernährt ist und möglicherweise zu viel entzündungsfördernde Nahrung aufnimmt (mehr hierzu im Kapitel über Unverträglichkeiten).

Tatsächlich leiden die meisten Menschen mit einem „Säurereflux" an einem Mangel, nicht aber an einem Überschuss von Säure. Oft ist fehlendes Vitamin B_{12} für eine ungenügende Säurebildung verantwortlich. Außerdem verhindert die Unterdrückung der Magensäurebildung die Verwertung von Eisen und Vitamin B_{12} aus der Nahrung, und das führt zu einem anderen Teufelskreis und zu anderen Verdauungsproblemen, Anämie, Haarausfall und sogar neurologischen Problemen.

Die Verwendung von Protonenpumpenhemmern (PPI) und anderen säureblockierenden Medikamenten haben in jüngster Zeit wegen erhöhter Frakturrisiken und fragwürdiger Notwendigkeit die Aufmerksamkeit der FDA auf sich gezogen.

Die meisten Menschen sollten diese Arzneimittel nicht über einen längeren Zeitraum hinweg einnehmen. Natürlich kann es dafür berechtigte Gründe geben, zum Beispiel bei der Behandlung eines blutenden Magengeschwürs im Krankenhaus. Einigkeit scheint jedoch darüber zu bestehen, dass PPI bei der gastroösophagealen Refluxkrankheit (GERD), der Hauptindikation für diese Medikamente, zu häufig verschrieben wird.

Wenn Sie bereit sind, die Bequemlichkeit einer Tabletteneinnahme – damit Sie „essen können, was Sie wollen", – gegen die Erkenntnis einzutauschen, *warum* Sie unter diesen Symptomen leiden, wird Ihnen das gesamtgesundheitlich ungeheuer zugutekommen.

Anmerkung für das Absetzen von PPI

Diese Medikamente verursachen bei abruptem Absetzen eine überschießende Gegenreaktion, den sogenannten Rebound-Effekt. Daher sollten Sie sie allmählich ausschleichen, während Sie sich um alternative Möglichkeiten kümmern. Haben Sie zum Beispiel bisher zwei Tabletten täglich genommen, reduzieren Sie eine Woche lang auf eine Tablette täglich und danach auf eine jeden zweiten Tag.

Sie können zur Überbrückung auch ein rezeptfreies Medikament mit dem Wirkstoff Famotidin einnehmen. Es ist eine andere Art von Säureblocker, die keinen Rebound-Effekt verursachen. Auch wenn es den PPI vorzuziehen ist, ist es nicht zur Langzeitbehandlung bei GERD geeignet. Nach ein bis zwei Wochen schleichen Sie bitte das Präparat wieder aus, während Sie sich um die entsprechende Ernährung kümmern. Auch Yogi-Ingwertee ist bei Säurereflux in der Übergangszeit hilfreich.

Leiden Sie unter Säurereflux?

Meine Geschichte, nachzulesen auch in meinem Blog unter *www.thyroidrootcourse.org* (in englischer Sprache):

Ich hatte ihn auch. Es fing mit chronischem Husten, Schmerzen, Brennen und einem würgenden Gefühl an. Ich testete alle möglichen freiverkäuflichen Produkte. Ich suchte meinen Hausarzt, einen Allergologen, einen Gastroenterologen sowie einen HNO-Arzt auf und musste mich schließlich einer Barium-Breischluck-Untersuchung unterziehen. Es stellte sich heraus, dass ich eine Hiatus-Gleithernie (Bruch) mit Spontanreflux hatte.

Ich trank literweise Milch, um das Brennen zu lindern. Ich nahm flaschenweise ein flüssiges Antazidum (neutralisiert die Magensäure) zu mir und hatte immer eine Flasche mit Antazida in Reichweite. Ich nahm alle möglichen einschlägigen Tabletten und dachte sogar über einen operativen Eingriff nach. Doch der Säurereflux hielt an.

Ich schlief drei verdammte Jahre lang fast im Sitzen. Ich verzichtete drei Jahre auf Rotwein, Tomatensoße, Orangen und alle anderen „säurehaltigen" Nahrungsmittel, die ich meiden sollte. Der Säurereflux hielt weiter an.

Aber ich gab mich nicht geschlagen. Ich probierte es mit der ganzheitlichen Schiene, ließ mich von einem Chiropraktiker wegen des Bruchs behandeln, machte Yoga, um mich besser zu entspannen, trank Ingwertee, ließ Koffeinhaltiges weg, nahm mehr Magnesium ein. Aber der Reflux blieb.

Und dann, als ich schon fast aufgegeben hatte und dachte, ich müsse mich damit abfinden, nahm ich eine einzige Ernährungsumstellung vor, von der ich niemals gedacht hätte, dass es überhaupt irgendetwas bewirken würde. Und dann passierte es, innerhalb von drei Tagen war der Reflux vollkommen verschwunden, nachdem ich drei Jahre lang fast täglich darunter gelitten hatte, und auch mein chronischer Husten war weg und ist seither nicht wiedergekommen!

Worin bestand nun die Änderung? Ich ließ Milch und Milchprodukte weg. Ich hatte sie mein ganzes Leben lang zu mir genommen, ohne dass es zu irgendeinem ersichtlichen Problem gekommen war. Ich hätte also niemals den Verdacht gehabt, dass sie an den Problemen mit meiner Verdauung schuld sein würden. Ich ließ einen IgA-Test auf Nahrungsmittelunverträglichkeiten machen, der ergab, dass ich sie nicht vertrug.

Seit ich vor fast zwei Jahren Milch und Milchprodukte von meinem Speiseplan verbannte, leide ich nicht mehr unter Reflux (abgesehen von einigen Gelegenheiten, bei denen ich versehentlich etwas aß, worin Milchprodukte enthalten waren).

Ob es Ihnen hilft, wenn Sie Milch und Milchprodukte weglassen? Ich weiß es nicht. Aber geben Sie nicht auf. Vielleicht sind Sie vielleicht nur eine kleine Änderung von Ihrem Wohlbefinden entfernt!

Produkte, die Östrogen und/oder Progestin enthalten[3,4]

Orale Kontrazeptiva, also Pillen zur Empfängnisverhütung, sind ganz besonders komfortabel. Wir nehmen einfach jeden Tag eine kleine Pille und stoppen den Eisprung. Alle Sorgen sind vergessen, dass man schwanger werden könnte. Ich kenne mich da aus, denn ich habe mich wegen meiner starken Menstruationsblutungen und um die Periode im Urlaub zu unterdrücken, gerne auf die Pille verlassen. Durch Empfängnisverhütung war es mir in den Zwanzigern möglich, meiner beruflichen Laufbahn

Art des Medikaments	*Verursachte Nährstoffverarmung*
Weibliche Hormone wie orale Kontrazeptiva oder Hormonersatz-Therapie Andere Namen: Empfängnisverhütungspille, kombinierte orale Kontrazeptiva, Östrogen/Progestin-Kombipillen, Östrogen, Progestin Häufig verschriebene Präparate, z. B. Yaz®, Presomen®	gesunde Darmflora DHEA Folsäure Magnesium Melatonin Riboflavin Selen Thiamin Vitamin A Vitamin B5 (Pantothensäure) Vitamin B6 (Pyridoxin) Vitamin B12 Vitamin C (Ascorbinsäure) Zink

nachzugehen und meine Freizeit zu genießen, bevor ich bereit war, Mutter zu werden. Heute wünschte ich, die mit der „Pille“ verbundenen Risiken gekannt zu haben, zum Beispiel die Veränderungen der gesunden Darmflora und die Nährstoffverarmung, die zu einer ganzen Reihe von gesundheitlichen Problemen führen können. Es besteht außerdem die Möglichkeit, dass orale Kontrazeptiva einer der Gründe sind, warum Autoimmunerkrankungen bei Frauen häufiger vorkommen als bei Männern.

Die Alternativen zu den oralen Kontrazeptiva und ihre Versagensquote war mir außerdem bekannt. Und was die natürlichen Methoden der Familienplanung betrifft, hielt ich es mit dem alten Witz: „Wie nennt man Menschen, die die Knaus-Ogino-Methode praktizieren?“ „Eltern.“ Doch es gibt natürlich zuverlässige Methoden der natürlichen Familienplanung, die auf den Reproduktionszyklen der Frau beruhen. Im Kapitel „Auslöser“ auf S. 216 erfahren Sie mehr zu diesem Thema.

Antibiotika

Ich möchte bei diesem Abschnitt vorausschicken, dass Antibiotika lebensrettende Medikamente sind und eine unglaubliche Errungenschaft der modernen Medizin darstellen, und ich würde niemandem mit einer ernsthaften akuten Erkrankung, zum Beispiel einer Infektion der Nieren, der Atemwege oder einem Abszess, von einer Antibiotikabehandlung abraten. Dennoch werden Antibiotika zu häufig eingesetzt und können viele negative Folgen für die Gesundheit haben.

Die Bakterien der normalen Darmflora werden hauptsächlich in zwei Kategorien eingeteilt: In Gram-positive (viele der nützlichen Arten) und Gram-negative Bakterien (viele von ihnen sind fakultativ pathogen, wenn sie im Körper überhandnehmen).

Bakterielle Infektionen können entweder von Gram-positiven oder Gram-negativen Erregern verursacht werden, und obwohl die neueren Generationen der Antibiotika spezifischer auf eine Bakterienart ausgerichtet sind, handelt es sich bei den meisten Präparaten um „Breitband"-Antibiotika. Das bedeutet, sie töten alle Bakterienarten ab und machen keinen Unterschied zwischen krankheitsverursachenden Bakterien und guten Bakterien, die die Verdauung und die Aufnahme der Vitamine aus der Nahrung unterstützen und für Ruhe im Darmtrakt sorgen.

Das kann zu einem unfairen Vorteil für die opportunistischen Bakterien und Pilzen im Körper werden, sie können die Oberhand gewinnen, während die guten Bakterien zerstört werden. Antibiotika können tatsächlich unsere Darmflora vernichten – zum Beispiel die Lactobazillen, die Milch und Milchprodukte lieben –, und dann können wir diese nicht mehr verdauen. Da die normale Darmflora zu unserem Immunsystem gehört, stehen Antibiotika in Verdacht, vermehrt Allergien, chronische Krankheiten, Autoimmunerkrankungen, Verdauungsprobleme und sogar Krebs zu verursachen.

Art des Medikaments	Verursachte Nährstoffverarmung
Antibiotika: Penicillin und andere Präparate	B-Vitamine Eisen gesunde Darmflora Kalzium Magnesium

Für Menschen, die sich nährstoffdicht ernähren und viele gute Bakterien zuführen, sollten die meisten Antibiotika, werden sie über einen angemessenen Zeitraum und in einer angemessenen Dosierung verabreicht, gut verträglich sein. Doch der zu häufige Einsatz von Antibiotika ist ein gut dokumentiertes Problem in den westlichen Industrienationen. Es gibt die verschiedensten Koalitionen, die versuchen, gegen den bedenkenlosen Einsatz vorzugehen und sich für die sachgerechte Anwendung bei bakteriellen Infektionen stark zu machen.

Viele Menschen, die wegen einer – meist viral verursachten – Erkältung oder eines grippalen Infekts zum Arzt gehen, bekommen trotzdem Breitbandantibiotika verordnet. Diese helfen bei bakteriellen Erkältungen oder grippalen Infekten nicht, da sie gegen Viren und Pilze nicht wirksam sind, sondern eben nur gegen Bakterien. Stattdessen wirken sich die Antibiotika negativ auf die Darmflora aus.

Ein weiteres Beispiel, das einem bei dieser Gelegenheit in den Sinn kommt, ist die Verordnung von Antibiotika, oft über Jahre hinweg, gegen Akne. Akne ist ein heikles Thema bei anfälligen und empfindlichen Teenagern und viele von ihnen berichten, dass ihr Selbstwertgefühl steigt, wenn die Akne sich bessert, doch auch hier gibt es Alternativen zu den Antibiotika. Da wir erst allmählich zu verstehen beginnen, dass Akne mit Bakterien zu tun hat und wir diese durch unsere Ernährung beeinflussen können, sollte niemand überrascht sein zu hören, dass sich Akne in vielen Fällen durch eine nährstoffreiche, also Junkfood-freie Ernährung bessern lässt.

Ich würde Eltern und Teenagern raten, zuerst eine Ernährungsumstellung zu versuchen. Gute Fette wie sie in der Avocado vorkommen, grüne Smoothies und das Meiden allergener Nahrungsmittel wie Milch, Milchprodukte und Gluten können sehr hilfreich sein und eventuell eine Verschreibung von Antibiotika überflüssig machen.

Schilddrüsenfunktion und Nährstoffgewinnung

Die Hypothyreose selbst führt dazu, dass Mineralstoffe und Vitamine aus der Nahrung nur unzureichend aufgenommen werden können. Die Schilddrüsenhormone bestimmen den Stoffwechsel im ganzen Körper, auch im Verdauungstrakt und insbesondere im Darm. Sind nicht ausreichend Schilddrüsenhormone vorhanden, ist die Nährstoffgewinnung schwieriger und weniger effektiv und kann bereits zu einem Nährstoffmangel führen.

Der Schilddrüsenhormonmangel senkt die Körpertemperatur, er kann sich auch auf die Hormonsynthese und andere wichtige Prozesse im Körper wie Verdauung, Haarwachstum, Stoffwechsel und Regeneration der Haut, Wundheilung usw. auswirken. Auch das Fehlen von Magensäure sowie Verstopfung und unvollständige Verdauung von Pflanzenfasern stehen mit einer Hypthyreose in Verbindung.[7]

Die meisten Menschen mit einer Schilddrüsenerkrankung und einer Nebennierenerschöpfung bilden keine oder nur wenig Magensäure (Salzsäure, HCl), die aber für den Proteinabbau gebraucht wird. Man kennt diese Zustände als „Achlorhydrie" oder „Hypochlorhydrie". Mangelt es an den richtigen Mengen von Verdauungsenzymen, kommt es zu einer Verarmung an Aminosäuren, Eisen, Vitamin B_{12}, Zink und anderen, aus Proteinen stammenden Nährstoffen. Zu den Symptomen gehören Gasbildung, Sodbrennen und ein Völlegefühl im Magen nach einer proteinhaltigen Mahlzeit.

Bei bis zu 50 Prozent der Menschen mit einer Hypothyreose können Untersuchungen eine Störung der Leberfunktion und die mangelnde Freisetzung von Galle für die Fettverdauung ergeben. Hashimoto-Patienten sind häufiger von Gallensteinen betroffen.[7] Auch die Wahrscheinlichkeit, an einer Zöliakie zu erkranken, ist um das Fünffache erhöht.

Die Gutenintoleranz wurde vor Kurzem als Störung mit einer großen Bandbreite beschrieben, wobei nur die gravierendsten Fälle (der Zerstörung bzw. Rückbildung der Darmzotten) als Zöliakie diagnostiziert werden. Außerdem kann bei einigen Hashimoto-Patienten auch eine der Zöliakie ähnliche Intoleranz gegenüber Milchproteinen (Molke und/oder Casein), Eiereiweiß (Ovalbumin) oder Sojaproteine bestehen.

Viele dieser Fälle bleiben unentdeckt, und wenn diese Nahrungsmittel weiterhin verzehrt werden, schaden sie dem Darm und treiben Raubbau an lebenswichtigen Nährstoffen. Es klingt überraschend, doch selbst übergewichtige Menschen können völlig fehlernährt sein und aufgrund ihrer Ernährungsweise unter einer Nährstoffverarmung leiden. Entsprechende Nahrungsmitteltests stehen zur Verfügung und werden in den Kapiteln über Unverträglichkeiten und Untersuchungen besprochen.

Wie man der Nährstoffverarmung gegensteuert

Magensäuremangel

Die Einnahme von Verdauungsenzymen, Probiotika sowie Säure-Supplementen kann zur Unterstützung der Proteinverdauung erforderlich sein. Betain mit Pepsin ist ein Supplement zur Anhebung des Magensäurespiegels und in Kapselform erhältlich.

Betain mit Pepsin sollte nach einer proteinreichen Mahlzeit eingenommen werden, die Anfangsdosis ist eine Kapsel pro Mahlzeit. Sie sollten sie um jeweils eine Kapsel pro Mahlzeit erhöhen, bis Sie Symptome von zu viel Magensäure (Aufstoßen, Brennen) feststellen. Dann wissen Sie nämlich, dass Sie die Dosis wieder um eine Kapsel reduzieren müssen. Ein Beispiel für eine Dosierungsanpassung von Betain mit Pepsin:

- Mahlzeit 1: Eine Kapsel, keine Symptome
- Mahlzeit 2: Zwei Kapseln, keine Symptome
- Mahlzeit 3: Drei Kapseln, keine Symptome
- Mahlzeit 4: Vier Kapseln, leichtes Brennen im Hals.
- Korrekte Dosis: Drei Kapseln pro Mahlzeit.

Viele Menschen sind erstaunt, wie viel mehr Energie sie haben, nachdem sie mit der Einnahme der Verdauungsenzyme begonnen haben. (Ich habe mich wie neugeboren gefühlt!)

Das Ziel der Verdauungsenzyme ist, die Säureproduktion zu stimulieren und die Aufnahme der Nährstoffe aus der Nahrung zu unterstützen. Alternativ können auch Zitronensaft und Apfelessig die Bildung von Verdauungssäften anregen. Nach einer gewissen Zeit sollten Sie die Enzyme wieder absetzen, da Ihr Körper beginnt, selbst genügend davon zu bilden. Stellen Sie fest, dass die Magensäureproduktion nicht von selbst wieder in Gang kommt, ziehen Sie einen Test auf *Helicobacter pylori* in Betracht (mehr dazu im Kapitel über Infektionen).

Erforderliche Nährstoffe für eine ordnungsgemäße Funktion der Schilddrüse

Selen, Eisen, Vitamin A, Vitamin E, die B-Vitamine, Kalium, Jod und Zink sind alle für eine ordnungsgemäße Schilddrüsenfunktion erforderlich. Auch andere Nährstoffe, die nicht unmittelbar an der Funktion der Schilddrüse beteiligt sind, sind für ein richtig funktionierendes Immunsystem sowie für die reibungslose Arbeit von Darm, Leber und Nebennieren unentbehrlich.

Die meisten Hashimoto-Patienten leiden auch unter einem zu niedrigen Vitamin-B_{12}-Spiegel sowie einem Mangel an den Antioxidanzien Selen, Vitamin E und Glutathion; auch Zink und Ferritin (das Eisenspeicherprotein) liegen meist nicht in ausreichendem Mengen vor.

Vitamin B_{12}

Ein niedriger Vitamin-B_{12}-Spiegel kann zu Anämie, einer Unterentwicklung der Villi (der kleinen fingerförmigen Ausstülpungen auf den Darmzotten; Anm. d. Übers.) sowie zu einer gestörten Verdauungsleistung führen. Vitamin B_{12} kommt in tierischem Protein vor. Durch Salzsäure und die Protease, ein Enzym im Magen, wird es zur Resorption freigesetzt. Bei Hashimoto-Patienten, die von einem Salzsäure-Mangel betroffen sind, besteht das Risiko eines B_{12}-Mangels. Der Verzehr von Brot und Getreiden, denen Folsäure zugesetzt wurde, kann diesen Mangel bei den gängigen Laboruntersuchungen verschleiern.

Vitamin B_{12} kommt in tierischen Produkten, also in Fisch, Fleisch, Geflügel, Eiern, Milch und Milchprodukten vor. In pflanzlicher Nahrung ist es im Allgemeinen nicht enthalten, daher haben Vegetarier und ganz besonders Veganer ein erhöhtes Mangelrisiko. Insbesondere für Veganer ist die Ergänzung mit Vitamin B_{12} unverzichtbar, hilfreich kann sie aber auch für Menschen mit zu wenig Magensäure sein, solange dieser Zustand besteht, da es in den Supplementen in freier Form vorliegt und nicht erst abgespalten werden muss.

B_{12} gibt es als Tabletten, sublinguale (unter die Zunge zu gebende) Flüssigkeit und Injektionen. Ich ziehe die sublinguale Anwendung vor, da sie für Menschen mit Resorptionsproblemen von Vorteil sein kann und auch angenehmer ist als Injektionen.

Sublinguale Dosen von 1 mg (1000 µg) bis 3 mg (3000 µg) Vitamin B_{12}, zunächst zehn Tage lang täglich, dann vier Wochen lang einmal pro Woche und dann monatlich, haben sich bei der Beseitigung von Mangelzuständen als wirksam erwiesen.

Antioxidanzien

Zu den Antioxidanzien gehören Vitamin C, Vitamin E, Beta-Carotin (Vorläufer von Vitamin A) und die Mineralstoffe Selen und Mangan.

Diese Substanzen wirken als Radikalfänger und schützen den Körper vor Schäden durch reaktiven Sauerstoff, der infolge von Oxidationsreaktionen entsteht und unsere Zellen schädigt. Wie wir im Kapitel „Was ist eine Autoimmunerkrankung?“ auf S. 47 besprochen haben, kann ein Mangel an Antioxidanzien zur Schädigung der Schilddrüse führen, und zwar durch Wasserstoff; dieser entsteht immer dann, wenn Jod zur Bildung der Schilddrüsenhormone verarbeitet wird.

Die empfohlene Tagesdosis (RDA) bei Nahrungsmitteln wurde seinerzeit festgesetzt, um die Öffentlichkeit dabei anzuleiten, wie viel von jedem Nährstoff benötigt wird, um eine offensichtliche Erkrankung zu verhindern. Doch diese Werte wurden vor Jahrzehnten bestimmt, ohne dass wie heute geforscht wurde und ohne dass man den Einfluss unserer Nahrung auf die Physiologie richtig verstand. Dennoch sind diese Richtlinien zu unseren „Vorbildern“ bei der Nährstoffaufnahme geworden. Leider sind die RDA-Mengen für die meisten Antioxidanzien viel zu niedrig angesetzt, um von Nutzen zu sein.

Vitamin C wird zum Beispiel erst bei Dosen von mehr als 600 mg zu einem Antioxidans, wohingegen die RDA bei nur 60 mg liegt. Diese Menge verhindert zwar Skorbut, nicht aber die Schäden durch freie Radikale. Vitamin E wird bei Dosen von 200–400 mg zu einem Antioxidans (RDA liegt bei 10 mg), und Selen sollte von Hashimoto-Patienten in Dosen von 200 µg–400 µg eingenommen werden (RDA ist hier 70 µg). Die Vitamine C und E kommen in vielen Nahrungsmitteln vor, doch die Supplementierung kann ebenfalls hilfreich sein.

Vitamin A als Supplement kann jedoch in übermäßigen Mengen toxisch wirken und sollte nur durch die Nahrung abgedeckt werden. Karotten, Kürbis und Süßkartoffeln enthalten die meisten Beta-Carotine, den Vorläufer von Vitamin A. Sie richten keinen Schaden an, außer dass es zu einer potenziellen Gelbfärbung der Haut kommen kann, die als Karotinose (im Ernst!) bezeichnet wird. Wenn es dazu kommt, haben wir ganz sicher genügend Vitamin A aufgenommen, denn dann stellt der Körper die Umwandlung von Beta-Carotin in Vitamin A ein. Das überschüssige Beta-Carotin wird in den Fettzellen gespeichert, bis wieder Vitamin A benötigt wird. Die Gelbfärbung der Haut ist reversibel, sobald wir weniger Beta-carotin-reiche Nahrungsmittel zu uns nehmen. Bei Hashimoto-Patienten kommt die Gelbfärbung der Haut häufiger vor, da ihre Fähigkeit, es umzuwandeln, durch den Mangel an

Schilddrüsenhormonen gestört sein kann. Wenn sich Ihre Haut gelb färbt, heißt das natürlich auch, dass Sie weniger Karotten, Kürbis und Süßkartoffeln essen sollten.

Selen

Arbeitet die Schilddrüse normal, löst Jodid aus der Nahrung die Bildung von Wasserstoffperoxid aus, damit das Jodid in Jod umgewandelt und vom Körper verwertet werden kann. Das reaktionsfreudige Wasserstoffperoxid richtet oxidativen Schaden an, der durch das Antioxidans Selen neutralisiert wird. Selen ist ebenfalls ein wichtiger Baustein für die Schilddrüse.

Ist die Zufuhr von Jodid jedoch übermäßig hoch, wird mehr Wasserstoffperoxid gebildet, und es wird mehr Selen für seine Neutralisierung benötigt. Besteht gleichzeitig ein Selenmangel, wird verständlich, dass eine übermäßige Jodzufuhr zur Bildung einer gefährlich hohen Menge Wasserstoffperoxid führen kann. Kommt es durch das reaktionsfreudige Wasserstoffperoxid zu oxidativen Schäden und zur Entzündung des umgebenden Schilddrüsengewebes, werden dadurch die Lymphozyten, d. h. weiße Blutzellen, angelockt, die dort zusammenlaufen und „aufräumen".

Dabei bilden sich geringe Mengen von Antikörpern zur Markierung der Zellen, die beseitigt werden müssen. In Versuchen an Mäusen wurde festgestellt, dass es zur spontanen Bildung eines geringen TPO-Antikörpertiters kam – meiner Hypothese nach „zum Aufräumen". Einigen Fachleuten zufolge werden in Fällen eines höheren Zellumsatzes, der bei übermäßigem oxidativen Schaden durch Jodüberschuss und Selenmangel zu beobachten ist, mehr Antikörper gebildet, und es kann zu einer Veränderung im Immunsystem kommen, die dazu führt, dass „eigen" und „fremd" nicht mehr erkannt werden. Damit beginnt der Autoimmunprozess. So ist auch Selenmangel als Risikofaktor für die Hashimoto-Thyreoiditis identifiziert worden.

> Mehr Jod → mehr H_2O_2 → zu wenig Selen/Glutathion zur Neutralisierung → viele Zellen mit oxidativem Schaden → Entzündungen und Ansammlung von weißen Blutzellen → Bildung von übermäßig vielen Antikörpern zur Markierung der geschädigten Zellen → Veränderungen im Immunsystem → gestörte Erkennung von „eigen" und „fremd" (Autoimmunitätsprozess)

Nach Aussage der National Institutes of Health (NIH, zu Deutsch etwa: „Nationale Gesundheitsinstitute") gehen die meisten Fälle von Selenmangel mit schwerwiegenden gastrointestinalen Problemen wie Morbus Crohn oder der chirurgischen Entfernung des Magens einher; doch ein Selenmangel kann aufgrund der Malabsorption durch die Schäden am Dünndarm auch bei Zöliakie und anderen entzündlichen Darmerkrankungen auftreten.

Das gleichzeitige Auftreten von Hashimoto und Zöliakie wurde ganz klar festgestellt. Ich würde sogar zu behaupten wagen, dass man für eine gestörte Selenresorption gar keine voll ausgeprägte Zöliakie vorliegen muss.

Selen spielt bei der Schilddrüsenfunktion eine sehr wichtige Rolle:

1. Es arbeitet bei der Umwandlung von inaktivem T_4 in biologisch aktives T_3 als Katalysator.
2. Es schützt die Schilddrüsenzellen vor oxidativem Schaden durch Wasserstoffperoxid, indem es Selenproteine bildet.

Drei charakteristische Krankheiten gehen mit Selenmangel einher:

- Die Keshan-Krankheit kommt bei Kindern mit Selenmangel vor; gleichzeitig haben diese Kinder ein vergrößertes und nicht richtig arbeitendes Herz.
- Die Kashin-Beck-Krankheit führt zu einem Knochendefekt; sie tritt bei Jod- und Selenmangel auf.
- Der Myxödematöse Endemische Kretinismus führt zu einer geistigen Behinderung; anstelle der Schilddrüse befindet sich Narbengewebe.

Anmerkung zum Myxödem: Muzin und Ödem; Muzine sind Glykoproteine, die sich bei einer Hypothyreose auf der Oberfläche von Schleimhäuten finden.

Studienergebnisse legen nahe, dass Selenergänzungen die toxischen Auswirkungen von übermäßiger Jodzufuhr auf die Schilddrüse mildern können.

Selen ist ein Spurenelement, das in Proteinen integriert ist, um Antioxidanzien wie Glutathionperoxidase zu bilden. Diese Proteinart ist unter dem Namen Selenoprotein bekannt und verhindert Schäden durch Wasserstoffperoxid, das bei der Umwandlung von Jodid in Jod infolge des Abbaus von Wasserstoffperoxid in Wassermoleküle entsteht. Dadurch können die vom oxidativen Schaden betroffenen Zellen abgebaut werden, die Gewebsintegrität bleibt erhalten und die Ansammlung von weißen Blutzellen wird verhindert.[15]

$$H_2O_2 + \textit{Glutathionperoxidase} \rightarrow H_2O\ (\textit{Wasser})$$

Bei einem Jodüberschuss kommt es jedoch zu einem relativen Selenmangel. Da die Glutathionperoxidase aus Selen besteht, ist die Enzymaktivität gefährdet, wenn es zu einer Selenverarmung kommt. Nach Auffassung von Xu et al. „verringern Selensupplemente den TPO-Schaden aufgrund des Jodüberschusses". Das Narbengewebe, das man bei Kindern mit Selenmangel sieht, die am Myxödematösen Endemischen Kretinismus leiden, stützt die These, dass ein Mangel an dem Antioxidans Selen zur Zerstörung von Schilddrüsengewebe führt, weil das Wasserstoffperoxid nicht neutralisiert werden kann.

In einer Studie an Mäusen, die eine Jod-bedingte Autoimmunthyreoiditis entwickelten, wurde diese durch Selengaben verhindert. Selen verringerte den TG-AK-Titer und erhöhte die Anzahl der zirkulieren regulatorischen T-Zellen, die das Immunsystem bei der Wiedererkennung der eigenen Strukturen unterstützten und die Infiltration der Schilddrüsenzellen mit weißen Blutzellen, die bei einer Autoimmunthyreoiditis vorkommen, verhinderten.

Eine Studie in Afrika ergab, dass eine zweimonatige Supplementierung mit Selen zur Wiederherstellung der Glutathionperoxidase-Aktivität führte und die Schilddrüsenfunktion durch vermehrte Umwandlung von T_4 in aktives T_3 verbessert wurde.

Eine ähnliche Studie ergab, dass die Zufuhr von antioxidativ wirkendem Selen vor Autoimmunprozessen der Schilddrüse schützt und sich auch auf die Expression des Gens HLA-DR auswirkt, wodurch die Autoimmunität weiter verhindert wird. Zudem zeigten sich in den Ultraschallbildern der Schilddrüse nach Verabreichung von Selen weniger Läsionen im Organ.

Die empfohlene Tagesdosis (RDA) für Selen wurde in den Vereinigten Staaten mit 55 µg angegeben; als obere Grenze wurden 400 µg angesetzt. Eine in South Dakota durchgeführte Studie ergab bei 724 µg keinerlei Anzeichen von Toxizität; von Veränderungen in der Nagelstruktur, einem Zeichen der Überdosierung, wurde jedoch in China bei einer Selenzufuhr von 900 µg täglich berichtet. Die meisten Vergiftungsfälle, von denen berichtet wurde, sind auf Industrieunfälle und

Produktionsfehler zurückzuführen. Zu den berichteten Symptomen von Selenvergiftung gehören Störungen im Magen-Darm-Trakt, Haarausfall, Veränderungen an Haaren und Nägeln, periphere Neuropathie, Müdigkeit, Reizbarkeit, nach Knoblauch riechender Atem und gelbsuchtähnliche Verfärbung der Haut.

Es mag zwar verlockend sein, die Selenzufuhr durch selenreiche Nahrungsmittel wie Paranüsse zu erhöhen, doch man muss sich darüber im Klaren sein, dass der Selengehalt von Nahrungsmitteln je nach Bodenbeschaffenheit stark schwankt. Während es in Nord- und Süddakota selenreiche Böden gibt, findet man in anderen Teilen der Welt wie Russland und China selenarme Böden.

Und wieder kompliziert der Nahrungsmittelimport diese Probleme noch weiter. Der Selengehalt einer einzelnen Paranuss variiert Berichten zufolge um das Zehnfache, je nachdem, wo sie gewachsen ist. Das bedeutet eine Variationsbereite zwischen 55 µg und 550 µg pro etwa 30g Nüssen. Dazu kommen Resorptionsprobleme aufgrund von Magen-Darm-Störungen, die die Verfügbarkeit von Selen aus Nahrungsquellen begrenzen können.

Die RDA für Selen wird in Kombinationspräparaten von Multivitaminen und Multimineralstoffen zwar oft erreicht, doch reicht diese zur Reduzierung der TPO-AK-Titer nicht aus. Studien zur Ermittlung der zur Reduzierung der TPO-Antikörper erforderlichen Minimaldosis legten die Tagesdosis bei 200 µg fest. Die Bioverfügbarkeit von Mineralstoffen ist sehr störanfällig und kann durch Nahrungsmittel oder das Vorliegen anderer Substanzen stark beeinträchtigt werden.

Multivitaminsupplemente enthalten derart viele verschiedene Inhaltsstoffe, dass die Resorption dieses wichtigen Mineralstoffes dadurch vermindert werden kann. Ich empfehle die Einnahme von Selen auf leeren Magen zusammen mit Vitamin E, das mit Selen synergistisch wirkt, um eine ordnungsgemäße Resorption zu gewährleisten.

Ferritin

Eisen ist für den Sauerstofftransport im Körper notwendig. Es ist erforderlich für das Zellwachstum und die Zelldifferenzierung. Ein Eisenmangel führt zu einer Sauerstoffunterversorgung der Zellen und verursacht Müdigkeit, Konzentrationsschwierigkeiten und eine verminderte Immunfunktion. Eisenmangel ist eine potenzielle Anämieursache.

Vielleicht untersucht Sie Ihr Arzt auf Anämie und bestimmte diverse Werte der Erythrozyten (roten Blutkörperchen), Hämoglobin, den Hämatokritwert und den Eisenspiegel – und alle Werte sind unauffällig. Trotzdem können Sie aber anämisch sein. Steht nicht genügend Eisen zur Verfügung, kann der Körper es den weniger wichtigen physiologischen Prozessen entziehen, zum Beispiel dem Wachstum der Haare, damit ausreichend Eisen im Blutkreislauf ist. Ferritin ist der Name des Speichereisens in Ihrem Körper. Ferritin wird benötigt, um T_3 zu den Zellkernen zu transportieren und zur Nutzung des T_3-Hormons.

Ein Ferritinmangel ist der Hauptgrund für Haarausfall bei prämenopausalen Frauen und häufig der Grund, warum Frauen mit einer Hashimoto-Thyreoiditis trotz eines normalen Schilddrüsenhormonspiegels weiterhin Haare verlieren.

Ein ferritinbedingter Haarausfall zeigt sich vermehrt beim Haarewaschen und Bürsten sowie als Ausdünnen der Haare, ohne spezifisches Muster oder einzelne kahle Stellen. Die Frauen stellen fest, dass sich ihr Haar insgesamt dünner anfühlt und nicht mehr so dicht ist.

Man kann auch den Ferritinspiegel bestimmen, er sagt mehr darüber aus, wie viel Eisen im Körper gespeichert ist und zur Nutzung zur Verfügung steht. Ferritin sollte bei allen Frauen mit Hashimoto und bei jedem, der unter Haarausfall leidet, überprüft werden.

Zusätzlich zu einer mangelhaften Zufuhr von Eisen über die Nahrung und einem Mangel an Salzsäure im Magen, ist das Risiko eines Eisen-/Ferritinmangels in der Schwangerschaft (aufgrund des erhöhten Eisenbedarfs) sowie bei schweren Menstruationsblutungen erhöht. Mit jeder Menstruation verliert eine Frau 10–15 mg Eisen, bei einer Schwangerschaft können es 600–1000 mg sein.

Da Eisen nur in Anwesenheit von Säure resorbiert werden kann, kann sich die Eisenaufnahme aus der Nahrung und aus Supplementen durch Antazida und Kalziumsupplemente verringern, die vor oder nach den Mahlzeiten eingenommen werden. Wer unter Haarausfall leidet und Protonenpumpenhemmer (PPI) oder säureunterdrückende Medikamente einnimmt, sollte umgehend seinen Ferritinspiegel überprüfen lassen. Ernährungsbedingte Faktoren können den Eisenspiegel ebenfalls beeinflussen. Tannine in Tee und Kaffee können die Eisenresorption hemmen; der Abstand zu eisenhaltigen Mahlzeiten sollte eine Stunde betragen.

Phytate in Nüssen, Hülsenfrüchten und Getreiden können ebenso wie das Eiereiweiß die Eisenresorption beeinträchtigen.

Der normale Ferritinspiegel beträgt bei Frauen 12–150 ng/ml. Ein Ferritinspiegel von mindestens 40 ng/ml ist erforderlich, um den Haarausfall zu stoppen; damit es wieder nachwächst, muss der Spiegel bei mindestens 70 ng/ml liegen. Der optimale Ferritinspiegel für die Schilddrüsenfunktion liegt bei 90–110 ng/ml.

Eisen kommt in Nahrungsmitteln als Häm- und als Nicht-Hämform vor. Die Hämform wird besser resorbiert und liegt hauptsächlich in tierischen Nahrungsmitteln vor. Die größten Mengen befinden sich in Innereien – genau, in köstlicher Leber. Rindfleisch, Pute und Hühnchen sind die zweitbeste Wahl. (Tut mir leid für alle Vegetarier.) Die Nicht-Hämform des Eisens gibt es dagegen in Nüssen, Bohnen und Spinat und wird meist nicht so gut resorbiert.

Um Ihren Eisenspiegel wiederherzustellen, können sie zweimal pro Woche Leber oder mehrmals Rindfleisch essen. Vitamin C erhöht die Eisenresorption, nehmen Sie also eine Vitamin-C-Tablette oder essen Sie Vitamin-C-reiche Beilagen wie Brokkoli, um den Eisen- und den Ferritinspiegel anzuheben. Für ein saures Milieu mithilfe eines Betain- und Pepsinsupplements zu schaffen, kann ebenfalls hilfreich sein.

Die meisten Eisensupplemente enthalten die Nicht-Hämform und werden daher unter Umständen weniger gut resorbiert. Außerdem bereiten die Supplemente vielen Menschen heftige Magenschmerzen und verursachen starke Stuhlverstopfung! Wenn Sie sich für Eisensupplemente entscheiden, nehmen Sie sie mit großer Vorsicht ein, denn sie gehören zu den Hauptursachen für eine Überdosierung bei Kindern und Erwachsenen. Die Überdosierung von Eisen kann tödlich sein, sorgen Sie also dafür, dass es nicht in die Hände von Kindern gelangt. Besprechen Sie die die individuell passende Dosis mit Ihrem Arzt oder Apotheker.

Zink

Zink ist ein für unser Wohlbefinden unverzichtbares Element. Zink katalysiert ungefähr 100 verschiedene Enzymreaktionen, die für den Körper wichtig sind und es ist beteiligt an der DNA-Synthese, der Immunfunktion, der Proteinsynthese und der Zellteilung. Man braucht es, um richtig schmecken und riechen zu können, zur Entgiftung, zur Wundheilung und für die Funktion der Schilddrüse. Zink wird im Körper nicht gespeichert, daher muss es täglich zugeführt werden, um einen ausreichenden Spiegel zu aufrechtzuerhalten.

In der Gesamtbevölkerung hat unter Umständen bereits jeder Vierte einen Zinkmangel, die meisten Unterfunktionspatienten haben tatsächlich einen. Ein Zinkmangel verhindert die Umwandlung von T_4 in T_3. Infolgedessen kommt es zu einem verlangsamten Proteinstoffwechsel. Zink wird auch für die Bildung von TSH benötigt und bei einer Hypothyreose, wenn ohnehin ständig mehr TSH gebildet wird, kann es zu einer Verarmung kommen. Zinkmangel ist auch mit einer erhöhten Darmdurchlässigkeit und Infektionsanfälligkeit sowie mit einer verminderten Entgiftung von Bakterientoxinen in Verbindung gebracht worden.

Austern haben den höchsten Zinkgehalt, doch sie gehören nicht gerade zu den Dingen, die die meisten Menschen gerne täglich essen. Rindfleisch, Leber, Schweinefleisch, Hummer und Hühnchen sind die zweitbesten Zinkquellen, da der Körper es im Vergleich zu anderen Nahrungsmitteln am leichtesten aus Fleisch gewinnen kann. Daher haben Vegetarier auch ein erhöhtes Zinkmangelrisiko.

Die Zinkresorption kann durch eine Darmkrankheit wie Zöliakie oder andere Malabsorptionssyndrome gestört sein. Phytate in Getreide, Hülsenfrüchten, Nüssen und Samen können Zink binden und seine Resorption verhindern, wenn man sie zusammen mit zinkhaltigen Nahrungsmitteln zu sich nimmt. Nimmt man Eisensupplemente zu den Mahlzeiten ein, kann auch dadurch die Zinkresorption aus der Nahrung verhindert werden.

Ein Zinkmangel kann sich bei der Blutuntersuchung der Leberfunktion in Form eines niedrigen Spiegels an alkalischer Phosphatase zeigen. Ihr ist ein eigenes ausführliches Kapitel gewidmet.

Zur Behebung eines Zinkmangels kann man Zink bis zu einer Dosis von maximal 30 mg täglich supplementieren. Bei mehr als 40 mg kann es zu einer Senkung des Kupferspiegels kommen. Wenn man Zink einnehmen möchte, sollte man auch Kupfer nehmen. Meist sind 1,5–3 mg täglich ausreichend. (Die allgemeine Empfehlung lautet 1 mg Kupfer pro 15 mg Zink). Bitte beachten Sie, dass Zink zu einer Senkung des Kupfer- und Eisenspiegels führen kann. Aus einer Studie wurde nach zehnwöchiger Einnahme von 50 mg Zink täglich eine gestörte Resorption sowohl von Eisen als auch von Kupfer ersichtlich.

Symptome von Kupfermangel sind eine Anämie, die nicht auf Eisenzufuhr anspricht, Probleme beim Laufen und mit dem Gleichgewicht, Müdigkeit und Benommenheit.

Mangel an Aminosäuren

Proteine werden in Aminosäuren aufgespalten; sie sind die Bausteine unserer Zellen. Hashimoto-Patienten haben aufgrund der unzureichenden Proteinverdauung häufig auch einen Mangel an Aminosäuren. Freiverkäufliche Supplemente können hilfreich sein, in sehr großer Dosierung sind sie zur Ergänzung jedoch nicht immer angemessen.

Tyrosin

Tyrosin wird für die Bildung von Schilddrüsenhormonen benötigt und ist oft in „Natürlichen Schilddrüsensupplementen" zusammen mit Jod enthalten. Die Einnahme von Tyrosin bei einer Hashimoto-Thyreoiditis ist umstritten. Tyrosin erhöht die Hormonbildung, was jedoch zu einer Belastung für die Nebennieren führen kann, wenn sie nicht ausreichend unterstützt werden. Geringe Tyrosinmengen aus der Nahrung, natürlichen Rezepturen oder als Teil eines Nebennierensupplements verursachen wahrscheinlich keine Probleme; hoch dosierte Tyrosinpräparate empfehle ich jedoch nicht.

Glutamin

Menschen mit Hashimoto und chronischem Stress haben meist einen Glutaminmangel. Diese Aminosäure ist für eine gesunde Darmschleimhaut und Immunfunktion unverzichtbar. (Mehr dazu im Kapitel über den Darm).

Den Mangel aufdecken

Die gängigen Blutuntersuchungen decken einen Mangel an Vitaminen und Mineralstoffen unter Umständen nicht immer auf, solange die Verarmung nicht gravierend ist, denn der Körper sorgt so lange wie möglich dafür, dass die benötigten Stoffe ins Blut gelangen, und entzieht sie dafür den weniger lebensnotwendigen Körperteilen, zum Beispiel dem Haar. Haartests können auf Veränderungen des Nährstoffspiegels empfindlicher reagieren und vom Patienten selbst in Auftrag gegeben werden. (Die Autorin meint hier die sogenannte Haarmineralanalyse; Anm. d. Übers.) Außerdem gibt es einige auf das Testen von Mikronährstoffen spezialisierte Labors, bei denen Ärzte Blutuntersuchungen vornehmen lassen können. (Mehr Informationen hierzu im entsprechenden Kapitel).

Anti-Nährstoffe

Wir haben bereits einige Nahrungsmittel angesprochen, die Anti-Nährstoffe enthalten. Diese binden Vitamine und Mineralstoffe und verhindern so, dass unser Körper sie resorbieren kann, wie dies zum Beispiel bei Phytaten der Fall ist. Diese Nahrungsmittel können sich auf die Schilddrüse auswirken, indem sie ihr die für eine optimale Funktion erforderlichen Nährstoffe vorenthalten.

Andere Nahrungsmittel können für eine mangelhafte Umwandlung in aktives T3 verantwortlich sein, selbst bei Menschen, die nicht an einer Autoimmunerkrankung leiden, sowie auch bei solchen, deren TSH-Wert im normalen Referenzbereich liegt.

Strumigene Substanzen

Dabei handelt es sich um Substanzen, die die Schilddrüsenfunktion unterdrücken, indem sie ihre Hormonproduktion stören. Die Schilddrüse vergrößert sich kompensatorisch, um der verminderten Hormonproduktion entgegenzuwirken. Dann spricht man auch von einem Kropf.

Sie haben vielleicht schon davon gehört, dass Sie strumigene Substanzen meiden sollten, wenn sie Probleme mit der Schilddrüse haben. Das ist nur teilweise richtig, denn nicht alle diese Substanzen sind gleich. Verschiedene Nahrungsmittel enthalten unterschiedliche strumigene Substanzen, z. B.:

- Bambussprossen
- Pak Choy
- Brokkoli
- Kohlarten
- Spargel-Brokkoli
- Rosenkohl
- Weiß-, Rotkohl
- Rapsöl
- Maniok
- Blumenkohl
- Choisum (chinesischer Blütenkohl)
- Blattkohl
- Meerrettich
- Grünkohl
- Kohlrabi

- Hirse
- Mizuna (japanisches Blattgemüse)
- Sareptasenf
- Pfirsiche
- Erdnüsse
- Birnen
- Pinienkerne
- Radieschen
- Ackersenf
- Wildbrokkoli
- Kohlrüben
- Soja
- Spinat
- Erdbeeren
- Süßkartoffeln
- Tatsoi (auch Rosetten-Pak-Choy; asiatische Variante von *Brassica rapa*, der Speiserübe; Anm. d. Übers.)
- Steckrübe

Gemüse aus der Familie der Kreuzblütler

Die Gemüse aus dieser Pflanzenfamilie – wie Weiß- und Rotkohl, Brokkoli und Blumenkohl – enthalten Glucosinolate; das sind Substanzen, die die Jodaufnahme in die Schilddrüse blockieren. Isst man zu viele davon roh, können sie bei Menschen, die eigentlich symptomfrei sind, Symptome einer Hypothyreose hervorrufen.

Zum Glück sind die Kreuzblütler nur in rohem Zustand strumigen. Durch Kochen oder leichtes Dünsten werden die Glucosinolate deaktiviert, ebenso durch Fermentieren (wie beim Sauerkraut), was die strumigene Aktivität vermindert. Dem Verzehr von fermentierten und gekochten Kreuzblütler-Gemüsen wird zwar der Vorzug gegeben, doch wenn man gelegentlich kleine Mengen davon roh isst, sollte das einen Autoimmunprozess der Schilddrüse nicht verschlechtern. Auf Rapsöl, das in industriell verarbeiteten Nahrungsmitteln verwendet wird, sollte man besser verzichten.

Soja

Soja gehört zu den für Hashimoto-Patienten ganz besonders abträglichen strumigenen Nahrungsmitteln. Die Isoflavone Genistein, Daidzein und Glycitein in Soja mindern die Leistung der Schilddrüse durch Blockieren der Aktivität der TPO-Enzyme.

Soja wurde mit der Entwicklung von Autoimmunprozessen in der Schilddrüse in Verbindung gebracht, und bei Kindern, die mit Babymilch auf Sojabasis gefüttert werden, besteht eine dreifach höhere Wahrscheinlichkeit, Schilddrüsenantikörper zu bilden als bei Stillkindern.

Studien mit Sojaisoflavonen bei Tieren weisen auf mögliche Nebenwirkungen hin, zum Beispiel die Vergrößerung der Fortpflanzungsorgane, die Veränderung der Hormonfunktion mit gegen die Schilddrüse gerichteten Auswirkungen. Letztere können sich durch den zunehmenden Verlust von zirkulierendem T_4 aus dem Blut über die Galle verbreiten.

Auswirkungen strumigener Substanzen auf die Schilddrüse

Natürliche Substanzen	*Wirkstoffe*	*Wirkung*
Hirse, Soja	Flavonoide	Störung der TPO-Aktivität
Maniok, Süßkartoffeln, Sorghumhirse	zyanogene Glucoside, die zu Thiocyanaten verstoffwechselt werden	Hemmung der Jodaufnahme durch die Schilddrüse
Babassuöl, Maniok	Flavonoide	Hemmung der Schilddrüsenperoxidase (TPO)
Gemüse aus der Familie der Kreuzblütler: Weiß-, Rotkohl, Blumenkohl, Brokkoli, Kohlrüben, Ackerkohl	Glucosinolate	Störung der Jodaufnahme durch die Schilddrüse
Meeresalgen (Kelp)	übermäßig hoher Jodgehalt	Hemmung der Freisetzung von Schilddrüsen-hormonen
Mangel-, Fehlernährung	Vitamin-A-Mangel	Steigert die Stimulierung von TSH
–	Eisenmangel	Reduziert die hämabhängige TPO-Aktivität der Schilddrüse
Selen	Selenmangel	Akkumulation von Peroxiden; verursacht Deiodinasemangel; stört die Synthese von Schilddrüsenhormonen

Die strumigenen Substanzen von Soja werden durch das Kochen nicht entfernt, außerdem ist Soja ein sehr häufiges Allergen. Daher sollten Menschen mit verringerter Schilddrüsenfunktion und Hashimoto-Thyreoiditis Soja vollständig meiden. Wenn ich Soja esse, „stürzt" die Schilddrüse am Folgetag richtiggehend ab und ich fühlte mich ausgelaugt und erschöpft.

Hirse ist ein Getreide, das nicht mit Weizen verwandt ist und oft in glutenfreiem Brot und ebensolchen Backwaren verwendet wird. Hirse enthält jedoch auch Isoflavone, die die Schilddrüsenperoxidase hemmen und sollte von Menschen mit Schilddrüsenstörungen gemieden werden.

Meine persönliche Erfahrung

Nachdem ich anlässlich meiner Hashimoto-Diagnose gelernt hatte, dass Selen die Senkung von Schilddrüsen-Antikörpern unterstützt, beschloss ich, täglich zwei Paranüsse zu essen. Die schmeckten zwar richtig gut, aber leider bewirkten sie keine Veränderung der TPO-AK bei der nächsten Laboruntersuchung.

Nachdem ich im Sommer 2011 jedoch mit der Einnahme von 200 µg Selen begonnen und meinen Sojakonsum reduziert hatte, stellte ich bald fest, dass ich mich viel ruhiger fühlte (ein Zeichen verminderter toxischer Schilddrüsenaktivität).

Dieses Gefühl wurde durch die Laborwerte bestätigt, die eine Verminderung der Antikörper von gut 800 auf gut 300 anzeigten.

Zusammenfassung des Kapitels

- Bei einer Hashimoto-Thyreoiditis ist die Verdauung aufgrund einer Nährstoffverarmung gestört.
- Ernährung, Medikamente und Lebensstil tragen zu einer schlechten Verdauung bei.
- Lassen Sie den Vitamin-B_{12}-, Zink- und Ferritinspiegel überprüfen.
- Supplementieren Sie, was angezeigt ist.
- Ziehen Sie die Einnahme von 200-400 µg Selenmethionin täglich in Erwägung.

- Ziehen Sie Betain mit Pepsin bei proteinreichen Mahlzeiten in Erwägung.
- Strumigene sind Substanzen in Nahrungsmitteln, die die Schilddrüsenfunktion stören.
- Die meisten Strumigene werden durch Kochen und Fermentieren inaktiviert und können in Maßen verzehrt werden.
- Die Strumigene im Soja bleiben auch nach dem Kochen erhalten, und Soja sollte gemieden werden.

*„Alle Dinge sind Gift,
und nichts ist ohne Gift,
allein die Dosis macht's,
dass ein Ding kein Gift sei."*

Paracelsus (1493–1541)

7. Der Streit ums Jod

Die Schilddrüse ist in Bezug auf die Jodzufuhr sehr empfindlich. Es hat sich gezeigt, dass sie ihre physiologischen Prozesse der zur Verfügung stehenden Jodmenge anpasst. Die Beziehung zwischen der Jodzufuhr und dem Auftreten einer Schilddrüsenerkrankung wurde im Folgenden grafisch in Form eines U dargestellt; es geht auch hier genau um die richtige Menge.

Dänische Forscher fanden heraus, dass sich die Wirkung von zu hohen oder zu niedrigen Jodmengen wohl ebenfalls U-förmig darstellen ließ und zu einer Hypothyreose führten (zu wenig = Kropfbildung, zu viel = Autoimmunprozess). Der empfohlene maximale tägliche Schwellenwert liegt bei 150 µg.

Es ist allgemein bekannt, dass es in Fällen von schwerem Jodmangel zu einer Hypothyreose, einer Kropfbildung und Gehirnschäden kommt. Im umgekehrten Fall haben mehrere Studien ergeben, dass eine exzessive Jodzufuhr zu Hashimoto führen kann und nun als umweltbedingter Auslöser dafür gilt.

Von Hashimoto wusste man in den USA nichts, bis 1924 ein landesweites Jodierungsprogramm anlief. In vielen anderen Ländern ergaben Studien, dass die Zahl der Autoimmun-Thyreoiditiden nach der Jodierung des Speisesalzes drastisch anstieg.

Veränderungen bei der Auftretenshäufigkeit der Schilddrüsenstörungen wurden schon bei marginalen Unterschieden in der Jodzufuhr beobachtet. In den meisten Fällen eines leichten bis mittleren Jodmangels kompensiert die Schilddrüse dies selbst und begrenzt die Nutzung von Jod zur – trotzdem normalen – Hormonbildung. Konsequenterweise vergrößert sie sich jedoch (was als Kropf bezeichnet wird).

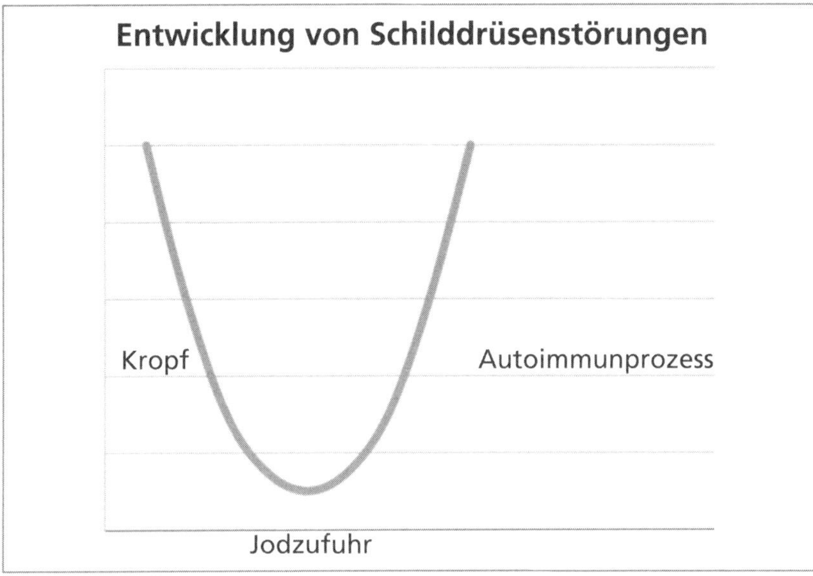

Abb. 5: Der Einfluss von Jod auf Schilddrüsenstörungen

Man beobachtet einen Abfall des TSH-Spiegels in fortgeschrittenem Alter aufgrund der chronischen Schilddrüsenvergrößerung und der erhöhten Hormonproduktion. Somit kommt es bei älteren Menschen mit einem geringen bis mittleren Jodmangel mit größerer Wahrscheinlichkeit zu einer Hyperthyreose (Überfunktion).

Im Gegensatz dazu wurden bei Populationen mit hoher Jodzufuhr im Rahmen des Alterungsprozesses ein steigender TSH-Spiegel und eine erhöhte Hypothyreoserate beobachtet. Man vermutet, dass es sich dabei ebenfalls um eine Kompensation der Schilddrüse handeln könnte, die sich auf diese Weise an den erhöhten Jodspiegel anpasst. Die weiße Bevölkerung scheint dafür besonders anfällig zu sein.

Mit steigendem Jodspiegel sterben mehr Schilddrüsenzellen ab. Wasserstoffperoxid, eine reaktive Sauerstoffart, wird bei der Umwandlung in die von der Schilddrüse nutzbare Form des Jods gebildet. Die übermäßige Menge von Wasserstoffperoxid führt zu einer Schädigung der Schilddrüsenzellen. Weiße Blutzellen (Lymphozyten) beseitigen diese abgestorbenen Zellen.

Da die Schilddrüsenperoxidase (TPO) an der Freisetzung von Wasserstoffperoxid beteiligt ist, wird dieses Enzym möglicherweise als „Eindringling“ angesehen, da es das umgebende Gewebe durch die Freisetzung von Wasserstoffperoxid weiterhin schädigt. Je höher die Jodzufuhr ist, desto höher ist die Umwandlungsmenge; es wird immer mehr Wasserstoffperoxid gebildet und die Menge der in der Schilddrüse sich ansammelnden Lymphozyten steigt ebenfalls. Möglicherweise gibt es ja bei der Schädigung des Schilddrüsengewebes infolge der Freisetzung von Wasserstoffperoxid eine Schwelle, nach deren Überschreitung unser Körper diesen physiologischen Prozess als Fremdangriff betrachtet.

Übermäßige Jodzufuhr ist problematisch

Durch zu viel Jod kommt es zu einem vorübergehenden Rückgang der Schilddrüsenfunktion, um eine Hyperthyreose zu verhindern (Wolff-Chaikoff-Effekt); es handelt sich dabei also um einen Schutzmechanismus. Die auf diesen Effekt zurückzuführende Hypothyreose hat keine autoimmune Komponente.

Verschiedenen Studien zufolge gilt sowohl eine autoimmune als auch eine nicht autoimmune Thyreoiditis als Ergebnis eines Jodüberschusses. Iranische Forscher konnten die Mengen der TPO-Antikörper (TPO-AK) und der Thyreoglobulin-Antikörper (TG-AK) vor und nach Beginn eines 1994 gestarteten staatlichen Jodierungsprogramms dokumentieren. Bei den 465 für Stichproben ausgewählten Erwachsenen in Teheran ergab sich von 1983 bis 1984 ein positiver TPO-AK- und TG-AK-Wert von 3,2 beziehungsweise 4 Prozent. Diese Stichproben wurden von 1999 bis 2000 mit 1426 Erwachsenen in Teheran wiederholt; dieses Mal ergab sich ein positiver TPO-AK-Wert von 12,5 Prozent und ein positiver TG-AK-Wert von 16,8 Prozent. Das Jodierungsprogramm bescherte im Wesentlichen also eine Zunahme an Hashimoto-Fällen über einen Zeitraum von fünf bis sechs Jahren! Studien in Griechenland, China, Sri Lanka und Italien berichteten von ähnlichen Zuwächsen bei Hashimoto nach der Jodierung von Salz.

Je mehr Jod, desto mehr Hashimoto

Jod scheint eine dosisabhängige Wirkung zu haben. In einer slowenischen Studie wurde die Anzahl der Schilddrüsenstörungen beobachtet, nachdem die Menge des Kaliumjodid-Zusatzes im slowenischen Salz

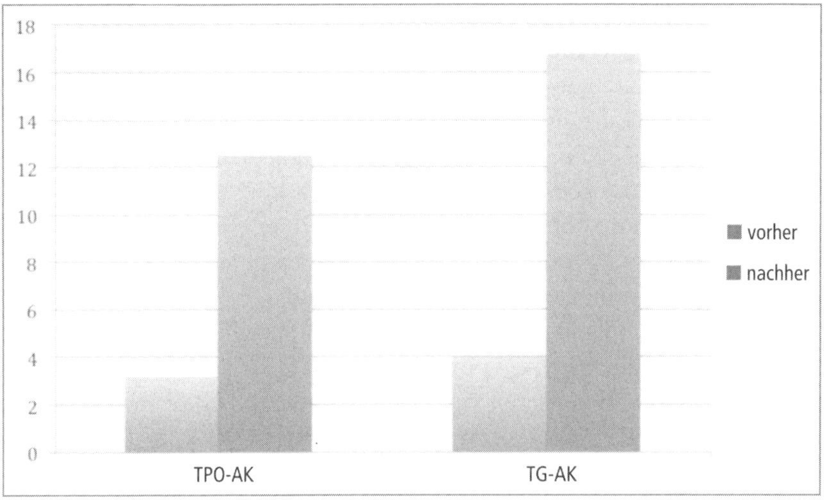

Abb. 6: Menge der Schilddrüsenperoxidaseantikörper (TPO-AK) und der Thyreoglobulinantikörper (TG-AK) in Teheran vor und nach Beginn des staatlichen Salz-Jodierungsprogramms.

1999 von 10 mg/kg auf 25 mg/kg erhöht wurde. Diese Erhöhung führte zu einer signifikanten Veränderung bei den auftretenden Schilddrüsenstörungen. Die Rate der Jodmangel-Hypothyreoiditiden (Kropfbildung) sank zwar deutlich, doch die Hashimoto-Rate nahm nach der Erhöhung des Kaliumjodids um mehr als das Doppelte zu.

Verschlimmerung von Hashimoto auch durch geringe Jodmengen

In Deutschland wurde 40 Personen eine geringe Dosis Kaliumjodid (250 µg) verabreicht. Bei ihnen lag entweder ein positiver TPO-Antikörpertest vor und/oder ihre Schilddrüsenstruktur zeigte sich im Ultraschall echoarm, das heißt, schwach reflektierend, was einer Hashimoto-Thyreoiditis entspricht. 43 Personen mit ähnlichen Merkmalen dienten als Kontrollgruppe.

Bei neun Patienten der Jod-Gruppe entwickelten sich Unregelmäßigkeiten in der Schilddrüse, in der Kontrollgruppe war das nur bei einer Person der Fall. Von den neun Patienten der Jod-Gruppe kam es bei sieben zu einer subklinischen Hypothyreose, einer wurde manifest hypo-, einer hyperthyreot.

Auch beim TPO-Antikörpertiter sowie im Ultraschall zeigten sich Veränderungen. Bei drei der sieben subklinisch hypothyreoten Patienten und bei dem einzelnen hyperthyreoten Patienten normalisierte sich die Schilddrüsenfunktion nach dem Absetzen des Jods wieder.

Wenn man bedenkt, dass sich die Hashimoto-Fälle durch Jodzufuhr häufen, und selbst geringe Dosen über einen kurzen Zeitraum zu fortschreitenden Unregelmäßigkeiten führen können, überrascht es nicht, dass jede 5. Frau irgendwann in ihrem Leben an einer Schilddrüsenstörung erkrankt, wenn sie Jodsalz zu sich nimmt.

Ebenfalls nicht überraschend ist die Tatsache, dass heutzutage 90–99 Prozent der Hypothyreosefälle in den USA auf eine Hashimoto-Thyreoiditis zurückzuführen sind, wohingegen von einer Hypothyreose aufgrund von Jodmangel kaum etwas zu hören ist.

Ist Jod nicht zur Hormonproduktion notwendig?

Doch, das ist es. Etwa 52 µg Jod muss die Schilddrüse jeden Tag für die Bildung der Hormone aufnehmen. In den USA liegt die RDA für Jod bei 150 µg für nicht schwangere Erwachsene, bei 220 µg für Schwangere, bei 290 µg für stillende Mütter und bei 90–120 µg für Kinder von 1–13 Jahren. Die Obergrenze für die Jodzufuhr wurde bei 1100 µg festgesetzt. Studienteilnehmer begannen jedoch bei einer Einnahme von 400 µg Jod pro Tag eine subklinische Hypothyreose zu entwickeln. In den meisten Beipackzetteln wird nun angegeben, dass die Dosierungen, bei denen Nebenwirkungen durch Jod auftreten, variieren können und dass es bei Menschen mit einer Autoimmunthyreoiditis zu Nebenwirkungen bei Dosierungen kommen kann, die für die Allgemeinbevölkerung als sicher gelten.

Die therapeutische Bandbreite bei der Jodzufuhr scheint sich also in sehr engen Grenzen zu bewegen. Einige Studien haben sogar gezeigt, dass ein leichter Jodmangel vor Hashimoto schützen kann.

Wie hoch ist meine Jodzufuhr?

Obwohl der durchschnittliche Amerikaner – hauptsächlich über industriell verarbeitete Nahrung – vielleicht sechs bis zehn Gramm Salz täglich zu sich nimmt, ist der Jodgehalt der amerikanischen Standardernährung schwer einzuschätzen, weil nicht sicher ist, ob das Essen mit oder ohne Jodsalz zubereitet wird.

Schätzungen der FDA zufolge lag die durchschnittliche Jodzufuhr in den USA zwischen 2003 und 2004 bei 138-353 µg täglich. Bei diesen Daten wurde jedoch das zusätzliche Jod nicht berücksichtigt, das durch Jodsalz aufgenommen wird.

Verfechter einer hoch dosierten Jodzufuhr über die Ernährung sowie ärztliche Verordnungen berufen sich oft auf Japan, das mit 1000–3000 µg pro Tag durchschnittlich die höchste Jodzufuhr hat, die Auftretenshäufigkeit von chronischen Krankheiten jedoch geringer ist. Die Hashimoto-Thyreoiditis kommt Berichten zufolge allerdings in Japan ähnlich häufig vor wie in den USA.[29] Interessanterweise wurde bei Japanern ein bestimmtes Gen gefunden, das zur Entwicklung von Hashimoto beiträgt, das aber Amerikaner nicht haben. Möglicherweise sind Japaner genetisch besser an eine hohe Jodzufuhr angepasst als weiße Völker.

Die Bestimmung des Jodstatus

Mehr als 90 Prozent des über die Ernährung aufgenommenen Jods wird über den Urin ausgeschieden, diese Art der Jodzufuhr kann also durch einen Jodtest im Urin bestimmt werden. Die stichprobenartige Messung der Jodmenge im Urin ist ein nützliches und relativ einfaches Instrument zur Bestimmung des Jodstatus. Bei bestimmten Labors (mehr dazu im Kapitel über die Untersuchungen) kann man selbst ein Test-Set zur Bestimmung des Jodstatus aus dem Urin anfordern.

Welche Nahrungsmittel enthalten Jod?

Zusätzlich zu jodiertem Salz, dessen geschätzter Jodgehalt bei 47,5 µg Jod pro Gramm (oder 285 µg pro Teelöffel) liegt, gibt es noch andere Quellen für Jod, zum Beispiel Meeresalgen (Kelp, Nori, Kombu, Wakame), Meeresfrüchte, Milch und Milchprodukte (aufgrund des Einsatzes von jodhaltigen Desinfektionsmitteln in der milchverarbeitenden Industrie sowie von jodhaltigen Futtermitteln), Getreide und Eier (aufgrund des Jodgehalts im Hühnerfutter).

Auch Pflanzen können Jod enthalten und hier variiert die Menge entsprechend dem Jodgehalt im Boden oder dem Einsatz von jodhaltigen Düngemitteln. Landgebiete in Meeresnähe haben im Allgemeinen jodhaltigere Böden als im Landesinneren oder in Gebirgsregionen gelegene.

Durch Nahrungsmittelimporte können Schätzungen schwierig werden. Eine oft übersehene Quelle für Jod ist Spirulina, die blau-grüne

Nahrungsmittel	*Wert in Mikrogramm (µg) pro Portion*	*Prozent der Tagesdosis**
Meeresalge, ganz oder Blatt, 1 g	16–2984	11–1989 %
Kabeljau, gebacken, 85 g	99	66%
Joghurt, Natur, fettarm, 1 Tasse	75	50%
Jodsalz, 1,5 g (ca. ¼ TL)	71	47%
Milch, fettreduziert, 1 Tasse	56	37%
Fischstäbchen, 85 g	54	36%
Weißbrot, angereichert, 2 Scheiben	45	30%
Fruchtcocktail, stark gezuckert aus der Dose, ½ Tasse	42	28%
Shrimps, 85 g	35	23%
Schokoladeneis, ½ Tasse	30	20%
Makkaroni, angereichert, gekocht, 1 Tasse	27	18%
Ei, 1 großes	24	16%
Thunfisch, in Dosen, abgetropft, 85 g	17	11%
Mais, sahnig, in Dosen, ½ Tasse	14	9%
Pflaumen, getrocknet, 5 Stück	13	9%
Cheddarkäse, 28 g	12	8%
Rosinenmüsli (Kellogg's), 1 Tasse	11	7%
Lima-Bohnen, reif, gekocht, ½ Tasse	8	5%
Apfelsaft, 1 Tasse	7	5%
grüne Erbsen, gefroren, gekocht, ½ Tasse	3	2%
Banane, 1 mittelgroße	3	2%

Beispiele für den Jodgehalt von Nahrungsmitteln
* Tabelle aus: http://ods.od.nih.gov/factsheets/Iodine-HealthProfessional/

Seealge, die wegen ihrer gesundheitlichen Vorzüge beworben wird. Den geschätzten Jodgehalt verschiedener Nahrungsmittel entnehmen Sie bitte der Auflistung am Schluss dieses Kapitels.

Außer in Nahrungsmitteln kann Jod auch in Medikamenten enthalten sein, zum Beispiel in (dem bekannten Hashimoto-Auslöser) Amiodaron (zur Behandlung von Herzrhythmusstörungen; Anm. d. Übers.) sowie zahlreichen freiverkäuflichen Multivitaminsupplementen, „Schwangerschaftsvitaminen“ und natürlich in Jodsupplementen.

Rezepturen, die versprechen, die „Schilddrüsenfunktion anzukurbeln“, eine „träge Schilddrüse zu unterstützen“ usw., enthalten oft hoch dosiertes Jod und sollten von Menschen mit einer akuten Autoimmunhypothyreose nicht eingenommen werden.

Industriell verarbeitete Nahrungsmittel wie Räucherfleisch, Kuchen, Pasteten, (sofortlösliche) Instant-Mischungen, Knoblauchsalz, künstliche Farbstoffe (insbesondere Färberröte Nr. 3) enthalten ebenfalls Jod und sollten von Menschen gemieden werden, die sich jodarm ernähren möchten.

Jod in der amerikanischen Standardernährung

Rechnen wir ein bisschen und beginnen damit gleich bei einem Frühstück, das gemäß unserer „SAD“ (Standard American Diet), also der amerikanischen Standardernährung, als „gesund“ gilt. (Das Wortspiel ist beabsichtigt: *sad* heißt im Englischen „traurig“; Anm. d. Übers.)

Das sind schon 264 µg Jod vor dem Abendessen … (Das Abendessen gilt in den USA als Hauptmahlzeit; Anm. d. Übers.) Und wenn Sie jetzt auch noch Ihr Multivitaminpräparat eingenommen haben? Das Multivitaminpräparat (in diesem Fall des Herstellers *Centrum*) enthält 150 µg Jod. Jetzt sind wir bereits bei 414 µg … Und wie sieht es bei denjenigen aus, die das Essen gerne salzen? Sie können mit jedem 1/4 Teelöffel Jodsalz 71 µg dazuzählen … macht 485 µg. Was ist, wenn Sie auch noch Sushi essen gehen? Die Meeresalgen und der Fisch können Ihre Jodzufuhr leicht auf 1000 µg oder mehr anheben. Und wenn Sie dann noch Eis zum Dessert mögen? Ich glaube, Sie haben verstanden, worum es geht. Für Menschen mit einer Autoimmunerkrankung der Schilddrüse überschreitet die amerikanische Standardernährung die Schwelle einer gefahrlosen Jodzufuhr.

Frühstück	*Jodgehalt*
1 Tasse Milch	56 µg
Müsli mit Rosinen	11 µg
Banane	3 µg

Mittagessen	*Jodgehalt*
Joghurt	75 µg
Brot (2 Scheiben)	90 µg
Cheddarkäse	12 µg
Thunfisch (Dose)	17 µg

Die Kontroverse

Ob Hashimoto-Patienten Jod meiden, es zu sich nehmen oder ignorieren sollten, ist unter den Betroffenen Gegenstand kontroverser Diskussionen. Verfechter von hohen Dosierungen behaupten, Studien an Tieren hätten gezeigt, dass anorganisches Jod keine Autoimmunthyreoiditis hervorrufe, wenn es nicht mit strumigenen Substanzen kombiniert würde. Sieht man sich jedoch in der Literatur um, findet man viele andere Studien, die das Gegenteil feststellten.[3]

Mäuse, bei denen eine Autoimmunthyreoiditis experimentell herbeigeführt wurde, entwickelten spontan eine geringe Menge von TPO-Antikörpern; das scheint eine normale physiologische „Reinigungsaktion" zu sein. Wird dem Trinkwasser der Mäuse Jod zugesetzt, steigen Häufigkeit und Schwere der Autoimmunthyreoiditis deutlich. Genau genommen ist es so, dass das überschüssige Jod im Tierversuch zur Stimulation der Autoimmunthyreoiditis dient.

Eine koreanische Studie ergab überdies, dass allein die Beschränkung der Jodzufuhr dazu führen kann, dass sich die Schilddrüse von Hashimoto-Patienten innerhalb von drei Monaten zu einem euthyreoten Zustand regenerieren kann! (Unter einem euthyreoten Zustand versteht man eine normale Schilddrüsenfunktion; Anm. d. Übers.) Diese Studie wurde mit 90 Patienten durchgeführt; per Zufallsprinzip wurde festgelegt, wer die Jodzufuhr beibehalten oder sie auf unter 100 µg täglich beschränken sollte. 78 Prozent der Gruppe, die die Zufuhr einschränkten, erreichten wieder eine normale Schilddrüsenfunktion, die sich innerhalb von drei Monaten in einem normalen TSH-Wert zeigte. Prädikative Faktoren für die Wiederherstellung waren ein niedrigerer anfänglicher TSH-Wert sowie eine höhere anfängliche Jodausscheidung.

Die prädikativen Faktoren für die Wiederherstellung der Schilddrüsenfunktion nach drei Monaten eingeschränkter Jodzufuhr:

- Kürzere Krankheitsdauer
- TSH-Wert näher am normalen Referenzbereich
- Höherer Jodspiegel vor Behandlungsbeginn

Die Autoren berichten, dass diejenigen Probanden, bei denen es nach Ablauf der drei Monate noch nicht zu normalen TSH-Werten gekommen war, dennoch eine Tendenz dahingehend zeigten, und sie sagten voraus, dass diese ebenfalls eine Euthyreose erreichen würden, wenn man ihnen mehr Zeit gäbe.

Interessanterweise wurde bei 45,5 Prozent der Kontrollgruppe ebenfalls die normale Funktion wiederhergestellt. Das sind viel mehr als die 20 Prozent der Hashimoto-Patienten, bei denen es Berichten zufolge wieder zu einer normalen Schilddrüsenfunktion kommt. Die Autoren waren sich nicht sicher, ob einige Probanden der Kontrollgruppe beschlossen hatten, ihre Jodzufuhr auf eigene Faust zu beschränken, oder ob andere Variablen für die hohe Zahl verantwortlich waren. Sie empfahlen, dass bei Patienten mit einer Hashimoto-Hypothyreose die Beschränkung der Jodzufuhr eine erste Maßnahme sein sollte, bevor mit zusätzlichen Schilddrüsenmedikamenten begonnen wird.

Obwohl ich glaube, dass sich das nach einem zwingenden Grund dafür anhört, jodiertes Salz aus der Küche zu verbannen, sollten zu dieser Studie ein paar Dinge angemerkt werden:

1. Der TPO-Wert wurde nur zu Beginn der Studie bestimmt, nicht aber bei der Nachuntersuchung drei Monate später.
2. Es wurden keine Ultraschallaufnahmen gemacht, um die Läsionen in der Schilddrüse zu Beginn und nach den drei Monaten vergleichen zu können.
3. Es wurde nicht untersucht, aus welchen Quellen das Jod stammte, um mögliche Kreuzkontaminationen durch Halogene wie Fluor und Brom auszuschließen, die eventuell in Kelp, Meeresalgen und anderen, traditionell in Korea verzehrten jodreichen Nahrungsmitteln vorkommen.
4. Der Selenspiegel wurde während der Studie außer Acht gelassen.

Wechselwirkung von Halogenen mit Jod

Unser Schwellenwert für die Jodzufuhr kann durch Halogene wie Chlor, Brom und Fluor beeinflusst werden. Die Bindungsstrukturen oder das „funktionale Ende“ dieser Substanzen sieht der Bindungsstruktur von Jod sehr ähnlich.

Speicherproteine, Enzyme und Transportproteine im Körper, die an unsere Mikronährstoffe binden, haben eine vorgegebene begrenzte Kapazität. Sind zu viele andere Substanzen ähnlicher chemischer Struktur vorhanden, können sie alle Rezeptoren besetzen, die in der Regel für die Jodverarbeitung reserviert sind. Dies ist die Grundlage der modernen Pharmakologie und so kommt es zu den meisten Wechselwirkungen zwischen Medikamenten. Wenn andere Halogene die für Jod bestimmten Bindungsstellen besetzen, kommt es unter Umständen zu einer Veränderung bei der Resorption, der Verteilung, beim Stoffwechsel oder bei der Ausscheidung von Jod, was selbst bei „normalen“ therapeutischen Mengen zu Vergiftungsreaktionen führen kann. (Mehr Informationen zu den Halogenen erhalten Sie im Kapitel über Toxine.)

Fragebogen: Wie viel Jod nehmen Sie aus der Nahrung auf?

Nahrungsmittel mit höchstem Jodgehalt	*Jod (µg)**
Meeresalgen, ganz oder als Blatt	160–29.840
Salz, jodiert	1.855
Dorschleber, Dose	500
Lebertran (aus Dorschleber)	400
Sardinenfilets in Olivenöl, Dose, abgetropft	400
Rinderbrühe (Instant)	390
Kabeljau aus dem Atlantik, roh	360
Pasteten aus Fisch oder Meeresfrüchten	310
Goldbarsch	260
Fischmousse	250
Goldbarsch, paniert, gebacken	250
Goldbarsch, geräuchert	250
Hering, geräuchert, in Öl	200
Suppe aus Meeresfrüchten	198
Meeräsche, gebacken	190
Tintenfisch, gebraten	173
Kabeljau, gebacken	130
Kabeljau, gesalzen, gedünstet	130
Hummer, gekocht	130
Makrele, gebraten	130
Schalentiere oder Mollusken (durchschnittl.)	123
Fisch-Nuggets, gebraten	120
Kaviar	117
Schnecken, gekocht	114
Kabeljau, gedämpft	110
Fischfrikadelle, roh	110
Muscheln, gekocht	106
Austern, aus dem Pazifik, roh	101
Krebs, gekocht	100
Makrele, gebacken	100

* Jodgehalt pro 100 g Nahrung

Nahrungsmittel mit hohem Jodgehalt	*Jod (µg)**
Makrele, geräuchert	98
Eigelb, gekocht	89
Magermilchpulver	85
Sardinen in Öl, Dose, abgetropft	80
Venusmuschel, gekocht	80
Lengfisch, roh	80
Milchpulver, halbfett	80
Uferschnecke	80
Vollmilchpulver	71
Weißfisch, gekocht	70
Fischkebab	68
Vanillesoße, englische Creme	67
Hering, gegrillt	67
Sardinen in Tomatensoße, Dose, abgetropft	67
Stint, roh	67
Schokoladenmousse	66
Milch, halbfett, aromatisiert	66
Grießpudding	65
Languste, gekocht	65
Sardinen in Tomatensoße, Dose	64
Fisch, gekocht (durchschnittl.)	62
Kaviarersatz, Lumpfischrogen	60
Krabben, Dose	60
Fisch in Soße, gefroren	60
Gnocchi, aus Kartoffeln	60
Magermilch, mit Vitaminen angereichert	60
Zackenbarsch, roh	60
Soja-Joghurt, aromatisiert	60
Tiramisu	60
Weißfisch, gebraten	60
Müsliriegel, kalorienreduziert	53

* Jodgehalt pro 100 g Nahrung

Nahrungsmittel mit mittlerem Jodgehalt	*Jod (µg)**
verlorene Eier	52
Rührei	52
Pfannkuchen, einfach	52
Apfelstreuselkuchen	50
Roquefortkäse	50
Schokolade, 70 % Kakaogehalt	50
Obstkuchen aus der Bäckerei	50
Lachs in Blätterteig	50
Soße hollandaise	50
Pesto	50
Blauschimmelkäse (de Bresse)	48
Käse (Rouy)	48
Baguette mit Räucherlachs und Butter	46
Seeteufel, gegrillt	45
Flusskrebs, roh	45
Eier, gekocht, gesalzen	45
Thunfisch, gekocht	45
Kräuteromelett	45
Käseomelett	44
Zuchtlachs, roh	44
Venusmuscheln (Great Atlantic) mit Soße aus Hummerrogen („Korallensoße"), roh	43
Edamerkäse	42
Blätterteigpastete mit Meeresfrüchten	42
Scampi, gebraten	41
Hering, geräuchert	40
Schinkenomelett	40
Räucherlachs	40
Soja-Fruchtjoghurt	40
Forelle, geräuchert	40
Thunfisch, roh	40
Makrele in Tomatensoße, Dose	40

* Jodgehalt pro 100 g Nahrung

Nahrungsmittel mit geringem Jodgehalt	*Jod (µg)**
Ei, hart gekocht	39
Ei, weich gekocht	39
Ei, roh	39
Ziegenkäse (Crottin)	39
Hering, gebraten	38
Lachs-Carpaccio	38
Beaufortkäse	38
Omelett mit Pilzen	37
Cheddarkäse	37
Livarotkäse	37
Shrimps, gekocht	37
Eis in der Waffel	36
Käse (Pont l'Eveque)	35
Schokoladenpulver, gesüßt, angereichert	35
Eierflip	35
Tomatencremesuppe	35

* Jodgehalt pro 100 g Nahrung
(Adaptiert aus http://foodhealth.info/iodine/)

Zusammenfassung des Kapitels

- Jodzufuhr hält einen Autoimmunangriff aufrecht.
- Überprüfen Sie den Jodspiegel.
- Bei normalem oder hohem Jodspiegel sollten Sie eine dreimonatige Beschränkung der Jodzufuhr auf < 100 µg täglich erwägen und dann die TPO-Antikörper wieder testen lassen.

Meine persönliche Erfahrung mit Jod

Seit ich mein eigenes Versuchskaninchen bin, teste ich Jodsupplemente an mir selbst und musste leider feststellen, dass die thyreotoxischen Symptome infolge einer hohen Jodzufuhr zunahmen (eine Schilddrüsenvergiftung ist die Folge der Zerstörung des Schilddrüsengewebes).

Andere haben von einer Zunahme der TPO-Antikörper berichtet, wenn sie mehr jodreiche Nahrungsmittel zu sich nahmen. Ich ließ meinen Jodspiegel bestimmen und war damals im mittleren Referenzbereich.

Aufgrund meines Selbstversuchs stimme ich den Befürwortern von hoch dosiertem Jod zwar zu, dass es wichtig für die Gesundheit der Brust und die Brustkrebsprävention ist, widerspreche aber der Behauptung, dass alle Schilddrüsenpatienten einen Jodmangel haben und hohen Joddosen einnehmen müssen.

Dr. David Brownstein, ein Verfechter der hoch dosierten Jodzufuhr und Autor des hervorragenden Buches *Overcoming Thyroid Disorders* (zu Deutsch etwa: „Schilddrüsenkrankheiten besiegen"; nur in englischer Sprache), erklärte vor nicht allzu langer Zeit in einem Interview, dass Jod eine Autoimmunerkrankung der Schilddrüse verschlechtern kann und es damit vergleichbar sei, „Öl ins Feuer zu schütten".

Ich habe den Verdacht, dass hoch dosiertes Jod eine Hashimoto-Thyreoiditis zwar nicht verursacht, doch dass ein bereits überlastetes System nicht damit umgehen kann und daher der Teufelskreis der Schilddrüsenzerstörung angestoßen wird.

Sobald die „Löcher gestopft" sind (Mangelzustände, Nebennieren, Darm), sorgt die Jodzufuhr möglicherweise nicht mehr für eine Ausbreitung von Hashimoto. Mehr darüber erfahren Sie in den nächsten Kapiteln.

„Irgendwo in Ihrem Körper verursacht etwas eine Entzündung, die das Immunsystem aus dem Gleichgewicht bringt."

8. Entzündungen

Bei den meisten Autoimmunerkrankungen besteht auch eine Entzündung, die eine Nebennierenerschöpfung sowie eine Autoimmunkaskade auslösen kann. Entzündungen im Körper können vielfältige Gründe haben, darunter Infektionen, Nahrungsmittelunverträglichkeiten, Verletzungen, der Zustand der Darmflora und ein entzündungsförderndes Milieu durch ein Missverhältnis von Omega-3-Fettsäuren zu Omega-6-Fettsäuren. Es gilt also unbedingt, die Schaffung eines entzündungshemmenden Milieus zu fördern, um das Gleichgewicht wiederherzustellen.

Unser Körper braucht die essenziellen Omega-3- und Omega-6-Fettsäuren, deren Verhältnis für eine ordnungsgemäße Funktion des Immunsystems 1:1 betragen sollte. Omega-3-Fettsäuren dämmen Entzündungen ein, während Omega-6-Fettsäuren sie fördern. Eine Entzündung entsteht zwar zum Schutz unseres Körpers, übermäßige Entzündungsprozesse können aber zu einem Problem werden. Die meisten Amerikaner nehmen zu viele essenzielle Omega-6-Fette und nicht genügend Omega-3-Fette zu sich.

Omega-6-Fettsäuren nehmen wir am häufigsten über Pflanzenöle, Nüsse und Samen auf. Zu den Pflanzenölen gehören Raps-, Mais-, Soja-, Erdnuss-, Sonnenblumen-, Distel-, Baumwollkernöl sowie Traubenkernöl, Margarine und Backfett.

Die gleichen Öle werden oft bei der industriellen Verarbeitung von Nahrungsmitteln verwendet, zum Beispiel für Salatdressings, Fertigwürzen, Mayonnaise, Chips, Analogkäse, geröstete Nüssen, Kekse, Cracker, Snacks, Soßen und fast alles, was (zumindest in den USA) in den Mittelgängen von Lebensmittelgeschäften steht. (Man kann davon ausgehen, dass sie auf Fertig- und Halbfertigprodukte anspielt, die bei uns je nach Art meist über den ganzen Laden verteilt sind; Anm. d. Übers.).

Pflanzenöle und Margarine wurden jahrelang als gesunde und preisgünstige Alternative zu gesättigten Fetten empfohlen; inzwischen weiß man jedoch, dass sie die Gesundheit des Menschen gefährden und vom Speiseplan gestrichen werden sollten.

Pflanzenöle enthalten einen sehr hohen Anteil an Omega-6-Fettsäuren und ihr Verzehr kann das Gleichgewicht stören. Diese Fettsäuren oxidieren nicht nur leicht im Körper, sondern auch dann, wenn sie Wärme oder Licht ausgesetzt sind. Oxidierte Fette können Entzündungen und Mutationen in den Zellen verursachen und auch das Krebsrisiko erhöhen.

Gesättigte Fette wie Butter, Schmalz und tierische Fette sind hingegen in Verruf gekommen – obwohl diese althergebrachten Nahrungsmittel jedoch wahrscheinlich gesünder als die entzündungsfördernden Pflanzenöle sind. Eine an der Universität von Western Ontario durchgeführte Studie ergab, dass Menschen, deren Ernährungsweise mehr gesättigte Fettsäuren enthält, ein geringeres Krebsrisiko haben als diejenigen, bei denen dieser Anteil am geringsten ist! (Also, her mit dem Schmalz!) Eine andere Studie kam zu dem Schluss, dass mehrfach ungesättigte Fette (d. h. diejenigen, die in Pflanzenölen vorkommen), krebsfördernd sind, wohingegen gesättigte Fette vor Krebs schützen und Entzündungen eindämmen.

Pflanzenöle und Margarine fanden erst im vergangenen Jahrhundert Eingang in unsere Ernährung. Mit den herkömmlichen natürlichen Herstellungsmethoden von Öl – wie dem Pressen (denken Sie an Olivenöl) – lässt sich aus Pflanzen wie Mais und Sojabohnen kein Öl gewinnen. Diese Öle werden in einer Fabrik hergestellt, wo das Öl chemisch aus der Pflanze extrahiert und dann verändert wird. Rapsöl, zum Beispiel, wird mithilfe eines auf Erdöl basierenden Lösungsmittels aus Rapssamen gewonnen. Viele Pflanzenöle werden oft aus genetisch veränderten Getreiden hergestellt und enthalten große Mengen an Pestiziden (das ist USA-spezifisch und kann nicht 1:1 auf europäische Verhältnisse übertragen werden; Anm. d. Übers.).

Als Fette mit hohem Gehalt an mehrfach ungesättigten Fettsäuren an Tieren getestet wurden, kam man zu der Schlussfolgerung, dass sie Probleme beim Lernen verursachen können, lebertoxisch sind und Funktionsstörungen des Immunsystems, ein langsames geistiges und körperliches Wachstum, Chromosomenschäden sowie die vorzeitige Alterung zu verantworten haben. Zudem sind hochungesättigte Fette verantwortlich für zunehmende Krebs- und Herzerkrankungen sowie für die Gewichtszunahme.

Omega-3-Fettsäuren

Bei der Wiederherstellung des Immungleichgewichts kann es von Nutzen sein, sich um ein besseres Verhältnis von Omega-6- zu Omega-3-Fettsäuren zu kümmern, das heißt, wir sollten mehr Omega-3-haltige und weniger Omega-6-haltige Nahrungsmittel zu uns nehmen, um einem Verhältnis von 1:1 nahezukommen.

Omega-3-Fettsäuren kommen hauptsächlich in Fisch, Meeresfrüchten und Leinsamen vor; wer die entsprechenden Mengen Fisch nicht essen kann oder besorgt über den Quecksilbergehalt ist, kann auch Nahrungsergänzungen einnehmen.

Omega-3-haltige Nahrungsergänzungen haben sich bei einer ganzen Reihe von Autoimmunerkrankungen als hilfreich erwiesen. Für die Einnahme von Fischölkapseln werden Dosierungen von 1–4 g empfohlen.

Der Gehalt an Omega-Fettsäuren in verschiedenen Fleischsorten hängt davon ab, wie das Tier gefüttert wurde. Das Fleisch eines Weidetieres aus biologischer Aufzucht enthält im Vergleich zu einem Tier, das mit Sojabohnen oder Mais gefüttert wurde, weniger Omega-6-Fettsäuren.

Gesunde Öle

Die drei Öle, die Menschen mit einer Hashimoto-Thyreoiditis empfohlen werden, sind Kokosöl, Olivenöl extra vergine und Dorschleberöl.

Kokosöl ist ein gesättigtes Fett, das aus mittelkettigen Fettsäuren besteht, die für Menschen mit einer zu wenig aktiven Schilddrüse vorteilhaft sein können. Es kann den Stoffwechsel anregen und die Gewichtabnahme fördern, wenn es gegen die ungesättigten Fette ausgetauscht wird, und es wirkt auch als Antioxidans.

Für Menschen mit einer Hypothyreose kann es vorteilhaft sein, Kokosöl in den täglichen Speiseplan aufzunehmen, um mehr Energie und ein gesundes Gewicht zu fördern. Vier Esslöffel täglich scheinen die optimale Menge für Erwachsene zu sein. Kokosöl kann Butter in vielen köstlichen Rezepten ersetzen und statt Sahne in den Tee gegeben werden. Auch innerlich angewendet wirkt es feuchtigkeitsspendend für die Haut.

> 50 % (höchster Wert)	*20–50 % (höherer Wert)*	*10–20 % (hoher Wert)*
Traubenkernöl	Sesamöl	Hühnerfett
Maisöl	Samen und Kerne	Mandelöl
Walnüsse	Margarine	Rapsöl
Baumwollsamenöl	Pecannüsse	Leinsamenöl
Sojaöl	Erdnussbutter	Cashewkerne
	Pistazien	Entenfett
		Schinkenfett
		Schmalz

Nahrungsmittel mit hohem Prozentsatz an Kalorien aus Omega-6-Fettsäuren

Geringster Wert (< 2 %)	*Geringer Wert (2–5 %)*	*Mittlerer Wert (5–10 %)*
Kokosöl	Mais	Olivenöl
Rippchen	Sonnenblumenöl	Gänsefett
Milch	Butter	Avocado
Rindfleisch	Rindfleisch	Oliven
Macadamianüsse	Sahne	Schinken
Hühnchen (ohne Haut)	Kakaobutter	Eier
	Karotten	Schweinekotelett
Lamm	Naturreis	Popcorn
Käse	Mehl	Hafer
Maisgrütze		
Rote Bete		
Kokosmilch		
Reis		
Lachs		
Yams		
Kartoffeln		
Meeresfrüchte		

Nahrungsmittel mit geringem bis mittlerem Gehalt an Omega-6-Fettsäuren (Prozentangaben der Gesamtkalorienzahl, die von Omega-6 stammt)

Kokosöl ist durch die mittelkettigen Triglyceride sehr stabil und bildet beim Erhitzen keine trans-Fette. Es ist also das Öl der Wahl zum Kochen und Braten. (Da Kokosöl ein gesättigtes Fett ist, ist es bei Zimmertemperatur fest. Bitte bewahren Sie es nicht im Kühlschrank auf, sonst müssen Sie es aus dem Glas meißeln; Anm. d. Übers.) Zudem hat es antivirale, fungizide und antibakterielle Eigenschaften.

Olivenöl extra vergine hat einen hohen Gehalt an einfach ungesättigten Fettsäuren und wenig mehrfach ungesättigte. Es wird für Salatsoßen und zur Mayonnaiseherstellung empfohlen. Zum Kochen oder Braten sollte man es nicht verwenden, da das einfach ungesättigte Fett bei hohen Temperaturen oxidieren kann.

Dorschleberöl ist eine großartige Omega-3-Quelle und kann für Marinaden und zum Kochen verwendet werden.

Entzündungsmarker im Blut

Das C-reaktive Protein und Homocystein sind unspezifische Entzündungsmarker, die aus dem Blut getestet werden können.

Zusammenfassung des Kapitels

- Industriell hergestellte Pflanzenöle sind entzündungsfördernd.
- Verwenden Sie Kokosöl, Olivenöl extra vergine und Dorschleberöl.
- Erwägen Sie die Einnahme von Fischöl als Supplement.

*„Übel kommt geritten,
geht aber weg mit Schritten."*

(Sprichwort, Ursprung unbekannt)

9. Infektionen

Um die Grundursache einer Krankheit herauszufinden, müssen wir so lange Fragen stellen, bis wir die richtige Antwort gefunden haben. Aus diesem Grund wissen wir heute, dass es zu einer Hypothyreose kommt, weil die Schilddrüse zerstört wird, und dass das wiederum durch Autoantikörper bedingt ist. Warum aber bildet das Immunsystem Antikörper?

Schauen wir uns die aktuellen Theorien zur Autoimmunität an: Die klassischen Theorien besagen, dass Pathogene (Krankheitserreger) bei der Entwicklung von Autoimmunerkrankungen eine Rolle spielen.

Molekulare Mimikry

Außer durch oxidative Schädigung aufgrund eines Jodüberschusses können Immunzellen auch infolge viraler oder bakterieller Infektionserreger zur Schilddrüse gelockt werden. Diese befallen entweder die Schilddrüsenzellen und müssen beseitigt werden oder sie sehen ihnen ähnlich und es kommt zur sogenannten „molekularen Mimikry".

Ein Antigen ist eine Substanz, die zur Bildung von Antikörpern führt. Als molekulare Mimikry wird die Theorie bezeichnet, dass Bakterienzellen oder andere mikrobielle „Auslöser" so ähnlich aussehen wie die Zellen, die zu unserer Physiologie gehören – eben wie „Auto"-Antigene.

Kommt es zu einer Infektion, werden diese infektiösen Zellen als fremd erkannt. Das ist eine großartige Sache, um Infektionen zu beseitigen, doch manchmal zielt das Immunsystem auf Proteine in diesen Zellen, die den Proteinen der körpereigenen Zellen gleichen. Dabei kommt es versehentlich zu einer Kreuzreaktion mit unseren „Auto"-Antigenen, also unseren eigenen Zellen. Man nimmt an, dass eine solche Verwechslung den Beginn des Autoimmunprozesses auslöst.

Ein Beispiel dafür ist der *Streptococcus pyogenes*. Dieses Bakterium verursacht die übliche Halsentzündung, die man als Streptokokken-Infektion kennt. In manchen Fällen, insbesondere dann, wenn nicht mit Antibiotika behandelt wird, greift das Immunsystem innerhalb von zwei bis drei Wochen die Streptokokken an.

Leider hat ein Bestandteil der bakteriellen Zellwand Ähnlichkeit mit der Zellwand der menschlichen Herzklappen. Das wiederum führt dazu, dass das Immunsystem bei einer Verwechslung die Herzklappen des Betroffenen angreift. Diese Reaktion kennt man als rheumatisches Fieber, sie macht oft eine Herzklappentransplantation notwendig, kann aber auch tödlich ausgehen. Arnold Schwarzenegger ist wahrscheinlich der bekannteste Patient, der infolge dieser Infektion neue Herzklappen brauchte.

Der „Zuschauer-Effekt"

Hierbei handelt es sich um eine weitere klassische Autoimmun-Theorie, die dafür spricht, dass die Bakterien die „Auto"-Antigene während einer Infektion schädigen und dem Immunsystem „präsentieren". In diesem Fall wird den „Auto"-Antigenen die „Schuld" zugeschoben und sie werden zur Zielscheibe des Immunsystems.

Diese Theorie legt nahe, dass es eventuell aufgrund einer viralen, zellschädigenden Schilddrüseninfektion zum Autoimmunprozess gekommen ist. Solche Infektionen verlaufen häufig „stumm", ohne dass der Betroffene überhaupt weiß, dass er eine Infektion hat. Die Erstinfektion tritt den Autoimmunprozess los. Es ist möglich, dass diese Infektionsarten als vorübergehende Schilddrüsenentzündung beginnen – wie eben bei einer stummen Thyreoiditis –, sich unter den „richtigen" Bedingungen jedoch zu einer chronischen Autoimmunthyreoiditis wie Hashimoto entwickeln. Wir werden in den nachfolgenden Kapiteln diese Gründe genauer beleuchten.

Infektionen

Verschiedene Krankheitserreger – von Bakterien, Viren und Pilzen bis hin zu Parasiten – waren bereits im Gespräch und sollen bei der Entwicklung einer Hashimoto-Thyreoiditis eine Rolle spielen. Laut Dr. Trevor Marshall von der Abteilung für öffentliche Gesundheit ist es nicht nur ein Bakterien- oder Virustyp, der den Autoimmunprozess auslöst, sondern ein ganzer Reigen aus vorhandenen Erregern; manchmal wird das Ganze durch eine fehlende symbiotische Spezies erschwert, die wiederum die Art der sich entwickelnden Autoimmunerkrankung bestimmt:

Erreger A + Erreger B = Krankheit C
Erreger D + Erreger E – Erreger F = Krankheit G

Dr. Marshall und seine Kollegen haben im Speichel von Menschen mit einer Autoimmunerkrankung verschiedene virale, bakterielle und mykotische Antigene gefunden. Diese Menschen zeigen keine Anzeichen oder Symptome einer Infektion, doch das Agens übernimmt die Herrschaft in ihrem Körper.

Welche Bakterien und Viren gehen mit Hashimoto einher?

Eine ganze Reihe bakterieller Infektionen sind in die Auslösung einer Autoimmunthyreoiditis verwickelt, darunter *Helicobacter pylori* (dasselbe Bakterium, das auch Magengeschwüre verursacht), *Borrelia burgdorferi* (das mit der Lyme-Borreliose einhergeht) und *Yersinia enterocolitica.*

Bei Hashimoto-Patienten wurden 14-mal häufiger *Yersinia*-Antikörper festgestellt (die auf eine Belastung hinweisen) als bei Menschen, die nicht an Hashimoto erkrankt sind. Die Zellmembranen von *Yersinia* enthalten eine Stelle, die TSH bindet und machen den Erreger – aufgrund der Theorie der molekularen Mimikry – zum Hauptverdächtigen. Infektionen mit diesem Bakterium können die Bildung von Antikörpern gegen Stellen hervorrufen, die TSH-Rezeptoren erkennen und stimulieren, so wie TPO und Thyreoglobulin. Menschen können sich durch kontaminiertes Fleisch, Geflügel, Milchprodukte und Meeresfrüchte (insbesondere Austern) eine Infektion mit *Yersinia enterocolitica* zuziehen. Eine Verbraucherschutzgruppe stellte 2012 fest, dass 67 Prozent des in den USA verkauften Schweinefleischs mit *Yersinia* belastet war.

Ärzte können *Helicobacter pylori* im Blut und durch einen Atemtest feststellen. Auch für Borrelien gibt es einen Bluttest, wohingegen Yersinien nur durch eine umfangreiche Stuhluntersuchung zu finden sind, wobei die Yersinien-Untersuchung nicht automatisch gemacht wird, sondern explizit verlangt werden muss. Hinzu kommt, dass auch andere Viren wie das Coxsackie-Virus, das Hepatitis-C-, HTLV-1- (humanes T-lymphotropes Virus 1), das Entero-, Rötel-, Mumps, Parvo- und das

Epstein-Barr-Virus (das das Pfeiffer-Drüsenfieber verursacht), ebenfalls verwickelt sind.

Antikörper, die auf eine Belastung mit diesen Viren hinweisen, wurden bei Hashimoto-Patienten im Vergleich zu gesunden Kontrollgruppen häufiger gefunden. Interessanterweise verursacht das Epstein-Barr-Virus auch die Bildung von Antikörpern gegen T_3. Dies zeigt sich dann im Labortest als erhöhtes (gebundenes) T_3, aber niedriges freies T_3.

Laut Dr. Brownsteins Befunden liegen vielen Autoimmunerkrankungen Infektionen zugrunde; diese können zur Ursache der Autoimmunerkrankung gehören. Behandelt man diese Infektionen, bessern sich viele Symptome oder lösen sich auf.

Zu den Erregern, die Dr. Brownstein bei Hashimoto und anderen Autoimmunerkrankungen gefunden hat, gehören *Borrelia burgdorferi*, *Brucella*, *Candida albicans*, Chlamydien, *Coxiella*, Pilze, Hepatitis B, *Mycobacterium tuberculosis*, Mycoplasmen, *Neisseria*, das Parvovirus, *Staphylococcus aureus*, *Streptococcus*, *Treponema pallidum* sowie bestimmte andere Viren. Forscher haben Mykoplasmen, Candida und das Epstein-Barr-Virus als diejenigen Infektionen ausgemacht, die am häufigsten mit einer Hashimoto-Thyreoiditis einhergehen.

„Entführer"

Bakterien und Viren haben die Möglichkeit, unser Immunsystem zu ihrem eigenen Schutz zu verändern und sich in unserem Körper zu „maskieren“. Sie schicken dem Immunsystem Botschaften, die es daran hindern, sie zu zerstören. So kann sich ein Krankheitserreger in einem der Zielorgane eines Autoimmunangriffs „verstecken“, das Organ schädigen und eine Entzündung verursachen. Das Immunsystem erkennt die Entzündung und greift nun stattdessen das Gewebe des betroffenen Organs an.

Das Epstein-Barr-Virus verursacht das Pfeiffer-Drüsenfieber, eine schwächende Virusinfektion, die unter Studenten häufig vorkommt und auch als „Kuss-Krankheit“ bekannt ist, da die Übertragung durch den Speichel des Infizierten stattfindet.

Spezifische Immunzellen, die T-Zellen CD8+, werden zur Bekämpfung des Epstein-Barr-Virus gebraucht, doch ihr Spiegel kann bei manchen Menschen zu Beginn der Erkrankung niedrig sein. (CD8+ vermindern sich mit zunehmendem Alter, bei Frauen und einem niedrigen

Vitamin-D-Spiegel sind sie niedriger). Ist die Anzahl dieser Abwehrzellen gering, kann sich das Epstein-Barr-Virus in unseren Organen (zum Beispiel der Schilddrüse) einnisten, das Organ im Grunde genommen „kapern" und zwingen, das Virus zu verstecken und es zu vervielfältigen.

Die Behandlung von Infektionen

Neue Theorien besagen, dass nach Beseitigung des Antigens (des Auslösers) die Antikörperbildung eingestellt wird und der „unschuldige" Teil des Körpers (im Falle von Hashimoto die TPO-Enzyme) nicht länger Zielscheibe sind.

Da Jod als einer der Auslöser von Hashimoto identifiziert ist, wird Patienten geraten, die Jodzufuhr zu reduzieren. Dadurch wird die Bildung von TPO verhindert, das nur als „Zuschauer" fungiert und bei jeder Freisetzung vom Immunsystem angegriffen wird. Die Einschränkung der Jodzufuhr verhindert auch die Jodierung von Thyreoglobulin, das dadurch mit geringerer Wahrscheinlichkeit vom Immunsystem ins Visier genommen wird. Bei anderen Menschen sind funktionsgestörte Nebennieren ein Auslöser, und Faktoren, die die Nebennieren unter Stress setzen, müssen beseitigt werden, damit der Körper gesund werden kann.

Sobald eine Infektion erfolgreich bekämpft wurde, sollten TPO keine Auslöser mehr sein, wenn das Immunsystem erkennt, dass die Infektion beseitigt ist. Somit kann die Infektionsbehandlung zur Ausheilung von Hashimoto beitragen. In anderen Fällen muss das Immunsystem eventuell „neu gestartet" werden, wenn die Infektion beseitigt ist.

Natürliche Substanzen zur unterstützenden Infektionsbekämpfung

- Probiotika
- Kokosöl, extra vergine
- ganze Knoblauchzehen
- fermentierte Nahrungsmittel
- Glycyrrhizin (Süßholz)
- Quercetin
- N-Acetylcystein
- Coenzym Q10
- Kurkuma
- Oreganoöl

Antibiotika bei Autoimmunerkrankungen

Diabetes-Typ-1-Studien an Mäusen ergaben, dass der Einsatz mancher Antibiotika die Entwicklung dieses Diabetes tatsächlich verhindern konnte (die in der Studie untersuchten Antibiotika waren Fusidinsäure, Colistin, Bactrim® und Doxycyclin).

Zahlreiche bakterielle Erreger sind auch mit der Auslösung von Hashimoto in Zusammenhang gebracht worden. Dazu gehören *Yersinia enterocolitica*, *Mycobacterium avium ssp. paratuberculosis* (MAP) und *Helicobacter pylori*. Bei MAP und *H. pylori* gilt das auch für Morbus Basedow, ebenfalls eine Autoimmunerkrankung der Schilddrüse, die eine Hyperthyreose (Überfunktion) verursacht. Interessanterweise haben sich zwei der Medikamente der Basedow-Therapie, Propycilthiouracil, ein Thioharnstoff-Derivat, und Methimazol, auch bei MAP als antibakteriell wirksam erwiesen.

Dr. Brownstein berichtet, dass die meisten autoimmunen Schilddrüsenstörungen durch Infektionserreger verursacht werden und testet seine Patienten auf verborgene Infektionen. Sein Behandlungsplan bei Autoimmunerkrankungen der Schilddrüse sieht eine gepulste Antibiotika-Therapie vor – zum Beispiel mit Doxycyclin –, wenn Infektionen vorhanden sind. (Gepulst bedeutet, dass das Medikament eine Zeit lang eingenommen wird, es folgt eine Pause, dann wird es wieder eingenommen und wieder abgesetzt usw.; Anm. d. Übers.)

Bei manchen Menschen haben sich nach eigener Aussage die TPO-Antikörper infolge der Einnahme von Doxycyclin normalisiert, das gegen *Yersinia enterocolitica* sowie andere Gram-negative Bakterien wirksam ist. Andere Hashimoto-Patienten berichten, dass es ihnen nach Doxycyclin und antiviralen, antimykotischen und antiparasitären Medikamenten sowie Phytotherapeutika besser geht.

Lassen Sie sich von Ihrem Arzt auf Infektionen untersuchen und nehmen Sie Antibiotika mit Bedacht ein, da sie unglaublich gefährlich sein können, wenn sie nicht richtig eingenommen werden. Es gibt eine Vielzahl verschiedener Antibiotika, von denen sich jedes gegen eine andere Gruppe von Bakterien richtet und seine eigenen Nebenwirkungen hat. Wenn Sie Antibiotika aufs Geratewohl einnehmen, ohne die Ursache Ihrer Infektion zu kennen, kann das versehentlich zur Zerstörung der nützlichen Darmflora führen. Nehmen Sie unbedingt auch Probiotika während der Antibiotikatherapie zu sich, jedoch nicht zeitgleich mit dem Antibiotikum, damit die nützlichen Bakterien nicht unabsichtlich auch zerstört werden. Ihre Apotheke kann Ihnen sagen, welche Halbwertszeit Ihr Antibiotikum hat und Ihnen mit der optimalen Einnahmezeit für die Probiotika behilflich sein.

Parasiten

Parasiten wie Würmer, Egel und Protozoen sind bei Patienten mit Hashimoto, Fibromyalgie und anderen Autoimmunerkrankungen durchaus anzutreffen. Obwohl wir meist denken, dass Parasiten häufiger ein Problem in Drittweltländern sind, kommen sie überraschenderweise auch in der amerikanischen Bevölkerung vor. Der Parasitologe Dr. Omar Amin schätzt, dass jeder dritte Amerikaner eine Parasiteninfektion hat. Er empfiehlt allen Menschen, die an einer Barrierestörung der Darmschleimhaut, Verdauungsproblemen, Allergien, Müdigkeit, einem Reizdarmsyndrom, Gasbildung, Blähbauch, Krämpfen und anderen Magen-Darm-Symptomen leiden, sich auf Parasiten untersuchen zu lassen.

Es gibt Standardbluttests auf Parasiten (spezielle Parasitentests muss man eigens verlangen), Stuhltests auf Parasiteneier sowie die Endoskopie/Koloskopie (Darmspiegelung), bei der ein Rohr in den Darm zur Untersuchung seines Inhalts eingeführt wird.

Eine umfangreiche Stuhlanalyse ist bei der Suche nach Parasiten die sinnvollste Untersuchung, doch oft muss man die Analyse für bestimmte Parasiten gesondert in Auftrag geben, da diese im Standardprogramm nicht enthalten sind. Im Labor wird der Stuhl auf Parasiten und eventuell vorhandene Anzeichen (wie Eier) untersucht. Neuere Methoden arbeiten mit der DNS-Analyse.

Der Stuhltest hat natürlich auch seine Grenzen, da die Parasiten zum Zeitpunkt der Untersuchung möglicherweise gerade nicht in den Stuhl ausgeschieden wurden. Daher werden von den Gesundheitsbehörden bei Verdacht auf Parasiten mindestens drei Stuhluntersuchungen empfohlen. Zudem gibt es unzählige verschiedene Parasitenarten, die den Menschen infizieren können, doch oft testen die Labors nur auf wenige verschiedene Spezies.

Ein negatives Untersuchungsergebnis ist nicht immer eindeutig. Manche Patienten mit Autoimmunerkrankungen und anderen gesundheitlichen Problemen berichteten, dass ihre Tests in Bezug auf Parasiten zwar negativ waren, sie aber im Rahmen eines gezielten Reinigungsprogramms Parasiten ausgeschieden haben.

Außerdem bieten nicht alle Labors die gleichen Analysen an; manche sind für die Untersuchung auf Parasiten besser ausgerüstet als andere. Das von Dr. Amin betriebene Labor ist auf eine umfassende Parasitentestung eingerichtet. Zudem werden dort auch Untersuchungen auf andere Ursachen von gastrointestinalem Stress, zum Beispiel Candida, bakterielle Infektionen und opportunistische Bakterien durchgeführt. (Opportunistische Erreger treten nur dann auf, wenn das Abwehrsystem schon durch eine andere Erkrankung stark geschwächt ist. Bei intakter Immunabwehr hätten sie keine Chance; Anm. d. Übers.)

Die Hashimoto-Thyreoiditis geht mit einer Fehlfunktion des Immunsystems, einer Barrierestörung des Darms und einer Nährstoffverarmung einher. Parasiten können eine Verschiebung des immunologischen Gleichgewichts bewirken und sowohl eine Darmdurchlässigkeit als auch eine

Kräuter gegen Parasiten

- Aloe (*Aloe barbadensis*) (Es gibt mehrere Hundert verschiedene Aloe-Arten, Aloe ist also nicht gleichbedeutend mit Aloe vera; Anm. d. Übers.)
- Anis (*Pimpinella anisum*)
- Berberitze (*Berberis vulgaris*)
- Schwarze Walnuss (*Juglans nigra*)
- Cashewkern (*Anacardium occidentale*)
- Krauseminze (*Mentha crispa*)
- Knoblauch (*Allium sativum*)
- Orangenwurzel (*Hydrastis canadensis*)
- Grapefruitsamenextrakt (*Gynandropis gynandra*)
- Mahonie (*Berberis aquifolium*)
- Papaya (*Carica papaya*)
- Granatapfel (*Punica granatum*)
- Kürbissamen (*Curcubitae semen*)
- Basilikum (*Ocimum basilicum*)
- Thymian (*Thymus vulgaris*)
- Kurkuma (*Curcuma longa*)
- Einjähriger Beifuß (*Artimisia annua*)

Nährstoffverarmung im Körper hervorrufen. Alle diese Faktoren scheinen bei Hashimoto vorzuliegen; die Rolle von parasitären Infektionen als potenzieller Auslöser von Hashimoto zu erforschen, könnte eine kluge Entscheidung sein.

Ein gestörtes Immunsystem, Nährstoffverarmung, Magensäuremangel und zu wenig förderliche Darmbakterien machen Hashimoto-Patienten besonders anfällig für Parasitenbefall. Parasiten kann man sich auf Auslandsreisen zuziehen, aber auch von heimatlichen Böden und Gewässern, durch Fleisch und Haustiere bekommen.

Zu den Symptomen einer Parasiteninfektion gehören Durchfälle im Wechsel mit Verstopfung, Verdauungsprobleme, Hämorrhoiden, Schmerzen beim Stuhlgang, Schleim im Stuhl, Gasbildung, Blähbauch, Afterjucken sowie Vitamin- und Mineralstoffmangel. Manche Betroffene berichten auch von Schlafstörungen und Unverträglichkeit bestimmter Nahrungsmittel. Parasiten können sich jedoch auch im Körper aufhalten, ohne irgendwelche Symptome zu verursachen.

Antiparasitika sind verschreibungspflichtig und bei einer positiven Untersuchung auf Parasiten sollte man sich von seinem Arzt das entsprechende Medikament verschreiben lassen. (In den USA veranlassen viele Patienten solche Tests häufig selbst und wenden sich erst mit dem Ergebnis an ihren Arzt. Hierzulande lohnt es sich, den Arzt darauf anzusprechen; bei einem positiven Befund folgt automatisch die entsprechende Therapie; Anm. d. Übers.).

Auch gegen Parasiten gibt es natürliche Mittel, und viele Menschen haben schon festgestellt, dass die Symptome ihrer Autoimmunerkrankung sich durch die Anwendung entsprechender natürlicher Reinigungsprodukte bessern.

Parasiten-Reinigung

Einfache Kohlenhydrate, raffinierte Nahrungsmittel, Säfte und Milchprodukte sowie Obst können die Verbreitung von Parasiten fördern und sollten im Verdachtsfall gemieden werden.

Zu den Substanzen, die nachweislich zur Beseitigung von Parasiten beitragen und mit der Nahrung aufgenommen werden können, gehören roher Knoblauch, Kürbiskerne, Granatäpfel, Rote Bete und Karotten. Auch Ballaststoffe können die Ausscheidung von Würmern unterstützen. Papaya-Samen und Papaya-Extrakt (Papain) sind dabei hilfreich und sorgen auch dafür, dass das Darmmilieu in natürlichem saurem Zustand bleibt. Probiotika, Zink und Vitamin C gelten ebenfalls als hilfreich, indem sie die Wiederherstellung der Immunfunktion unterstützen.

Auch bestimmte Kräuter dienen zur Beseitigung von Parasiten und sind in zahlreichen Mischungen und Mengen in entsprechenden Rezepturen enthalten. (Lassen Sie sich von einem in Kräuterheilkunde bewanderten Arzt oder von Ihrem Apotheker entsprechend beraten; Anm. d. Über.) Die Kräuter sind nicht frei von Nebenwirkungen und sollten mit Bedacht verwendet werden, vorzugsweise unter fachkundiger Anleitung.

Zusammenfassung des Kapitels

- Autoimmunerkrankungen können durch Infektionen ausgelöst werden.
- Hashimoto steht mit vielen Arten von Infektionen in Zusammenhang.
- Lassen Sie sich auf parasitäre, bakterielle, virale und mykotische Infektionen untersuchen.
- Hashimoto-Patienten haben aufgrund der Verdauungsstörungen ein höheres Risiko für Parasiteninfektionen.
- Beseitigen Sie die Infektionen.

*„Das Jetzt bestimmt nicht,
wohin Sie gehen können,
sondern nur, von wo aus Sie starten."*

Nido Qubein

10. Das Gleichgewicht des Immunsystems

Henne oder Ei?

Eine alternative Theorie in Bezug auf erregerbedingte Autoimmunprozesse besagt, dass wir Krankheitserreger infolge dieses Prozesses nicht mehr ausreichend kontrollieren können und das wohl der Grund ist, warum Menschen mit einer Autoimmunerkrankung häufiger positiv auf diverse Erreger getestet werden als Menschen, die nicht an einer Autoimmunerkrankung leiden. Im Hinblick auf das Therapieziel sehen wir uns immer die in Mitleidenschaft gezogenen Systeme an. Wissenschaftler suchen im Ungleichgewicht des Immunsystems nach potenziellen Möglichkeiten, auf eine Autoimmunerkrankung einzuwirken.

Das Immunsystem – ein Überblick

Die weißen Blutkörperchen (Leukozyten) sind Immunzellen, die uns gegen fremde Eindringlinge und Infektionen verteidigen. Sie werden im (roten) Knochenmark gebildet und können sich zu verschiedenen Zellarten entwickeln, auch zu Lymphozyten (Lymphzellen).

Diese wiederum differenzieren sich weiter zu B-Zellen (sie bilden Antikörper, die Erreger markieren, indem sie sie binden, um ihre Zerstörung zu unterstützen), zu natürlichen Killerzellen (deren Ziel infizierte Zellen oder Krebszellen sind) und zu T-Zellen. Die T-Zellen bilden die Hauptgruppe der an der Verteidigung des Wirtsorganismus beteiligten Zellarten; sie bekämpfen Erregerinvasionen (wie unsere Freunde, die T-Zellen namens CD8+) und Autoimmunprozesse (hier insbesondere die T-Helferzellen, abgekürzt als TH).

Als Reaktion auf Bedrohungen kann das Immunsystem selbst entscheiden, welche Zellarten zu bilden sind. Am Anfang sind alle TH-Zellen harmlose T-Helferzellen und werden im (roten) Knochenmark gebildet. Sie differenzieren sich zu drei verschiedenen Zellarten weiter: TH1-Zellen als Reaktion auf Bakterien und Viren, TH2-Zellen bei Parasiten und TH17-Zellen bei Pilzinfektionen. Zusätzlich bildet der Thymus regulatorische T-Zellen, die für die Unterdrückung der Immunreaktion und die Selbsttoleranz verantwortlich sind.

Jede T-Zellart bildet unterschiedliche Interleukine (IL), die bei verschiedenen Immunprozessen als Signalmoleküle auftreten und auch Signale an den Thymus senden, wenn weitere Verstärkung benötigt wird, um die Eigenproduktion zu stimulieren und die Bildung anderer Zytokine zu unterdrücken (d. h. TH1-Zytokine stimulieren die eigene Bildung und unterdrücken die Bildung von TH2-Zytokinen und umgekehrt). Unter normalen Umständen besteht ein Gleichgewicht zwischen diesen beiden Zellarten, das jedoch bei Autoimmunerkrankungen gestört wird.

TH1

TH1-Zellen gehören zum sogenannten zellulären oder zellvermittelten Immunsystem und bilden unsere Verteidigungslinie gegen intrazelluläre Krankheitserreger, also solche, die in unseren Zellen leben und sich dort vermehren, z. B. Viren und manche Bakterienarten. Diese Art der Immunreaktion beseitigt virusinfizierte Zellen am effektivsten, sie ist jedoch durch die Lymphozyten auch an Reaktionen auf Pilze, Protozoen (tierische Einzeller), Krebszellen und intrazellulären Bakterien beteiligt. Die Abstoßungsreaktion von transplantierten Organen erfolgt ebenfalls über die zellvermittelte Immunität.

Die zellvermittelte Immunität ist eine Immunreaktion, bei der keine Antikörper gebildet werden. Stattdessen kommt es zur Aktivierung verschiedener Zellarten wie Phagozyten, natürlichen Killerzellen (NK) und Antigen-spezifischen zytotoxischen T-Lymphozyten, die viral sowie bakteriell infizierte Zellen und Krebszellen angreifen und vernichten. Zu einer unzureichenden TH1-Reaktion kommt es bei chronischen Infektionen und Krebs.

Dieser Zweig des Immunsystems bildet TFN-alpha (Tumornekrosefaktor alpha), Interferon (INF) gamma, IL-2 und IL-12, die die natürlichen Killerzellen sowie die zytotoxischen Zellen stimulieren und auch

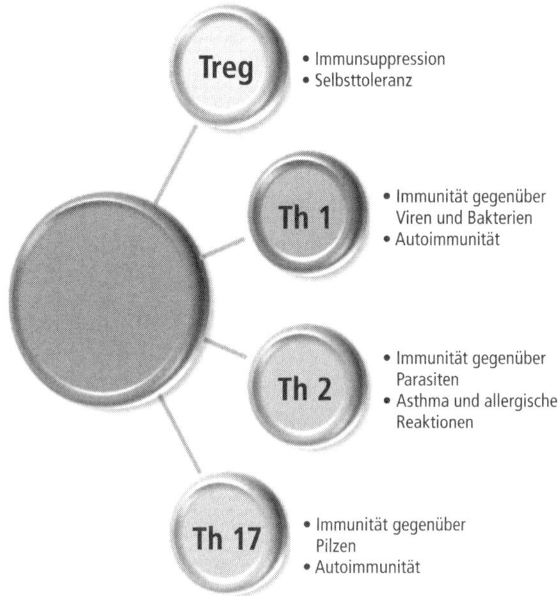

Abb. 7: Zelldifferenzierung der T-Helferzellen
Adaptiert aus Sanna Filén S. Lahesmaa R. GIMAP Proteins in T-Lymphocytes, Journal of Signal Transduction, Bd. 2010, 2010.

entzündungsfördernd sind. Die TH1-Immunreaktion geht mit Entzündungen und mit einer Hypersensibilität vom verzögerten Typ sowie mit IgG2-Antikörpern einher, die bei Hashimoto gebildet werden. Bei Hashimoto wurde eine TH1-Dominanz, in schwereren Fällen sogar eine markante Erhöhung der TH1-Zellen festgestellt.

Bestimmte immunmodulierende Arzneimittel auf der Basis natürlich vorkommender TH1-Substanzen, einschließlich Interferon (das zur Behandlung von Hepatitis eingesetzt wird) und TH2 (zu Behandlung von Melanomen) stehen mit der Entwicklung der Hashimoto-Thyreoiditis in Zusammenhang. Diese Arzneimittel unterdrücken die regulatorischen T-Zellen und schalten auf die TH1-Bildung um.

TH2

Unter dem TH2-Weg versteht man die sogenannte humorale (die Körperflüssigkeiten betreffende) Immunität. Der Name kommt daher, dass extrazelluläre Substanzen, also solche, die sich außerhalb unserer Zellen in unseren Körperflüssigkeiten befinden, daran beteiligt sind.

Dieser Weg wird aktiviert, wenn Parasiten vorliegen, zum Beispiel Würmer, die die Regionen um unsere Zellen befallen. Dann werden folgende Zytokine gebildet: IL-4, IL-5, IL-9 und IL13. Diese Interleukine unterdrücken die Bildung der entzündungsfördernden TH1-Zytokine und stimulieren die Bildung von B-Zellen. Die B-Zellen sind für die Antikörperbildung zur Markierung der Eindringlinge und für die Steuerung der Immunreaktion verantwortlich.

Ein überaktives TH2-System steht mit IgE-vermittelten allergischen Reaktionen in Zusammenhang, zum Beispiel den sehr lästigen jahreszeitlich bedingten Pollenallergien sowie den lebensbedrohlichen anaphylaktischen Reaktionen auf Bienenstiche, Meeresfrüchte und Nüsse.

TH17

Erst kürzlich wurde entdeckt, dass TH17-Zellen in Autoimmunerkrankungen verwickelt sind. Sie werden aktiviert, wenn extrazelluläre Mikroben vorliegen, also solche, die außerhalb der Zellen leben, z. B. Pilze und manche Bakterien.

Diese Zellen bilden IL-17 und IL-23, entzündungsfördernde Zytokine gegen pathogene (krankheitserregende) Arten von Citrobacter, *Klebsiella pneumoniae* sowie *Candida albicans* und können einen Autoimmunprozess auslösen.

IL17a ist ein entzündungsförderndes Zytokin und wirkt sich direkt toxisch auf die Zellen aus, mit denen es in Berührung kommt. Die Aktivierung von TH17 ist sowohl bei Hashimoto als auch bei Morbus Basedow beteiligt.

Regulatorische T-Zellen (T_{reg})

Diese Zellen wurden früher als T-Suppressorzellen bezeichnet und ihre Rolle besteht darin, das immunologische Gleichgewicht nach einer Infektion wiederherzustellen. Sie werden im Thymus gebildet, haben eine entzündungshemmende sowie immunsuppressive Wirkung und fördern die Immuntoleranz gegenüber körpereigenen Strukturen und Substanzen. Regulatorische T-Zellen werden mit immunsuppressiven Zytokinen in Verbindung gebracht: TGF-Beta und IL10. Sie scheinen eine reziproke Beziehung zu TH17 zu haben, das bedeutet, je mehr TH17-Zellen vorliegen, desto weniger Zellen differenzieren sich zu regulatorischen T-Zellen. Es wurde festgestellt, dass sie (T_{reg}) bei Autoimmunerkrankungen, auch bei Hashimoto, vermindert sind, bei Krebs und Infektionen dagegen erhöht. Durch diesen Trick wird der Körper zur Bildung zusätzlicher regulatorischer T-Zellen gebracht, sodass sie sich, unbemerkt vom Immunsystem, integrieren können. Studien mit Mäusen ergaben, dass eine Abnahme von regulatorischen T-Zellen zur Hypothyreose führt.

Ungleichgewicht des Immunsystems

Unter normalen Umständen arbeiten alle Teile des Immunsystems bei der Bekämpfung einer Infektion zusammen. Ein gesundes Immunsystem ist in der Lage, unter den jeweiligen Zweigen für Ausgleich zu sorgen und rasch auf die Bildung der Zellarten umzuschalten, die bei der Bekämpfung einer Infektion am meisten gebraucht werden. Es ist auch in der Lage, die Bildung von „Kampfzellen" einzustellen, wenn sie nicht mehr benötigt werden. Ein Ungleichgewicht zwischen diesen Zweigen, egal welchen, führt zu Autoimmunerkrankungen, das heißt, eigene Strukturen werden nicht mehr erkannt.

So wurden die meisten Autoimmunerkrankungen mit einem immunologischen „Ungleichgewicht" erklärt. Eine Erhöhung von TH1 wurde zum Beispiel mit Hashimoto, eine Erhöhung von TH2 mit Morbus Basedow und Asthma in Verbindung gebracht. Das ist jedoch nicht bei allen Betroffenen der Fall; manche Hashimoto-Patienten bilden übermäßig viele TH2-Zellen oder weisen keine eindeutige Dominanz auf.

Ein Missverhältnis zwischen einem Übermaß an entzündungsfördernden Zytokinen aus dem TH1-, TH2- und/oder TH17-System und einer ungenügenden Menge immunsuppressiver Zytokine, die von regulatorischen T-Zellen gebildet werden, geht meist mit Autoimmunerkrankungen einher.

Stress, Schwangerschaft und Hormonschwankungen können mit einer Verschiebung des immunologischen Gleichgewichts einhergehen (mehr über das hormonelle Gleichgewicht erfahren Sie im Kapitel über die Auslöser).

Ein Mangel an Nebennierenhormonen kann ebenfalls zu einer Verschiebung in die TH1-Dominanz führen. Da die Nebennierenhormone bei Stress aufgebraucht werden, überrascht es nicht, dass die Entwicklung von Autoimmunprozessen oft mit Perioden von extremem und/oder anhaltendem chronischem Stress einhergeht. Die Bedeutung von Nebennieren und Stress bei der Entwicklung einer Hashimoto-Thyreoiditis wird im Kapitel über die Nebennieren besprochen.

Der TH2-Zweig des Immunsystems kann auch übermäßig aktiv werden, wenn es zum plötzlichen Anfluten von Insulin kommt (was zu einer erhöhten Produktion von B-Zellen führt).

Zellvermittelte Immunität (TH1-Dominanz)	*Humorale Immunität (TH2-Dominanz)*
Hashimoto-Thyreoiditis	Morbus Basedow
Multiple Sklerose	Asthma
Rheumatoide Arthritis	Lupus erythematodes
Morbus Crohn	saisonal bedingte Allergien
Diabetes vom Typ 1	Colitis ulcerosa
Psoriasis	
Riesenpapillenkonjunktivitis	

Bei vielen Autoimmunerkrankungen sind die zu TH2 (Antikörper-Produktion) differenzierten Zellen überrepräsentiert. Frauen, die 90 Prozent der von Autoimmunerkrankungen Betroffenen ausmachen, zeigen im Allgemeinen eine TH2-Dominanz. Bei der Hashimoto-Thyreoiditis scheint die Differenzierung zu TH1-Zytokinen vorzuherrschen.

Zytokin	*Hashimoto*	*gesunde Kontrollgruppe*	*Statistisch bedeutsam?*
IL-2	12,16 ± 0,66	7,36 ± 0,45	Ja
IFN-G	7,6 ± 0,33	5,09 ± 0,27	Ja
IL-12	3,57 ± 0,19	2,59 ± 0,23	Ja
IL-18	27,52 ± 1,75	15,16 ± 1,62	Ja

Zytokine bei Hashimoto
Adaptiert aus: Phenekos C, et al., Th1 and Th2 serum cytokine profiles characterize patients with Hashimoto's thyroiditis (Th1) and Graves' disease (Th2). Neuroimmunomodulation. 2004; 11(4): 209–13

In seinem Buch *Schilddrüsenunterfunktion und Hashimoto anders behandeln* (VAK, 2013) führt Dr. Datis Kharrazian aus, dass bei Hashimoto-Patientinnen beide Arten des Ungleichgewichts vorkommen können, die Mehrheit jedoch von einer TH1-Dominanz betroffen ist.

Studien ergaben, dass Hashimoto-Patienten vermehrt TH1-Zellen aufweisen, die das entzündungsfördernde Interferon gamma bilden sowie mehr IL-2-, IL-12- und IL-18-Zytokine, die ebenfalls von den TH1-Zellen gebildet werden. Außerdem wurde weniger IL-4 nachgewiesen, das von TH2 gebildet wird und vor entzündlichen Autoimmunerkrankungen schützt.

TH17-Zellen bei beiden Autoimmunerkrankungen der Schilddrüse

Bei Mäusen mit Hashimoto wurden TH1 und TH17 in den Schilddrüsenzellen gefunden und man debattiert, ob TH–17 Zellen ausschlaggebend für die Entwicklung von Hashimoto sind. Neuere Forschungsergebnisse weisen darauf hin, dass die Schäden bei der Entwicklung von Hashimoto eventuell eher von TH17 als von TH1 verursacht werden. Das würde erklären, warum manche Hashimoto-Patienten eine Mischung aus TH1- und TH2-Zellen mit keiner klar definierten Dominanz zeigen.

Immunmodulierende Substanzen

Einige natürliche Substanzen können das Immunsystem nachweislich in Richtung der Bildung von mehr TH1-Zellen verschieben, zum Beispiel Beta-Glucan-Pilze, Echinacea und Süßholzwurzel. Solche Produkte werden manchmal als „Immun-Booster“, d. h. „Immunstimulanzien“ beworben. Aus klinischen Studien geht hervor, dass leichte sportliche Betätigung, wie Walken, Tai Chi und entspannendes Yoga, sowie das Probiotikum *Lactobacillus plantarum* und Gyokuheifusan, eine Kräuterrezeptur aus der traditionellen chinesischen Medizin, nachweislich die Bildung von TH1 unterstützen. Dagegen fördern Substanzen wie Pinienrindenextrakt, Kurkumin (Kurkuma), grüner Tee und Resveratrol nachweislich die Bildung von TH2. Es wurde auch berichtet, dass der Körper bei intensiverer und länger andauernder sportlicher Betätigung mit einer erhöhten Bildung von TH2 reagiert.

Bei der Überaktivität eines Zweiges des Immunsystems lässt sich das Gleichgewicht eventuell durch Stärkung des zu wenig aktiven oder durch Schwächung des überaktiven Zweiges wiederherstellen.

Viele werden zwar zustimmen, dass das Verhältnis von TH1 zu TH2 bei Autoimmunerkrankungen „unausgeglichen" ist, doch wenn man blindlings versucht, das Gleichgewicht zu beeinflussen, kann man damit Schaden anrichten. Man muss schon wissen, welche Seite der Waage nach unten zeigt, wenn man das Gleichgewicht wiederherstellen möchte.

Stimuliert die Bildung von TH1-Zellen

- Ashwagandha (Schlafbeere, Winterkirsche)
- Astragalus (Tragantwurzel)
- Beta-Glucanpilze und andere
- Chlorella und andere Algenpräparate (Algen können einen hohen Jodgehalt haben)
- Echinacea
- entspannende Yoga-Übungen
- Glutathion
- Goldtüpfelfarn-Extrakt
- Gram-negative Bakterien (Endotoxine)
- immunstimulierende Pilze
- Melisse (Zitronenmelisse)
- Östrogen
- Panax Ginseng
- Selen
- Süßholzwurzel
- Viren

Stimuliert die Bildung von TH2-Zellen

- Alkohol
- Anatabin (gehört zu den Tabaknebenalkaloiden)
- Candida
- Cortisol
- DHEA
- Genistein
- Grüntee-Extrakt
- Kurkumin (Kurkuma)
- Lycopen
- Parasiten

Akupunktur

Berichten zufolge kann Akupunktur das Verhältnis von TH1 zu TH2 ausgleichen und sie erwies sich bei verschiedenen Problemen und Krankheiten als hilfreich, zum Beispiel bei Unfruchtbarkeit, Endometriose und Schmerzen sowie Autoimmunerkrankungen. Man glaubt, dass es durch Akupunktur zu körperlichen Reaktionen in den Nervenzellen kommt, die die Freisetzung von Zytokinen fördern und diese wiederum das Immunsystem regulieren. Neuere Studien konnten zeigen, dass Akupunktur den Ausgleich von TH1-Störungen unterstützt, indem sie TH2-Zytokine fördert und sich bei Überempfindlichkeitsreaktionen vom Typ IV wie der Hashimoto-Thyreoiditis als hilfreich erwies. Für alle Skeptiker, die gleich mit dem „Plazebo-Effekt" bei der Hand sind, sei erwähnt, dass zusätzlich zu den Patientenstudien viele dieser Studien mit Tieren, zum Beispiel Hunden, Ratten und Meerschweinchen, durchgeführt wurden.

Mein eigener TPO-Antikörpertiter sank nach den Akupunktur-Behandlungen von etwa 2000 auf Werte von gut 300. Sie blieben ein Jahr lang niedrig, stiegen aber wieder an, nachdem ich keine Akupunktursitzungen mehr hatte, als ich in einen anderen Bundesstaat umzog.

Zytokintests und Verhältnis der Zytokine

Zytokintests können von Ärzten und Patienten in Auftrag gegeben werden, um feststellen zu lassen, welcher Zweig des Immunsystems überaktiv ist. (In den USA ist es eher üblich, dass sich Patienten selbst um Tests kümmern, bei uns ist das eher Sache des Arztes. Doch auch hierzulande kann man Laboruntersuchungen in Auftrag geben, häufig gehen die Ergebnisse jedoch an den Behandler; Anm. d. Übers.)

Man kann die Zytokinwerte vor Behandlungsbeginn bestimmen lassen und den Test nach Abschluss der Behandlung wiederholen. Bitte bedenken Sie jedoch, dass diese Labors als Institutionen „nur zu Forschungszwecken" gelten, sie dürfen bei Krankheiten nicht mit Therapievorschlägen aktiv werden; daher werden die Kosten auch nicht von den Krankenversicherungen übernommen. (Das betrifft speziell die amerikanischen Verhältnisse; doch häufig werden auch bei uns Laborleistungen, die über das Standardprogramm hinausgehen, von den Versicherungen nicht übernommen. Besprechen Sie diesen Punkt mit Ihrem Arzt und eventuell auch mit Ihrer Versicherung; Anm. d. Übers.)

Im Labor untersucht werden bestimmte verschiedene von TH1 und TH2 gebildete Zytokine. Alternativ empfehlen manche Ärzte, eine oder mehrere Substanzen zu untersuchen, die entweder stärkend auf TH1 oder TH2 wirken. Die Theorie dahinter: Nimmt man eine TH1-stärkende Substanz ein und fühlt sich besser, muss das TH2-System überaktiv sein, geht es einem schlechter, ist das TH1-System überaktiv. Zu den Symptomen, auf die man achten sollte, gehören Herzklopfen, Angstzustände, Zittern, Schlafstörungen, Reizbarkeit und/oder übermäßiges Schwitzen. Das sind Zeichen einer Hyperthyreose, die auftreten, wenn infolge einer zunehmenden Zerstörung der Schilddrüse zu viele Schilddrüsenhormone in kurzer Zeit ins Blut gelangen.

Manche Patienten mögen zwar das Gefühl haben, dass es ihnen nach einem solchen Test besser oder schlechter geht, ich persönlich glaube jedoch, dass es für viele wichtig ist, eine Verschlechterung oder Verbesserung des Zustands durch objektive Messungen feststellen zu lassen.

Manche Fachleute schlagen die Einnahme einer Mischung vieler verschiedener Nahrungsergänzungen vor, mit deren Hilfe versucht werden soll, das Gleichgewicht zwischen TH1 und TH2 wiederherzustellen. Das mag für einige, aber nicht für alle Hashimoto-Patienten hilfreich sein.

Hinzu kommt, dass eine dauerhafte Einnahme von Nahrungsergänzungen zur „Dimmung" der Immunreaktion zwar eventuell die Behandlung der Symptome unterstützt, zur Ursache der Hashimoto-Thyreoiditis dringt man jedoch nicht vor. Auch wurden bei den meisten Autoimmunerkrankungen TH17-Zellen gefunden und sie scheinen die Bildung der regulatorischen T-Zellen zu unterdrücken.

Wissenschaftler empfehlen nun eine entzündungshemmende Immunmodulation, die auf die Bildung von zusätzlichen regulatorischen T-Zellen ausgerichtet ist und nicht darauf, das Verhältnis von TH1 zu TH2 zu beeinflussen. Dieses sollte vielmehr über eine erhöhte Anzahl von T_{reg} ausgeglichen werden, die die Autoantigene durch Dämpfung des überaktiven Immunsystems unterdrücken sowie die Erkennung und Toleranz der körpereigenen Strukturen fördern.

Der entzündungshemmende Ansatz

Bei den Recherchen für meine eigene Genesung fand ich heraus, dass Rauchen das Hashimoto-Risiko senkt. Als ehemalige Raucherin, die versuchte, gesünder zu leben und nun „zum Dank“ mit einer Autoimmunerkrankung kämpfen musste, ärgerte mich das natürlich. Natürlich wäre es dumm, wieder mit dem Rauchen anzufangen, denn die vielen anderen Risiken überwiegen den Nutzen bei Weitem. Doch natürlich fragte ich mich, woran es lag, dass Rauchen die Auftretenshäufigkeit von Hashimoto senkte, bis ich auf eine neue Nahrungsergänzung stieß.

Anatabin

Anatabin ist ein in der Familie der Nachtschattengewächse (Tomaten, Tabak, Pfeffer) natürlich vorkommendes Alkaloid, das als Nahrungsergänzungsmittel erhältlich ist. Es hat entzündungshemmende Wirkungen und senkt die Bildung der Zytokine (IL118, IL11R2), die mit der Entwicklung der TH1-vermittelten Autoimmunität einhergehen.

Forscher der Johns Hopkins University konnten feststellen, dass Anatabin das Auftreten und die Schwere von Hashimoto bei Mäusen senkte. Vor Kurzem wurden klinische Humanstudien abgeschlossen und ergaben eine deutliche Senkung des TPO-Antikörpertiters sowie einen Rückgang der Entzündungen über einen Zeitraum von drei Monaten. Zum Zeitpunkt der Entstehung dieses Buches lagen die Daten noch nicht vor, der Hersteller hat jedoch einige Fallbeispiele zur Verfügung gestellt.

Bei einer der Probandinnen kam es nach 16-tägiger Einnahme von täglich 0,12 mg Anatabin pro kg Körpergewicht zu einem beträchtlichen Abfall des Antikörpertiters. Er sank von 3655 IE auf 300 IE.

Dosierungen von jeweils täglich 0,12 mg/kg bis 0,267 mg/kg wurden untersucht und zur Senkung des TPO-Antikörpertiters für sicher und wirksam befunden. Diese Dosis würde bei einer Frau mit einem Körpergewicht von etwa 45 kg der Menge von etwa 5–12 mg täglich entsprechen. Anatabin hat eine Halbwertszeit von etwa acht Stunden und sollte im Abstand von etwa sechs bis acht Stunden eingenommen werden, damit ein gleichmäßiger Spiegel im Körper gewährleistet ist.

Anatabine werden anfangs niedrig dosiert (d. h. 1–2 mg tgl.) eingenommen und innerhalb einer Woche allmählich bis zum Erreichen der Zieldosierung erhöht. Die Wirkung sollte innerhalb von einigen Tagen bis wenigen Wochen spürbar einsetzen. Frühere Forschungen weisen darauf hin, dass Anatabin fortlaufend eingenommen werden muss, um seine Wirkung auf das Immunsystem zu entfalten. Kopfschmerzen, Übelkeit, Erbrechen und Veränderungen in der Leberfunktion wurden als Nebenwirkungen beobachtet, wenn die Anfangsdosis zu hoch war.

Dieses Supplement ist unter Umständen ein hilfreiches Instrument zur Eindämmung der Entzündung und zum Rückgang der Antikörper, während man nach der Ursache des immunologischen Ungleichgewichts sucht. Bitte beachten Sie jedoch, dass manche Hashimoto-Patienten Nachtschattengewächse nicht vertragen.

Kurkumin

Das Kurkumin, Bestandteil des Gewürzes Kurkuma, wirkt entzündungshemmend und kann daher die Heruntersteuerung von Autoimmunprozessen unterstützen. Das wirkt sich vor allem auf die TH1-Zytokine (TNF-A, IL-1, 2, 6, 8, 12) aus.

Es wurde festgestellt, dass durch Kurkumin die Gelenkentzündungen bei der TH1-vermittelten Autoimmunerkrankung der rheumatoiden Arthritis verringert werden. Außerdem scheint es bei verschiedenen gastrointestinalen Leiden entzündungshemmend zu wirken. Kurkumin besserte Morbus Crohn (TH1), Colitis ulcerosa (TH2) sowie das Reizdarmsyndrom.

Obwohl einige Forscher behaupteten, dass die tägliche Kurkuminaufnahme bei einer typischen indischen Ernährungsweise ausreichend entzündungshemmend wirken könne, reicht die in Gewürzen vorkommende Kurkuminmenge für eine Entzündungshemmung bei Autoimmunerkrankungen wohl nicht aus. Man kann Kurkumin als Supplement einnehmen, doch als Einzelsupplement wird es vom Körper sehr schnell ausgeschieden und muss daher mit Piperin, einem Alkaloid, das im Pfeffer vorkommt, kombiniert werden, damit es im Körper länger aktiv bleibt.

Kurkumin scheint äußerst sicher zu sein, selbst bei Dosierungen von bis zu 8 g täglich; doch manche Hashimoto-Patienten (insbesondere solche, die Nachtschattengewächse nicht vertragen) zeigen eventuell Unverträglichkeitsreaktionen auf das Piperin und sollten es dann besser nicht einnehmen.

Erhöhung der regulatorischen T-Zellen

Autoimmunerkrankungen kommen eher gehäuft in Regionen vor, die weiter entfernt vom Äquator liegen. Das liegt vermutlich am unzureichenden Vitamin-D-Spiegel. Ein Vitamin-D-Mangel geht mit einer nicht ordnungsgemäßen Funktion des Immunsystems einher – einem Mangel an CD8+ T-Zellen, die Viren wie das EBV vernichten, und einem Mangel an regulatorischen T-Zellen, die das immunologische Gleichgewicht aufrechterhalten.

In den letzten Jahren haben Forschung und Medizinerschaft die Rolle von Vitamin D für die Gesundheit des menschlichen Körpers stark hervorgehoben. Der Vitamin-D-Spiegel im Serum kann direkt mit der Lebenserwartung des Menschen korreliert werden. Dr. William Grant von der Abteilung für öffentliche Gesundheit, ein Vitaminexperte, hat zur Diskussion gestellt, dass durch die Anhebung des Vitamin-D-Spiegels pro Jahr 30 Prozent der Todesfälle durch Krebs verhindert würden. Vitamin D beeinflusst etwa 3000–30.000 Gene im Körper, und viele Krankheiten wurden bereits mit dem Vitamin-D-Spiegel in Zusammenhang gebracht, darunter Herzerkrankungen, Depressionen und Autoimmunerkrankungen.

Die Rolle von Vitamin D beim Ausgleichen der (Zell-vermittelten) TH1-Reaktionen und (humoralen) TH2-Reaktionen des Immunsystems ist bekannt; es beeinflusst die regulatorischen T-Zellen, die für die Steuerung, Bildung und Differenzierung von TH1 und TH2 verantwortlich sind.

In Studien mit Tieren verhindert Vitamin D aktiv die Entwicklung von Autoimmunprozessen und zwischen einem Vitamin-D-Mangel und einer Autoimmunthyreoiditis besteht eine enge Verbindung.

Bei Menschen mit einer Autoimmunhyperthyreose wurde ein deutlicher geringerer Serumspiegel von $1{,}25(OH)_2D_3$ (Calcitriol, oder einfacher: Vitamin D_3) festgestellt als bei Patienten mit einer Hyperthyreose ohne Autoimmunbeteiligung.

Durch das zunehmende Wissen um Hautkrebs und die Benutzung von Lichtschutzmitteln nehmen die Menschen während des Sommers nicht mehr ausreichend Vitamin D über die Haut auf, und wer in nördlicheren Klimazonen lebt (v. a. Menschen mit dunklerer Hautfarbe), hat in den kälteren Monaten ein besonders hohes Vitamin-D-Mangel-Risiko.

Der Vitamin-D-Mangel ist einer der am meisten unterschätzten Mangelzustände in unserer Gesellschaft; Schätzungen zufolge könnten

85 Prozent der amerikanischen Bevölkerung davon betroffen sein. Studien legen nun nahe, dass die Dosierung weitaus höher sein sollte als die gegenwärtig empfohlene Tagesdosis von 400 IE.

Untersuchung auf Vitamin-D-Mangel

Wenn Sie in nördlicheren Breiten wohnen und wenig Zeit täglich im Freien verbringen, besteht das Risiko eines Vitamin-D-Mangels. Damit die Schilddrüsenrezeptoren und das Immunsystem optimal funktionieren, sollte der Vitamin-D-Spiegel zwischen 60 und 80 ng/ml betragen. Er sollte auch in regelmäßigen Abständen, insbesondere im Winter, überprüft werden. Dafür stehen zwei Untersuchungen zur Verfügung: 1,25(OH)D und 25(OH)D. Die Bestimmung von 25(OH)D, auch 25-Hydroxyl-Vitamin-D genannt, wird bevorzugt.

Zu den Vitamin-D-Quellen gehören Lebertran/Dorschleberöl, Fisch, angereicherte Milch und Milchprodukte sowie Orangensaft, Eier und, am allerwichtigsten, Sonnenlicht. Es ist tatsächlich so: Je weiter entfernt wir vom Äquator leben, desto größer ist die Wahrscheinlichkeit, von einer Autoimmunerkrankung betroffen zu sein.

In unserem Bemühen um natürliche Ernährung und Gesundheit mögen wir versucht sein, mehr Vitamin-D-haltige Nahrungsmittel zu uns zu nehmen, doch der Vitamin-D-Gehalt der Nahrung ist nicht bei allen Menschen ausreichend. Bei Menschen mit Morbus Basedow – ebenfalls eine Autoimmunerkrankung der Schilddrüse – wurde eine veränderte Vitamin-D-Bindung festgestellt, während bei vielen anderen Autoimmunerkrankungen Auffälligkeiten bei den Vitamin-D-Rezeptor-Genen gefunden wurden. Solche Menschen haben Probleme damit, das eingenommene Vitamin D in seine aktive Form umzuwandeln. Hinzu kommt, dass EBV oder andere Krankheitserreger die Vitamin-D-Rezeptoren für sich beanspruchen können, wodurch die Vitamin-D-Supplemente nutzlos werden.

Ihre „ärztliche Verordnung": Ein Urlaub am Strand!

Der beste Weg zu einem optimalen Vitamin-D-Spiegel führt über Sonnenlicht, sichere Solarien und ein oral einzunehmendes Vitamin-D_3-Supplement. Die besten Nahrungsquellen für Vitamin D sind Wildlachs mit 800 IE pro 100 g sowie Lebertran/Dorschleberöl mit 700 IE pro Teelöffel.

Was können wir von Bakterien und Parasiten lernen?

Die Forschung hat festgestellt, dass manche Bakterienarten die regulatorischen T-Zellen aktiv beeinflussen, um ihr eigenes Überleben im Wirtsorganismus zu unterstützen. Bestimmte probiotische Stämme wurden bei Studien mit Autoimmunerkrankungen an Mäusen eingesetzt; sie führten zu einer Erhöhung der Differenzierung von T-Zellen für die vermehrte Bildung regulatorischer T-Zellen (T_{reg}) und sie hatten Einfluss auf den Therapieerfolg bei Krankheiten (Arthritis, Asthma). Zu diesen nützlichen Bakterienstämmen gehörten *L. casei*, *L. salivarius*, *Lactobacillus rhamnosus*, *Bifidobacterium lactis* und *L. reuteri*. Eine weitere Studie wurde mit *Lactobacillus plantarum* durchgeführt, der durch Steigerung der TH1-Reaktion das Risiko von Allergien des anaphylaktischen Typs reduzierte.

Im Unterschied dazu zeigten in-vitro-Studien (unter Laborbedingungen), dass *Bifidobacterium bifidum* und *Lactobacillus acidophulus* tatsächlich die suppressiven Aktivitäten der T_{reg} blockierten, während *Bifidobacterium animalis* mehr Entzündungen erzeugte. Man muss also Acht geben – nicht alle Probiotika sind gleich. Manche mögen bei bestimmten Autoimmunprozessen nützlich sein, andere dagegen nicht.

Außer Probiotika, über die in den folgenden Kapiteln noch ausführlich gesprochen wird, wurden weitere Möglichkeiten gefunden, um die Anzahl der regulatorischen T-Zellen zu erhöhen, dazu gehören auch Aktivitäten wie Krafttraining und Sonnenbaden in ultraviolettem Licht sowie Nahrungsmittel und Nahrungsergänzungsmittel.

Substanzen, die nachweislich die Anzahl der regulatorischen T-Zellen erhöhen

- Butyrat (Buttersäure)
- EGCG (Epigallocatechingallat), eine Substanz aus grünem Tee
- Krafttraining
- L-Glutathion
- Papaya
- Superoxiddismutase
- UV-Licht
- vermehrte Bildung im Knochenmark
- Vitamin A
- Vitamin D

Von bestimmten Substanzen wird berichtet, dass sie das Immunsystem schwächen und vom Speiseplan gestrichen werden sollten. Dazu gehören industriell verarbeitete Nahrungsmittel, entzündungsfördernde Pflanzenöle, weißer Zucker und Alkohol.

Ebenfalls behandelt werden sollten, da sie das Immunsystem schwächen, ein durchlässiger Darm (Leaky-Gut-Syndrom), Salzsäuremangel und eine schlechte Verdauung, was zu zirkulierenden Immunkomplexen führt. Auch eine zu niedrige Körpertemperatur, eine Schwermetallbelastung durch Umweltschadstoffe, Tabakrauch sowie virale, bakterielle oder mykotische Krankheitserreger sind nachteilig.

Faktoren, die den Lebensstil betreffen, zum Beispiel eine sitzende Lebensweise, eine negative Lebenseinstellung, chronischer Stress, Schlaflosigkeit und schneller Muskelaufbau (mittels schwerem Krafttraining oder anabolen Steroiden) schwächen das Immunsystem ebenfalls und sollten zugunsten einer gesunden Immunfunktion verändert werden. Dagegen haben sich unter anderem folgende Substanzen als immunstärkend erwiesen: Knoblauchextrakt (wirkt auch antibiotisch), Vitamin E (ein Antioxidans), *Ginkgo biloba* (über die Senkung der übermäßigen Kortisolbildung), Kolostrum (Erst- oder Vormilch bei Säugetieren), DHEA (ein Nebennierenhormon), Olivenöl, Kokosöl, die Heilpflanze Neem, Vitamin A, Lebertran bzw. Dorschleberöl, L-Glutamin, Probiotika, niedrig dosiertes Naltrexon (LDN) und Omega-3-Fettsäuren.

Eine ausreichende Flüssigkeitsaufnahme, Sport, Meditation, Optimismus, Versöhnlichkeit, das Loslassen von Ressentiments und das Setzen langfristiger Ziele sind ebenfalls vorteilhaft, nicht nur für das gesamte Wohlbefinden, sondern auch für die Funktion des Immunsystems.

Niedrig dosiertes Naltrexon (LDN)

Niedrig dosiertes Naltrexon gilt als immunsteigernd, da es die endogene Adrenalinproduktion erhöht, die Menge der entzündungsfördernden Zytokine senkt, die DNS-Synthese begünstigt und die Motilität im Magen-Darm-Trakt verlangsamt, um den Heilungsprozess zu erleichtern. Niedrig dosiertes Naltrexon steigert die Menge der regulatorischen T-Zytokine IL-1 und TGF-B, was zu einer Senkung von TH-17 führt, das Autoimmunprozesse fördert.

Naltrexon ist ein von der amerikanischen Arzneimittelbehörde zugelassenes Medikament, das in einer Dosis von 50 mg pro Tag zum Opiatentzug eingesetzt wird. Geringfügige Dosen von lediglich 1,5–4,5 mg täglich haben sich jedoch als optimierend für das Immunsystem erwiesen und vielversprechende Besserungen bei Autoimmunerkrankungen wie Morbus Crohn, MS und Hashimoto sowie bei anderen Krankheiten, bei denen ebenfalls das Immunsystem involviert ist, wie Krebs und HIV/AIDS gezeigt. (Siehe auch: *LDN – Niedrig dosiertes Naltrexon* von Dr. Josef Pies, VAK; Anm. d. Übers.)

Unter *www.lowdosenaltrexone.org* finden Sie (in englischer Sprache) viele positive Aussagen über Behandlungserfolge mit niedrig dosiertem Naltrexon. Die Autoren der Website raten sogar Hashimoto-Patienten, die Schilddrüsenhormone einnehmen, mit einer niedrigen Dosis (1,5 mg am Abend) zu beginnen und darauf zu achten, ob es infolge einer zu schnellen Besserung des Zustandes zu Anzeichen einer Hyperthyreose kommt.

Dieses Medikament ist verschreibungspflichtig und kann (in den USA) in geringeren Dosen von entsprechenden Apotheken zubereitet werden. Besprechen Sie mit Ihrem Arzt, ob es für Sie infrage kommen könnte und eventuell von der Versicherung übernommen wird.

Ich habe LDN ebenfalls versuchsweise eingenommen, musste aber feststellen, dass es mich ein wenig nervös machte, nachdem ich es einige Male abends eingenommen hatte. Das war allerdings, bevor ich begann, an meiner Ernährung zu arbeiten. Seither habe ich jedoch vereinzelt gehört, dass LDN dann am besten funktioniert, wenn man es mit einer speziellen Ernährung zur Behandlung des Leaky-Gut-Syndroms kombiniert.

Zusammenfassung des Kapitels

- Bei einer Hashimoto-Thyreoiditis liegt ein immunologisches Ungleichgewicht vor, das zur Ausbreitung von Entzündungen führt.
- Ein Vitamin-D-Mangel ist mit Autoimmunprozessen verbunden. Lassen Sie Ihren Vitamin-D-Spiegel bestimmen.
- Erhöhen Sie den Vitamin-D-Spiegel durch Urlaub am Strand, Solariumbesuche oder Vitamin-D-Supplemente, um den Spiegel auf 60–80 ng/ml anzuheben.

- Anatabin ist ein Supplement, das den TPO-Antikörpertiter nachweislich senkt, weil es eine Entzündungsreaktion verhindert.
- Kurkumin mit Piperin hat sich bei der Verminderung von entzündlichen Autoimmunreaktionen und Darmentzündungen als vielversprechend erwiesen.
- Niedrig dosiertes Naltrexon ist ein verschreibungspflichtiges Medikament, das das Immunsystem moduliert, um Autoimmunangriffe zu reduzieren.
- Immunmodulierende Substanzen können die Zerstörung von Schilddrüsenzellen verlangsamen oder stoppen, während wir die Auslöser finden und beseitigen sowie die Barrierestörung des Darms in Ordnung bringen.

„Der Darm ist der Vater aller Trübsal.“

Hippokrates

11. Der Darm

Die große Frage ist also: Wie stellen wir unsere Gesundheit und unser Immunsystem wieder her? Es scheint, als würden alle Wege nach Rom führen!

Bei der Hashimoto-Thyreoiditis wurden zwar verschiedene Krankheitserreger gefunden, die Forschung kann jedoch keinen eindeutigen Zusammenhang mit bestimmten pathogenen Keimen herstellen. Das bedeutet, dass nicht jeder mit einer dieser Infektionen auch Hashimoto entwickelt, selbst wenn eine genetische Veranlagung besteht. Auch ist im Umkehrschluss nicht jeder Hashimoto-Patient von einer dieser Infektionen betroffen. Es wurden weitere potenzielle Auslöser ermittelt, darunter Jod, Stress, Toxine und die Darmflora.

Damit sich eine Hashimoto-Thyreoiditis entwickelt, muss außer der genetischen Veranlagung und den genannten Auslösern noch ein drittes Puzzlestück vorhanden sein.

Das gemeinsame Bindeglied aller Autoimmunerkrankungen kommt der Grundursache für die Entwicklung eines Autoimmunprozesses schon näher: die erhöhte Durchlässigkeit des Darms, auch Leaky-Gut-Syndrom genannt. (Der englische Begriff *leaky* bedeutet „leckend, undicht“; Anm. d. Übers.)

Was hat nun der Darm mit dem Immunsystem und einem Autoimmunprozess zu tun? Alles! Es ist die Darmschleimhaut, die ihn verhindern kann!

Forscher haben herausgefunden, dass der Darm nicht nur für die Verdauung und Resorption von Nährstoffen sowie für die Erhaltung des Gleichgewichts von Wasser und Elektrolyten verantwortlich ist, sondern auch für die Unterstützung des Immunsystems bei der Unterscheidung zwischen fremden Eindringlingen und körpereigenen Antigenen, was die Kontrolle der Krankheitserreger erleichtert und auf diese Weise Autoimmunreaktionen verhindert.

Die Darmwand

Der gesamte Darm wird von einer Epithelzellschicht ausgekleidet, der die wichtige Aufgabe zukommt, eine schützende Schleimhautschranke zwischen dem schmutzigen Milieu im Darm (aus teilweise verdauter Nahrung, Pollen, Kot, abgestorbenen Zellen, Bakterien usw.) und dem restlichen Körper zu bilden, dem solche Substanzen potenziell schaden können. Die Schicht besteht aus intrazellulären festen Verbindungen, den sogenannten „tight junctions", die man sich wie die Fasern eines Stücks Stoff vorstellen kann. Diese Fasern sind jedoch nicht statisch; wie dicht beieinander sie liegen, also ihre „Festigkeit", kann durch verschiedene Faktoren beeinflusst werden.

Was ist das Leaky-Gut-Syndrom?

Darunter versteht man eine anormal erhöhte Durchlässigkeit des Dünndarms. Bei diesem Syndrom werden die festen Verbindungen „locker", sodass Substanzen, denen das normalerweise nicht möglich ist, in den Blutkreislauf gelangen können.

Sobald Nahrungsmittelbestandteile, Bakterien und körpereigene Antigene die Darmbarriere zum Blutkreislauf überwinden, werden sie vom Immunsystem als Fremdsubstanzen erkannt, was zu Entzündungen im gesamten Körper und im Darm führt. Das erhöht die Durchlässigkeit weiter und löst Nahrungsmittelunverträglichkeiten sowie Autoimmunprozesse aus.

Ursachen

Dr. Fasano hat herausgefunden, dass wir beim Leaky-Gut-Syndrom Zonulin ausscheiden, ein Protein, das die Durchlässigkeit zwischen den „tight junctions" verändert. Ein Überschuss an diesem Protein wird bei praktisch jeder Autoimmunerkrankung festgestellt! Eine Vielzahl von Faktoren werden als Ursache einer übermäßig hohen Freisetzung des Proteins verdächtigt, darunter Gliadin (Gluten), unverträgliche Nahrungsmittel, psychischer Stress, ungesättigte Fettsäuren, nicht-steroidale Entzündungshemmer (NSAR) wie Advil (Wirkstoff Ibuprofen) und Aleve (Wirkstoff Naproxen-Natrium), Alkohol, pathogene Bakterien sowie eine bakterielle Überwucherung aus dem Dickdarm (Colon) in den Dünndarm. Man nimmt an, dass diese erhöhte Durchlässigkeit ein

Abwehrmechanismus ist zur Entfernung von Bakterien und Toxinen aus dem Dünndarm.

Verschiedene Nahrungsmittel und Nahrungsergänzungen sowie operative Eingriffe, Verletzungen und Entzündungen können die Darmdurchlässigkeit ebenfalls erhöhen.

Endprodukte eines fortgeschrittenen Glykierungsprozesses, die durch Bräunen und Karamelisieren von Nahrungsmitteln entstehen, können ebenfalls entzündungsfördernd wirken und die Durchlässigkeit des Darms potenziell erhöhen.

Faktoren, die die Darmdurchlässigkeit erhöhen

- Alkohol
- anstrengender Sport
- bakterielle Überwucherung des Dünndarms
- Capsaicin (Paprikaschote, Cayennepfeffer, Paprikagewürz)
- Endprodukte eines fortgeschrittenen Glykierungsprozesses
- fortgeschrittenes Alter
- Gliadin (Gluten)
- L-Alanin
- Linolsäure
- Nahrungsmittelallergien
- NSAR
- Operationen und Verletzungen
- pathogene Bakterien
- psychischer Stress (Wut, Angst)
- Ringelblume, Hopfen
- Tryptophan (in großen Mengen)
- ungesättigte Fette
- Zonulin

Untersuchung der Darmdurchlässigkeit

Die Darmdurchlässigkeit kann ziemlich einfach und nicht-invasiv mit dem Lactulose-Mannitol-Test überprüft werden: Der Patient trinkt eine vorher abgemessene Menge von zwei Zuckern: Lactulose und Mannitol. Der Grad der Durchlässigkeit des Darms oder der Malabsorption lässt sich durch die Menge der beiden Zucker bestimmen, die aus einer Probe des Sammelurins der folgenden sechs Stunden gewonnen wird.

Feste Verbindungen (sog. „tight junctions") im Darm

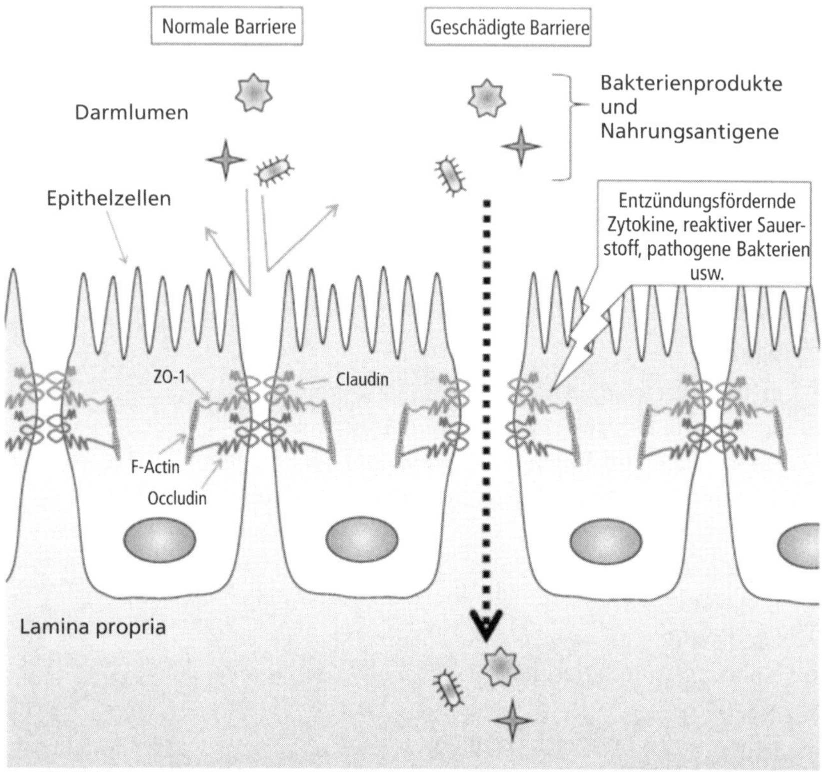

Abb. 8: Die festen Verbindungen des Darmepithels dienen als physische Schranke. Sie regeln die Darmdurchlässigkeit streng. Eine geschädigte Schranke ermöglicht es Bakterienprodukten und Nahrungsmittelallergenen, das Epithel zu überwinden und in den Blutkreislauf zu gelangen. Das kann Entzündungen und Immunreaktionen in den Geweben, auch den Geweben des Darms, hervorrufen und zu Darm- und Autoimmunerkrankungen führen.
Nachdruck der Abbildung aus: The Journal of Nutritional Biochemistry, Bd. 22, Suzuki T, Hara H. Role of flavonoids in intestinal tight junction regulation. Abb. 1, Copyright 2011. Nachdruck mit freundlicher Erlaubnis von Elsevier.

Mannitol, ein Monosaccharid, sollte von der Darmbarriere gut resorbiert werden. Lactulose ein Disaccharid, wird dagegen normalerweise nicht resorbiert, es sei denn, die Darmbarriere ist geschädigt. Der Test bestimmt das Verhältnis von Lactulose zu Mannitol im Urin. Eine erhöhte

Verhältniszahl bedeutet, dass übermäßig viel Lactulose resorbiert wurde, und weist auf ein Leaky-Gut-Syndrom hin. Zur Beurteilung des Fortschritts bei der Behandlung des Syndroms kann man den Test wiederholen.

Die Säulen der optimalen Darmfunktion

Um das Immunsystem in Ordnung zu bringen, müssen wir dafür sorgen, dass der Darm wieder optimal funktioniert. Die Säulen einer optimalen Darmfunktion sind Verdauung, Ausscheidung, Gleichgewicht der Mikroflora und Unversehrtheit des Darms.

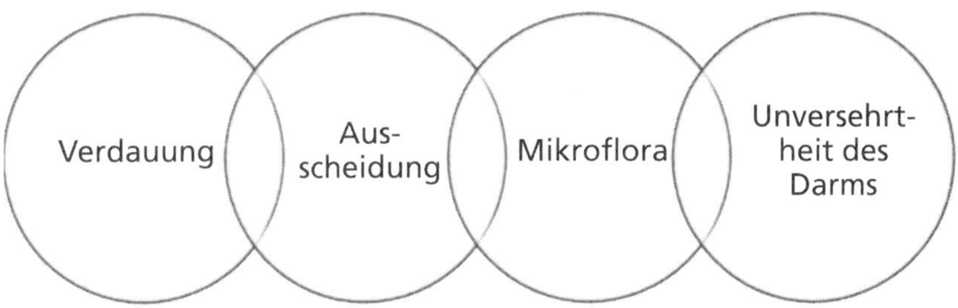

Abb. 9: Die Säulen der optimalen Darmfunktion

Fragebogen: Symptome einer gestörten Darmfunktion

Viele Patienten mit Hashimoto und anderen Autoimmunerkrankungen stellen nicht gleich einen Zusammenhang mit dem Zustand ihres Immunsystems her, wenn ihre Darmfunktion zu wünschen übrig lässt. Vielen Menschen ist gar nicht klar, dass sie überhaupt Symptome haben, bis sie bestimmte Nahrungsmittel weglassen (vgl. das Kapitel über Unverträglichkeiten). Kreuzen Sie an, welche Aussagen auf Sie zutreffen?

- ☐ Völlegefühl und/oder Aufstoßen, Brennen oder Blähungen direkt nach dem Essen
- ☐ Chronische Hefepilzinfektion
- ☐ Übelkeit nach der Einnahme von Nahrungsergänzungen
- ☐ Müdigkeit nach dem Essen
- ☐ Sodbrennen
- ☐ Regelmäßige Einnahme von Antazida
- ☐ Chronische Bauchschmerzen

- ☐ Durchfälle
- ☐ Schleimauflagerungen im Stuhl
- ☐ Verstopfung
- ☐ Fettstühle, voluminöse, schlecht geformte oder übel riechende Stühle
- ☐ Unverdaute Nahrungsreste im Stuhl
- ☐ Nahrungsmittelallergien, Unverträglichkeiten oder Reaktionen
- ☐ Kohlenhydratunverträglichkeit (Stärkehaltiges wie Brot oder andere Zucker verursachen Völlegefühl)
- ☐ Afterjucken
- ☐ Zahnfleischbluten oder Zahnfleischentzündung
- ☐ Landkartenzunge (landkartenartiges Exanthem auf der Zunge, das auf eine Nahrungsmittelallergie oder eine Überwucherung mit Hefepilzen hinweist)
- ☐ Wunde Stellen/Geschwüre auf der Zunge
- ☐ Aphthen
- ☐ Verlangen nach Süßigkeiten und Brot

Adaptiert nach Hyman, M.: *The Ultra Mind Companion Guide*, 2009

Sind Darmbakterien der Schlüssel zu Autoimmunprozessen?

Wird die Darmschleimhaut geschädigt, gelangen Darmbakterien, die die Schleimhautbarriere normalerweise nicht passieren können, in den Blutstrom und verursachen Entzündungen. Auch Darmbakterien schädigen die Darmwand!

Der Darm beheimatet 100 Billionen Bakterien, Hefen und andere Mikroben. Wir haben tatsächlich zehnmal mehr Mikrobenzellen als Körperzellen. Neueste Forschungsergebnisse haben gezeigt, dass die Verdauung, das immunologische Gleichgewicht, die Emotionen, die Exprimierung von Genen und der allgemeine Gesundheitszustand von der mikrobiellen Zusammensetzung der Darmflora bestimmt werden!

Ein Universum voller Bakterien

Billionen von Bakterien leben in einem sich ständig wandelnden Kosmos in unserem Darm. Tatsache ist, dass sich im Darmtrakt der meisten Erwachsenen ungefähr 300-500 spezifische Bakterienarten befinden, von denen viele noch gar nicht identifiziert worden sind.

Etwa 30 bis 40 Arten davon überwiegen und machen 99 Prozent der gesamten Population aus. Es wird behauptet, dass das bakterielle Universum jedes Menschen so individuell ist wie ein Fingerabdruck. Da diese Bakterien ausgeschieden werden, können die vorherrschenden Arten aus dem Stuhl des Einzelnen bestimmt werden.

Die Bakterien variieren im gesamten Darmtrakt auch in Anzahl und Art. Unter normalen Umständen beherbergt der obere Abschnitt, der Dünndarm, nur wenig unterschiedliche Bakterienarten und auch nur eine geringe Menge von Mikroorganismen im Vergleich zum Dickdarm, der am stärksten von Mikroorganismen besiedelt ist.

Die Rolle der nützlichen Bakterien im Darm

Es sind unsere einzigartigen darmständigen Bakterien, die die Entwicklung des Immunsystems unterstützen und die Art der einzuleitenden Immunreaktion bestimmen. Wir haben alle schon von der normalen Flora gehört, die auch als „freundlich", „symbiotisch" oder „vorteilhaft" bezeichnet wird und in einem kooperativen Umfeld zum gegenseitigen Nutzen ihres menschlichen Wirts und ihrer selbst lebt.

Diese Bakterien nutzen die vom Körper gelieferten Ressourcen wie Nahrung und eine angenehme Umgebung für ihre Reproduktion, und wir profitieren im Gegenzug von ihren Vorzügen. Sie unterstützen den Abbau von unverdauten oder unverdaulichen Nahrungsmitteln wie Polysacchariden sowie die Synthese von Mikronährstoffen, kurzkettigen Fettsäuren und die Resorption von Spurenelementen.

Die Bakterien ernähren sich durch Vergären der für alle Menschen schwer verdaulichen Ballaststoffe. Während dieses Fermentationsprozesses werden kurzkettige Fettsäuren, Lactat, Succinat, Ethanol, Wasserstoff und Kohlendioxidgase gebildet.

Diese nützlichen Bakterien heften sich an das Darmgewebe und besiedeln den Magen-Darm-Trakt. Sie konkurrieren mit den pathogenen Bakterien um die Anhaftung und die Nährstoffe und bilden Substanzen, die fremde Bakterien und Organismen abtöten. Diese Art von Organisation zum Wohl des Wirtsorganismus und der Bakterien gleichermaßen wird symbiotische Beziehung (Symbiose) genannt.

Eine stattliche Anzahl dieser Bakterien unterstützt uns bei der Verstoffwechselung komplexer Kohlenhydrate, der Erhaltung einer intakten Darmbarriere und der Unterdrückung von Darmentzündungen. Die bekanntesten nützlichen Bakterien stammen von den Arten *Lactobacillus* und *Bifidobacterium* ab und werden von Mikrobiologen als Gram-positive Bakterien klassifiziert.

Opportunistische Bakterien

Unser Darm beherbergt auch andere Bakterienarten, die als fakultativ pathogen bekannt sind, da sie „brav“ sind, solange alles im Lot ist, aber „ungezogen“ werden können, wenn sich die Gelegenheit dazu ergibt. Diese Bakterien können zu potenziellen Krankheitserregern werden, wenn wir anfällig sind, zum Beispiel, wenn das Immunsystem beeinträchtigt, die Verdauung gestört, die Darmdurchlässigkeit erhöht sowie *Lactobacillus* oder *Bifidobacterium* stark dezimiert sind und sogar, wenn wir unter psychischem Stress leiden.

Opportunistische Gram-negative Bakterien im Magen-Darm-Trakt des Menschen

- *Hafnia alvei*
- *Pseudomonas aeruginosa*
- *Morganella morganii*
- *Proteus mirabilis*
- *Proteus vulgaris*
- *Pseudomonas putida*
- *Citrobacter koseri*
- *Klebsiella pneumoniae*

Einige dieser Bakterien, die im Gastrointestinaltrakt jedes Menschen vorkommen, können pathogen werden, wenn die Schleimhautbarriere nicht intakt ist.

Dr. Michael Maes ist Psychiater und ein Pionier auf seinem Spezialgebiet, der Behandlung des chronischen Müdigkeitssyndroms (CFS). Er hat entdeckt, dass bei den CFS-Patienten in seiner Klinik eine erhöhte Darmdurchlässigkeit vorliegt.

Dr. Maes und seine Kollegen haben herausgefunden, dass bei Patienten, die vom Leaky-Gut-Syndrom betroffen sind und bei denen das chronische Müdigkeitssyndrom sowie Depressionen vorliegen, bestimmte, normalerweise im menschlichen Darm angesiedelte Gram-negative Enterobakterien die Darmwand passieren und in den Blutstrom gelangen.

IgM- und IgA-Antikörper gegen normalerweise darmständige Bakterien können im Serum festgestellt werden, wenn die Bakterien die Darmwand passieren und in den Blutstrom oder das Lymphsystem gelangen (bakterielle Translokation), wo sie von den weißen Blutzellen aufgespürt und angegriffen werden.

Anhand von Antikörper-Serumtests hat Dr. Maes eine vermehrte Reaktion auf Endotoxin festgestellt, das von den Bakterien seiner Patienten mit CFS und Depressionen freigesetzt wird. Es ist ihm gelungen, die Symptome der Patienten mit dem Grad der IgA- und IgM-Reaktion auf das Endotoxin zu korrelieren und damit nachzuweisen, dass stärkere Reaktionen auf die Bakterien zu stärker kräftezehrenden Symptomen bei CFS und Depressionen führten.

Wenn Bakterien in den Blutstrom oder das Lymphsystem gelangen, können sie sich wie Super-Antigene verhalten oder über die molekulare Mimikry einen Autoimmunprozess auslösen.

Dysbiose

Gram-negative Enterobakterien sind Teil der normalen Darmflora, werden jedoch unter geeigneten Umständen pathogen und führen zu Autoimmunprozessen.

Verschiedene darmständige Bakterienarten können ihre eigenen individuellen Nebenprodukte bilden, zum Beispiel die Methanbakterien Methangas durch Gärung (es wird nicht für schädlich gehalten; in übermäßigen Mengen kann es allerdings zu Verstopfung und einem Reizdarmsyndrom führen), während sulfatreduzierende Bakterien schädliches Schwefelwasserstoffgas bilden, das die Epithelschicht des Dickdarms schädigen kann.

Diese Gram-negativen Bakterien sind in geringen Mengen normale Bewohner des menschlichen Darms, doch bei manchen Menschen nehmen sie überhand und verdrängen die nützlichen Gram-positiven Bakterien – dadurch entsteht ein Missverhältnis in der bakteriellen Darmflora, das als Dysbiose bezeichnet wird.

Haben die Gram-negativen Bakterien die Oberhand gewonnen, können sie sich an die Darmwand anheften und sie selbst passieren, um in den Blutstrom und das Lymphsystem zu gelangen.

Proteus-Bakterien

Werden die nützlichen Bakterien stark dezimiert und ist das mit einem Mangel an Magensäure und einer unzureichenden Verdauungsleistung verbunden, können die Gram-negativen Proteusarten zu wuchern beginnen und sich an die Darmwand anheften. Diese Bakterienart zerstört die Epithelzellen durch Toxine, die freigesetzt werden, wenn sie teilweise verdaute Nahrung durch Fermentation für ihre Ernährung nutzt. Dadurch entstehen Entzündungen, die zu einem immunologischen Ungleichgewicht führen.

Proteus fermentiert Milchprodukte nicht, dafür aber Fruktose und unverdautes Fleisch. Wenn Fleisch und Proteine vergoren werden, wird Sulfatgas freigesetzt und schädigt die Darmwand. Das ist für Ihre nähere Umgebung unangenehm: Dieses Gas riecht nach faulen Eiern.

Die Bakterien können dann in den Blutstrom gelangen und werden in einen Autoimmunprozess verwickelt, da die Proteine ihrer Zellwände verschiedenen Teilen unserer Auto-Antigene gleichen – es kommt also zur molekularen Mimikry. Die Zellwand der Proteus-Bakterien enthält Lipopolysaccharid (LPS), ein Endotoxin. Es wird während des Absterbens oder der Replikation des Bakteriums freigesetzt, verursacht Entzündungen und wird infolgedessen zu einem Auslöser für die Entgleisung des Immunsystems.

Proteus verflüssigt auch Casein, das ebenfalls durch die Darmwand sickert und zu einer Immunreaktion führt. Proteus-Bakterien werden als Verursacher der rheumatoiden Arthritis durch molekulare Mimikry diskutiert, da ihre Zellwände den Geweben in unserem Körper ähneln.

Candida

Candida albicans ist kein Bakterium, sondern ein fakultativ pathogener Hefepilz, der (in sehr geringen Mengen) zur darmständigen Flora gehört. Bei einer starken Dezimierung von nützlichen Bakterien, Nährstoffen oder bei einem gestörten Immunsystem kann er zum Erreger werden. Antibiotikagaben, die Einnahme von Steroiden, eine Schwangerschaft, häufige Vaginalmykosen (Scheidenpilzinfektionen), Empfängnisverhütungsmittel (die „Pille“) und eine Ernährungsweise mit vielen einfachen (nicht komplexen) Kohlenhydraten erhöhen das Risiko einer Überwucherung mit Candida.

Die meisten Hashimoto-Patienten sind von einer solchen Überwucherung betroffen. Der Pilz liebt stärkehaltige Nahrungsmittel, Zucker und Alkohol. Wenn Sie diese Vorliebe mit ihm teilen, kann es schließlich zu einem übermäßigen Candida-Wachstum in Ihrem Darm kommen, ohne dass Sie das wollen.

Eine Candida-Infektion kann viele Hypothyreose-Symptome nachahmen, unter anderem, dass man sich benebelt fühlt, kalte Hände und Füße hat und antriebslos ist. Er lässt sich durch die Ernährung, durch Probiotika und antimykotische Kräuter und Medikamente eindämmen.

Eine Ernährung bei Candida kann wie folgt aussehen: Meiden Sie einfache Kohlenhydrate, Nüsse, Samen, Getreide, Pilze, Kartoffeln, Obst, Milchprodukte und Alkohol. Es wird allgemein empfohlen, dem Pilz den Nährboden zu entziehen. Ketogene Ernährungsweisen können jedoch den Candida weiter anfüttern, (wenn man die Kohlenhydratzufuhr nicht entsprechend einschränkt, siehe hierzu das Kapitel über die Ernährung).

Candida gibt es in zwei Formen: als normalen Heferasen und in lang gestreckter pathogener Hyphenform. Candida-Hyphen können in die Schleimhaut eindringen und sind dort für die Darmdurchlässigkeit verantwortlich. Mehrere Supplemente können nachweislich entweder die Umwandlung in die Hyphenform verhindern, oder sie zurück in die Rasenform umwandeln, in der er nicht mehr pathogen ist. Dazu gehören Biotin, Thymol (aus Thymian), Carvacrol (aus Oregano), Eugenol (aus Nelken), Capryl- und Undecylensäure.

Biotin kann insbesondere für Hashimoto-Patienten vorteilhaft sein, da es die Nebennierenfunktion unterstützt und gegen Haarausfall wirkt. Ich empfehle 5000 µg täglich.

Da viele Fälle von Candida durch die Ernährung und Nahrungsergänzungen in den Griff zu bekommen sind, müssen nur wenige mit antimykotisch wirksamen Kräutern und sogar Antimykotika wie Nystatin und Fluconazol behandelt werden.

Zum Thema Candida und seiner Bekämpfung sind viele Bücher geschrieben worden; ich empfehle *The Body Ecology Diet* (zu Deutsch etwa: „Ernährung für die Körperökologie", nur in englischer Sprache erhältlich; Anm. d. Übers.), eine wahre Fundgrube für alle, die sich gerne zusätzlich informieren möchten.

Was bestimmt das bakterielle Gleichgewicht?

Bei der Geburt ist der Darm steril, und das Kind kommt mit den meisten Bakterien erst durch seine Mutter in Kontakt. Die Einnahme von Medikamenten, die Infektionen, die wir durchgemacht haben, die Art der Nahrung, die wir zu uns nehmen, sowie seelischer und körperlicher

Stress können die Verbreitung einer Bakterienart fördern und zugleich dafür sorgen, dass andere Arten dezimiert werden.

Medikamente

Verschreibungspflichtige und freiverkäufliche Arzneimittel, die den Säuregehalt im Dünndarm reduzieren, können zu einer Überwucherung mit „schlechten" Bakterien führen. Dazu gehören zum Beispiel Alka-Seltzer und viele andere.

Antibiotika machen nicht nur den pathogenen Bakterien den Garaus, sondern „vergreifen" sich auch an der schützenden Flora. Oft werden sogenannte „Breitbandantibiotika" verordnet, die über keine „eingebaute Steuerung" verfügen, die ihnen sicher anzeigt, welche Bösewichte sie angreifen dürfen. (Daher ist es wichtig, nach jeder Antibiotikabehandlung wieder „gute" Bakterien anzusiedeln.)

Die Darminfektion mit dem Krankenhauskeim *Clostridium difficile* ist ein Beispiel für ein antibiotikabedingtes Ungleichgewicht der bakteriellen Flora. Aufgrund der Überwucherung mit dem Keim durch Einsatz eines Breitbandantibiotikums zur Behandlung einer anderen Krankheit macht der Patient wiederholte Perioden von schmerzhaften und schwerwiegenden Durchfällen durch. *C. diff.* ist lebensbedrohlich, wenn es nicht erfolgreich behandelt wird. Ein häufigeres und weniger schwerwiegendes Beispiel sind Vaginalmykosen infolge von Antibiotikagaben bei Hals- und Harnwegsinfektionen.

Durch andere Medikamente – wie orale Verhütungsmittel (die „Pille") – kommt es zu einer Veränderung des pH-Wertes im Darm, was zu einer großen Menge bestimmter Bakterienstränge und einer Verknappung anderer führt.

Stress

Forscher haben auch herausgefunden, dass stressbehaftete Situationen die Anzahl der pathogenen Bakterien im Darm erhöhen kann. Es kommt zu einer Freisetzung der Neurotransmitter Adrenalin und Noradrenalin, den für Kampf oder Flucht zuständigen neurochemischen Substanzen, die sich in den Darm ergießen können.

Stresssituationen, die Noradrenalin antriggern, zum Beispiel Wut und Furcht, führen zu einem vermehrten Wachstum von *Escherichia coli*,

Yersinia enterocolitica und *Pseudomonas aeruginosa*. Hinzu kommt, dass *E. coli* unter solchen Umständen eine Substanz freisetzt, die eigentlich ein „Wachstumshormon" für andere Gram-negative Bakterienarten ist und fakultativ pathogenen Bakterien signalisiert, dass „sie sich jetzt vermehren und angreifen" sollten.[6]

Diese Stresssituationen schaffen für die oft pathogenen Gram-negativen Bakterien ein günstiges Milieu, das zugleich das Überleben der guten Bakterien wie der *Lactobacillus*-Arten erschwert.

Zahlreiche Studien und Fallbeispiele ergaben, dass nach einer Stressperiode tendenziell eine Verschlimmerung der Darmstörungen auftritt, und wir können nun nachvollziehen, dass die Bakterienarten, die sich in der Zeit vermehren, eventuell für die Symptome verantwortlich sind.

Ernährung

Veränderungen in der Ernährung, selbst geringfügige, können sich auf die Art der florierenden Bakterien auswirken. Eine Ergänzung mit täglich 15 g Oligofruktose oder Inulin (Ballaststoffe auf Fruktosebasis) führte dazu, dass im Stuhl von Probanden das *Bifidobacterium* als vorherrschende Bakterienart gefunden wurde. Vor der Zugabe von Inulin waren es *Bacteroides*, *Clostridien* und Fusobakterien.

Laut Elaine Gottschall, der Autorin von *Diät bei Morbus Crohn und Colitis ulcerosa* (Trias, 2010), kann die Darmflora durch eine Ernährung mit raffinierten Kohlenhydraten geschädigt werden. Es gibt Anhaltspunkte dafür, dass Menschen, die von Darmstörungen betroffen sind, sich im Vergleich zu Menschen, die nicht darunter leiden, mit größerer Wahrscheinlichkeit von vielen einfachen Kohlenhydraten ernährt haben.

Auswirkungen einer entgleisten Darmflora

Eine Veränderung der Darmflora durch die Ausbreitung „unfreundlicher" Bakterienarten führt dazu, dass die übermäßig vielen von diesen Bakterien durch Gärung gebildeten Nebenprodukte den Darmtrakt und die empfindlichen Mikrovilli schädigen, welche die für die Verdauung verantwortlichen Bürstensaumenzyme enthalten. Laut Elaine Gottschall können die Darmwände mehr Schleim bilden, um sich vor dieser Beschädigung zu schützen.

In anderen Fällen wurde berichtet, dass die Schleimhautbarriere abnimmt und sie die Darmwand nicht mehr vor Schaden bewahren kann.

Wird die bakterielle Flora gestört, wuchern die pathogenen Bakterien und beschädigen die epitheliale Auskleidung, da sie ihre eigenen Enzyme bilden und diese die intestinale Schleimhautschicht sowie die Bürstensaumenzyme des Pankreas abbauen.

Das erste davon betroffene Enzym ist die Laktase (die den Milchzucker abbaut) und sie erholt sich auch erst zum Schluss, wenn das bakterielle Milieu wieder stabil ist. Interessanterweise besagen Statistiken, dass 70 Prozent der Menschen unter einem Laktasemangel leiden; da stellt sich natürlich die Frage, ob bei einer Laktoseintoleranz auch die Darmflora gestört ist.

Zwar können bestimmte Kohlenhydrate wie Monosaccharide (Einfachzucker) vom Körper direkt resorbiert werden, eine Verdauung ist also zur Energielieferung nicht nötig; doch die Disaccharide (Zweifachzucker) und die Polysaccharide (Mehrfachzucker) müssen von den Bürstensaumenzymen zuerst in resorbierbare Monosaccharide aufgespalten werden.

Die unverdauten Kohlenhydrate bleiben im Darmtrakt zurück und werden von den Bakterien „verfrühstückt“. Die pathogenen Bakterien vergären die Kohlenhydrate, das führt zum Abgang von Winden, zu Gasbildung, einem Blähbauch sowie zur weiteren Schädigung der Darmwand und zu dem von Elaine Gottschall beschriebenen „Teufelskreis“. Zudem kann es ohne die richtige Verdauung und ohne Hilfe der „guten“ Bakterien trotz ausreichender Zufuhr zu einer Fehlernährung oder einem Vitamin- und Mineralstoffmangel kommen.

Daraus wiederum kann eventuell ein Vitamin-B_{12}-Mangel entstehen, der den Teufelskreis weiter antreibt, denn B_{12} wird für das Wachstum und die ordnungsgemäße Funktion der Villi, der winzigen Ausstülpungen in der Darmwand, benötigt. Eine Verarmung an weiteren, für die Gesundheit der Schilddrüse wichtigen Nährstoffen wie Selen, Zink und Omega-3-Fettsäuren ist ebenfalls möglich.

Untersuchungen

Für die Untersuchung des mikrobiellen Gleichgewichts der Darmflora stehen Stuhltests zur Verfügung. Sie sagen aus, ob ein Mangel an guten oder ein Übermaß an pathogenen Organismen wie fakultativ pathogenen Gram-negativen Arten oder *Candida* vorliegt. Dieselben Tests ermöglichen auch die Überprüfung von *Yersinia enterocolitica*.

Ich empfehle das Gastrointestinalprogramm von Metamatrix (bei uns über das Institut für Functional Medicine und Umweltmedizin möglich, *www.umweltmedzin.org*; Anm. d. Übers.), das auch die Verdauung, die immunologische Situation des Darms, die Stoffwechselparameter, Parasiten sowie die Zusammensetzung der Darmflora erfasst. Bei dieser Untersuchung wird durch Quantifizierung guter und pathogener Bakterien die Zusammensetzung der Darmflora bestimmt. Achten Sie darauf, dass bei einer solchen Untersuchung immer auch die guten Darmbakterien erfasst werden.

Diese Tests können zur Aufstellung eines Therapieplans sehr hilfreich sein. (In meinem Fall waren ausreichend Bifidobakterien vorhanden, jedoch keine Laktobazillen. Außerdem lag eine Überwucherung mit *E. coli* und *Proteus vulgaris* vor, die beide an Autoimmunprozessen beteiligt sind.)

Bakterielle Überwucherung des Dünndarms

Der Dünndarm

Im Dünndarm befinden sich Millionen von winzigen fingerartigen Schleimhautausbuchtungen, die sogenannten Villi. Sie bestehen aus Epithelzellen, auf denen die noch kleineren Mikrovilli sitzen, und bilden den Bürstensaum. Diese Zellen enthalten Bürstensaumenzyme, die Kohlenhydrate, Proteine und Fette verdauen (Amylase, Laktase, Maltase und Sukrose sind einige Beispiele). Die Epithelzellen sind durch die bereits erwähnten engen Verbindungen verknüpft, die sogenannten „tight junctions". Unter normalen Umständen wird die Nahrung in den Dünndarm transportiert, wo sie von den Bürstensaumenzymen weiterbearbeitet wird.

Der Dickdarm

Der Dickdarm wird fachsprachlich Colon genannt. Darmständige Colonbakterien müssen sich von den Substanzen ernähren, die ihnen ihr Wirtsorganismus bietet, insbesondere von Kohlenhydraten, die im Dünndarm nicht verdaut wurden wie Stärken, Polysaccharide, Ballaststoffe, Zucker und Oligosaccharide. Die Colonbakterien vergären unverdaute Nahrung, Schleim, abgeschilferte Epithelzellen und Pankreasenzyme zur Energiegewinnung für ihr eigenes Wachstum und ihre Vermehrung.

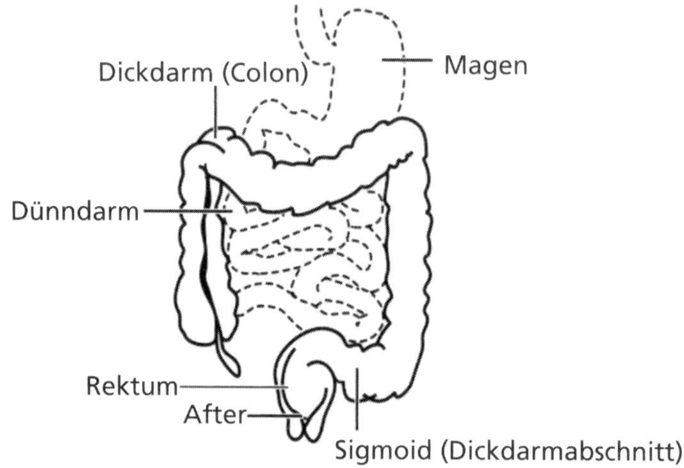

Abb. 10: Schema des menschlichen Darmtrakts
Zeichnung von Duncan Lock, frei zugänglich unter http://commons.wikimedia.org/wiki/File:Intestine-diagram.svg; abgerufen am 29.3.13

Bakterien aus dem Colon können auch in den Dünndarm gelangen und dort zu wuchern beginnen. Die bakterielle Überwucherung des Dünndarms (SIBO, für: *Small Intestine Bacterial Overgrowth*) steht mit einer Vielzahl von gastrointestinalen Erkrankungen in Zusammenhang, zum Beispiel mit Morbus Crohn und dem Reizdarmsyndrom. Sie ist auch eine potenzielle Ursache der erhöhten Darmdurchlässigkeit.

Im Allgemeinen sollte der Dünndarm weniger Bakterien enthalten als der Dickdarm, doch in manchen Fällen (infolge einer Nahrungsmittelvergiftung zum Beispiel), können mehr Bakterien in den Dünndarm gelangen. Mittels Wasserstoff-Atemtests kann man eine bakterielle Überwucherung im Dünndarm feststellen.

Nahrung und Darmdurchlässigkeit

Liegt ein Leaky-Gut-Syndrom vor, kann man die Nahrung nicht richtig verdauen. Stattdessen können Nahrungspartikel die Darmbarriere passieren und in den Blutstrom gelangen. Genau wie die Bakterien werden diese Substanzen dort vom Immunsystem als „Eindringlinge" identifiziert und es startet einen Angriff durch die Leukozyten (weißen Blutzellen). Das führt zur Entwicklung von Nahrungsmittelunverträglichkeiten, die als IgG-Antikörper gegen diese Nahrungsmittel, ähnlich den von Bakterien gebildeten Endotoxinen, bestimmt werden können.

Noch ungeklärt ist, wie genau entweder die Bakterien oder die Nahrungsmittel mit der Schilddrüsen-Peroxidase quervernetzt sind (Zuschauereffekt), dennoch beginnt das Immunsystem, IgG-Antikörper gegen TPO zu entwickeln. Mit der Zeit fungieren die Nahrungsmittel und die Bakterien als umweltbedingte Auslöser, die die IgG-Antikörper aufrechterhalten. (Mehr darüber erfahren Sie im Kapitel über Unverträglichkeiten.)

Die Verbindung zwischen Gluten und Autoimmunprozessen

Bestimmte Proteine können eine Reaktion des Immunsystems herbeiführen. Gluten ist ein Protein, das im Weizen vorkommt und bei Menschen mit einer Glutenunverträglichkeit zur Schädigung des Darms führt, sodass keine Nährstoffe mehr resorbiert werden können. Nun stellen Forscher gerade eine so große mögliche Bandbreite dieser Unverträglichkeiten fest, dass viele Menschen Gluten zwar nicht vertragen, Screeningtests aber trotzdem nicht positiv ausfallen.

Das andere Problem bei diesen Screeningtests ist, dass sie die intestinale IgA-Reaktion auf Gluten bestimmen. In manchen fortgeschrittenen Fällen kann der Darm bereits so geschädigt sein, dass die noch vorhandene IgA-Menge für eine Immunreaktion zu gering ausfällt. Dann kommt es zu einem negativen Testergebnis. Würde man eine Biopsie machen (was ein wesentlich teureres und zudem invasives Verfahren ist und mit großer Wahrscheinlichkeit erst gemacht wird, wenn der Screeningtest positiv ausfällt), wäre die schwere Schädigung des Darms jedoch ersichtlich.

Am besten testet man eine Gluten- und jede andere Nahrungsmittelintoleranz dadurch, dass man auf die jeweilige Substanz für einige Wochen verzichtet, sie dann wieder einführt und die Reaktion beobachtet.

Liegt bei Ihnen eine Hashimoto-Thyreoiditis vor, haben Sie wahrscheinlich zu einem gewissen Grad auch eine Glutenintoleranz und sollten Glutenhaltiges von Ihrem Speiseplan streichen. Manche Menschen können auch auf Casein und Molke in Milchprodukten, andere auf das Protein in Eiern oder Soja mit Unverträglichkeit reagieren.

Ich weiß, dass meine Intoleranz gegen Gluten grenzwertig, gegen Milchprodukte aber positiv ausgefallen ist. Mir ging es viel besser, nachdem ich beides von meinem Speiseplan gestrichen hatte und das trug ganz wesentlich zu meiner Genesung bei. Als ich diese Nahrungsmittel testhalber wieder zu mir nahm, bestätigte sich die Empfindlichkeit tatsächlich.

Obwohl Hashimoto-Patienten im Vergleich zur Allgemeinbevölkerung fünf bis fünfzehn Mal häufiger an einer Zöliakie leiden, ist eine Glutenunverträglichkeit ohne Zöliakie ebenfalls ein Faktor bei vielen Autoimmunerkrankungen. Gluten hat einen direkten Einfluss auf die Durchlässigkeit des Darms, selbst wenn keine Zöliakie vorliegt.

Bei einer Vielzahl von Autoimmunerkrankungen ist nach Einführung der glutenfreien Ernährung von einer Besserung der Symptome berichtet worden. Die Entwicklung von Autoimmunprozessen hängt mit der Dauer der glutenhaltigen Ernährung zusammen; das heißt, je länger Sie Glutenhaltiges essen, desto größer ist die Wahrscheinlichkeit, dass es auch dazu kommt! Einige Forscher haben herausgefunden, dass eine drei- bis sechsmonatige Glutenkarenz zur Eliminierung von organspezifischen Antikörpern wie die der Hashimoto-Thyreoiditis führen kann. Manche Menschen berichteten, dass ihre TPO-Antikörper verschwanden, nachdem sie auf Glutenhaltiges verzichteten, sonst aber keinerlei Veränderungen an ihrer Lebensweise vornahmen. Daher sollte es jeder Mensch, der an einer Autoimmunerkrankung leidet, drei bis sechs Monate lang mit einer glutenfreien Ernährung versuchen.

Wann wurden die Grundnahrungsmittel so giftig?

Zöliakie, Autoimmunerkrankungen und Glutenintoleranz sind in vielen Ländern, auch in den USA und Europa, auf dem Vormarsch.

Zu den traditionellen Techniken des Brotbackens gehörte früher ein Sauerteigfermentationsverfahren, bei dem das Protein Gluten aufgespalten wurde. Für diesen Prozess bedarf es einer bestimmten Art von Hefe für das Mehl, und es dauert etwa drei Tage, bis der Teig soweit ist, dass das Brot gebacken werden kann. Bei den modernen konventionellen Brotbacktechniken hält man sich mit diesem Prozess nicht mehr auf, und die meisten Weizenprodukte in Broten, Müslis und industriell verarbeiteten Nahrungsmitteln enthalten Gluten.

Kleine Studien ergaben, dass Weizenbrot, das nach traditioneller Art, d. h. nach dem Sauerteigfermentationsverfahren gebacken wurde, für Zöliakiepatienten verträglich zu sein schien. Eine andere Studie zeigte weiterhin, dass die durch den Fermentationsprozess des Brotteiges erzeugten nützlichen Bakterien sogar die Heilung von Zöliakie fördern könnten.[42-46]

Was verbirgt sich hinter Zöliakie und Glutenunverträglichkeit und was haben sie mit Hashimoto zu tun?

Zöliakie ist eine Autoimmunerkrankung, bei der die Zufuhr von glutenhaltigen Getreiden und Getreideprodukten (Weizen, Gerste, Roggen, Dinkel, Grünkern, Kamut, Einkorn und Emmer) zu Autoimmunangriffen des Körpers auf die Dünndarmwand führt. Dadurch werden die Villi zerstört, feine fingerartige Ausstülpungen im Darm, die die Verdauung und Resorption von Nährstoffen aus der Nahrung unterstützen.

Menschen, die an einer Zöliakie oder Glutenunverträglichkeit leiden, erleiden dadurch eine Mangelernährung, egal wie viel sie essen, denn der Körper kann die Nährstoffe nicht aufnehmen. In den Villi sind auch verdauungsfördernde Enzyme enthalten; eine Zöliakie könnte also die Verdauung vieler anderer Nahrungsmittel, insbesondere laktosehaltiger, beeinträchtigen.

Die Darmdurchlässigkeit heilen

Damit eine Autoimmunerkrankung ausheilen kann, muss die Durchlässigkeit des Darms verringert werden. Hierfür müssen die krankmachenden Agenzien beseitigt und die fehlenden Stoffe, die den Körper daran hindern, optimal zu arbeiten, wieder zugeführt werden. Ebenso wichtig ist, sich von den Gewohnheiten und Stressfaktoren zu befreien, die den Schwund dieser Stoffe herbeigeführt haben.

Die Einnahme von Antibiotika gegen Gram-negative Bakterien kann in manchen Fällen hilfreich sein, löst jedoch nicht in allen Fällen die Ursache des Problems und kann das bakterielle Gleichgewicht im Darm noch weiter beeinträchtigen.

Dr. Maes hat festgestellt, dass die Kombination aus einer auf das Leaky-Gut-Syndrom abgestimmten Ernährung sowie die Zufuhr von

Antioxidanzien wie Glutamin, N-Acetylcystein sowie Zink dazu beitragen können, die sogenannten „tight junctions“ innerhalb eines Jahres wieder zu „befestigen“.

Es wurden außerdem weitere Antioxidanzien eingesetzt: L-Carnitin, Coenzym Q10, Taurin, Liponsäure (im Falle eines Carnitin- und/oder Coenzym-Q10-Mangels), Gamma-Oryzanol, Kurkumin und Quercetin (im Falle von systemischen oder intrazellulären Entzündungen) sowie einer speziellen Ernährungsform, die als glutenfrei, frei von Milch und Milchprodukten sowie kohlenhydratarm beschrieben wurde.

Laut Dr. Maes „kann die Darmbarriere mithilfe natürlicher entzündungshemmender und antioxidativer Substanzen verbessert werden, indem die vom Darm ausgehenden Entzündungen verringert und die geöffneten Verbindungen zwischen den Zellen, die „tight junctions“, wieder verengt werden.“

Glutamin

Glutamin ist die am besten untersuchte Substanz zur Ausheilung eines durchlässigen Darms. Es ist auch bekannt, dass ein Glutaminmangel in Studien mit Tieren und bei mangelernährten Kindern eine erhöhte Darmdurchlässigkeit verursacht.

Eine Supplementierung mit Glutamin kann nachweislich den Schaden und das mit der Anwendung von NSAR (nicht-steroidalen Entzündungshemmern) einhergehende Leaky-Gut-Syndrom sowie die Darmdurchlässigkeit bei Patienten nach einer Bauchoperation verringern.

Innerhalb von drei bis sechs Tagen wird im Gastrointestinaltrakt neues Epithel gebildet. Glutamin kann die Auskleidung der Darmwand unterstützen und arbeitet mit anderen Aminosäuren wie Leucin und Arginin Hand in Hand. Damit Glutamin wirken kann, muss es oral eingenommen werden.

Die Einnahme von Glutamin in einer Dosierung von 0,5 g pro Kilogramm des Idealgewichts (nicht des tatsächlichen Gewichts, sofern Unter- oder Übergewicht vorliegt) über ein oder zwei Monate konnte bei Menschen mit Morbus Crohn die Darmdurchlässigkeit nachweislich senken. Dr. Maes war sogar noch zurückhaltender und arbeitete mit einer Dosis von lediglich 7 g täglich.

Zink

Auch die Supplementierung mit Zink kann den durchlässigen Darm selbst bei Erkrankungen wie Morbus Crohn wieder „abdichten". Maes et al. stellten bei Patienten mit chronischem Müdigkeitssyndrom einen erniedrigten Zinkspiegel fest. Andere Studien zeigten, dass der Zinkspiegel sinkt, wenn entzündungsfördernde Enzyme wie IL-6 vorhanden sind. Zudem steht ein niedriger Zinkspiegel mit einer Hypothyreose in Zusammenhang. Dr. Maes arbeitete mit einer Dosis von 30 mg Zink täglich.

N-Acetylcystein (NAC)

Bei Hashimoto-Patienten besteht ein Mangel an dem Antioxidans Glutathion. Dieses hilft zu verhindern, dass freie Radikale die Schilddrüse beschädigen, doch es wird bei oraler Einnahme nicht gut resorbiert. N-Acetylcystein (NAC) ist eine Vorstufe von Glutathion und kann oral eingenommen werden. NAC wurde bereits zur Abdichtung eines durchlässigen Darms eingesetzt, kann jedoch bei Einnahme auf nüchternen Magen zu einer Magenverstimmung führen und sollte daher zu einer Mahlzeit genommen werden. Dr. Maes arbeitete bei CFS-Patienten mit einer Dosierung von 1,8 g täglich.

Faktoren, die die Darmdurchlässigkeit verringern

- AT-1001 (Larazotid)
- Auf das Leaky-Gut-Syndrom abgestimmte Ernährungsweise
- Buttersäure (Butyrat)
- gesättigte Fette
- Glutamin
- Laurin- und Palmitinsäure
- mittelkettige Fettsäuren
- N-Acetylcystein
- nützliche Bakterienstämme aus Probiotika und fermentierten Nahrungsmitteln
- Protamin
- Quercetin
- schwarzer Pfeffer, grüner Pfeffer, Muskat, Lorbeerblatt (Piperin)
- Schwarztee
- Zink

Die Wiederherstellung der bakteriellen Darmflora

Bei den meisten Hashimoto-Patienten ist die Darmflora gestört. Das scheint die Grundursache vieler Autoimmunerkrankungen zu sein und zur Durchlässigkeit des Darms sowie einer erhöhten Autoimmunität beizutragen. Daher besteht die Strategie für die Ausheilung von Autoimmunerkrankungen in der Wiederherstellung der Darmflora; so normalisiert sich auch die Darmdurchlässigkeit wieder. Ist die Darmflora gestört, trägt eine ständige Reizung durch Antigene zur Autoimmunerkrankung bei.

Die Wiederherstellung der Darmflora kann durch Medikamente, über die Ernährung sowie mithilfe von Probiotika und Verdauungsenzymen erfolgen.

Ernährungsweisen (mehr hierzu in einem eigenen Kapitel)

1. Eine zweiwöchige Elementardiät, bei der die feste Nahrung durch leicht verdauliche Flüssignahrung ersetzt wird, vermindert die bakterielle Überwucherung im Dünndarm nachweislich. Für Menschen mit hohem Blutzuckerspiegel oder Untergewicht ist diese Diät unter Umständen nicht durchführbar.
2. Eine spezielle kohlenhydratarme Diät und die GAPS-Diät (*Gut and Psychology Syndrome*; eine Ernährungsform, die den Darm und die Psyche miteinander in Verbindung bringt; Anm. d. Übers.) begrenzen die Zufuhr fermentierbarer Kohlenhydrate, wodurch die Darmflora allmählich wieder ins Lot kommt.
3. Durch den täglichen Verzehr milchsauer vergorener Nahrungsmittel wie Sauerkraut und Kimchi, die nützliche Bakterien enthalten, wird die pathogene Darmflora mit der Zeit verdrängt.

Probiotika

Probiotika werden zur Wiederherstellung der normalen Darmflora eingesetzt. Wie bei den fermentierten Nahrungsmitteln sollen die nützlichen Bakterien auch hier die pathogenen verdrängen.

Sie sollten mit geringen Mengen Probiotika und fermentierten Nahrungsmitteln beginnen und die Dosis bzw. Menge allmählich steigern, bis Sie Reaktionen feststellen, die auf das Absterben der pathogenen Bakterien hinweisen.

Bei einer als Jarisch-Herxheimer-Reaktion oder auch nur als Herxheimer bezeichneten Reaktion werden durch das Absterben der pathogenen Bakterien Endotoxine schneller frei als der Körper sie ausscheiden kann (mehr über Bakterientoxine erfahren Sie im Kapitel über die alkalische Phosphatase). Ist die Herxheimer-Reaktion zu stark, kann die Dosis leicht reduziert werden, doch sie sollte im Allgemeinen innerhalb von drei bis fünf Tagen abklingen, wenn man die Dosierung der Probiotika beibehält.

Symptome einer Herxheimer-Reaktion sind unter anderem: Lethargie, Konzentrationsschwierigkeiten, Heißhunger auf Süßes, Durchfälle, Hautausschläge, Reizbarkeit, Gasbildung, Blähbauch, Kopfschmerzen, Übelkeit, Erbrechen, Verstopfung und vermehrte Autoimmunsymptome.

Unter Umständen muss die Dosierung der Probiotika bei einer zu starken Herxheimer-Reaktion verringert werden, um weitere Autoimmunschäden zu verhindern; man kann es auch mit einer Immunmodulation versuchen, um den Körper gegen die toxischen Wirkungen zu desensibilisieren (mehr hierzu im Kapitel zum immunologischen Ungleichgewicht).

Bei der Auswahl eines Probiotikums sollte man sich von folgenden wichtigen Überlegungen leiten lassen:

1. Mehrere Stämme nützlicher Bakterien (nicht nur *L. acidophilus*).
2. Die Konzentration der aktiven Bakterien in CFU (Colony Forming Units, zu Deutsch: „Kolonien bildende Einheiten"); diese Menge sollte pro Kapsel im Milliardenbereich liegen.

Beispiele nützlicher Bakterienarten (Probiotika):

- *Bacillus subtilis*
- *Bifidobacterium bifidum*
- *Bifidobacterium breve*
- *Bifidobacterium infantis*
- *Bifidobacterium longum*
- *Lactobacillus acidophilus*
- *Lactobacillus brevis*
- *Lactobacillus casei*
- *Lactobacillus delbrueckii*
- *Lactobacillus DDS-1*
- *Lactobacillus helveticus*
- *Lactobacillus lactis*
- *Lactobacillus plantarum*
- *Lactobacillus reuteri*
- *Lactobacillus rhamnosus*
- *Streptococcus thermophilus*

Der Nachteile von Diät, Probiotika und Supplementen ist, dass es zwischen sechs Monaten und zwei Jahren dauern kann, um die Darmflora zu verändern, während der Autoimmunprozess in der Zwischenzeit weiter fortschreiten kann. Schilddrüsenmedikamente, Elementardiät und Immunmodulation (vgl. Kapitel 15) unterstützen uns auf dem Weg zur Genesung.

Präbiotika

Ballaststoffe sind für alle Menschen schwer verdaulich; davon ernähren sich meist unsere Darmbakterien. Vielleicht haben Sie schon von präbiotischen Ballaststoffen wie Inulin und Fructooligosacchariden (FOS) gehört, die neben den Probiotika zur Ernährung der „guten“ Bakterien eingesetzt werden, damit sie gedeihen. Bei einer Fehlbesiedelung wird diese wunderbare Nahrung leider von den „bösen Jungs“ weggeschnappt. Daher empfehle ich bei einer Dysbiose keine Präbiotika. Zudem ist es in manchen Fällen erforderlich, alle Ballaststoffe für eine gewisse Zeit einzuschränken – obwohl sie ein gesunder Bestandteil einer ausgewogenen Ernährungsweise sind –, damit die Dysbiose beseitigt werden kann. Um Diäten wie die FODMAP-arme Diät (**F**ermentable **O**ligo-, **D**i- and **M**onosaccharides **a**nd **P**olyol**s**, zu Deutsch: „Fermentierbare Oligo-, Di- und Monosaccharide und Polyole“) oder die ballaststoffarme Diät, bei denen die Zufuhr von Ballaststoffen begrenzt wird, geht es in einem eigenen Kapitel über die verschiedenen Ernährungsweisen.

Saccharomyces boulardii

Der IgA-Spiegel kann durch Einnahme des nützlichen Hefepilzes *Saccharomyces boulardii*, der die Reinigung des Darms unterstützt, erhöht werden. *S. boulardii* siedelt sich nicht im Darm an, leistet aber eine Menge großartige Arbeit während seiner Passage.

Verdauungsenzyme

Pathogene Bakterien ernähren sich von der Nahrung, die wir nicht richtig verdauen. Das ist insbesondere in Bezug auf die sulfatreduzierenden Bakterien ein Problem; sie vergären ein Protein und dabei bildet sich ein giftiges Gas, das die Auskleidung der Darmwand schädigt. Da die meisten Menschen mit einer Hashimoto-Thyreoiditis unter Magensäuremangel und daher mangelhaftem Proteinstoffwechsel leiden, unterstützen Verdauungsenzyme die richtige Aufspaltung der Nahrung. So erhalten wir die Nährstoffe und hungern die pathogenen Bakterien aus.

Medikamente

Antibiotika

Laut Dr. Allison Siebecker, die eine Website betreibt, auf der sich alles um die bakterielle Überwucherung des Dünndarms dreht (Internetseite: *www.siboinfo.com*) sind Antibiotika mit den Wirkstoffen Metronidazol, Rifaximin und Neomycin zur Behandlung von bakteriellen Überwucherungen des Dünndarms eingesetzt worden, weil sie praktisch nur lokal wirken, also im Darm, und daher keine systemischen Nebenwirkungen (d. h. im ganzen Körper) verursachen.

Larazotid

Die alternative Medizin weist zwar schon seit Jahren auf eine Verbindung zwischen einem durchlässigen Darm – dem Leaky-Gut-Syndrom – und Autoimmunerkrankungen hin, doch die Schulmedizin begann erst nach der Entdeckung von Zonulin, einem potenziellen Ziel von Medikamenten, endlich aufmerksam zu werden.

Wird die Wechselwirkung zwischen genetischen und umweltbedingten Auslösern durch die Wiederherstellung der Barrierefunktion des Darms verändert, kann der Autoimmunprozess gestoppt werden. Dieser Ansatz wird sowohl durch Studien an Tieren als auch durch neuere klinische Studien gestützt und bietet eine neue Möglichkeit zur Behandlung und Prävention von Autoimmunerkrankungen.

Das Präparat AT-1001 (Larazotid), ein Zonulin-Blocker, hat sich bei der Verhinderung von Reaktionen auf Gluten bei Zöliakiepatienten als vielversprechend erwiesen – in diesem Medikamententyp steckt ein hohes Vermarktungspotenzial, da die Zonulin-blockierende Wirkung wahrscheinlich zeitlich begrenzt ist, sodass der Patient auf das Medikament dauerhaft angewiesen ist. Blockiert Larazotid Zonulin wirksam, wird es wohl der nächste Kassenschlager werden, der der Pharmaindustrie durch die langwierige Behandlung von Autoimmunerkrankungen Milliardengewinne beschert. Als dieses Buch entstand, stand Larazotid für begrenzte klinische Studien bei therapieresistenter Zöliakie zur Verfügung und die ersten Ergebnisse waren positiv.

Zum Glück müssen wir nicht auf seine Zulassung durch die FDA warten, denn es gibt bereits Ansätze zur dauerhaften Veränderung des Lebensstils, die die Barrierestörung des Darms in vielen Fällen ausheilen helfen können.

Typ-1-Diabetes – eine Verkettung unglücklicher Umstände

Diabetes vom Typ 1, auch Insulin-abhängiger Diabetes (mellitus) genannt, ist mit der Hashimoto-Thyreoiditis vergleichbar. Beide Erkrankungen beginnen mit im Blut kreisenden Antikörpern. Beim Insulin-abhängigen Diabetes richten sich die Antikörper gegen die Beta-Zellen der Bauchspeicheldrüse, bei der Hashimoto-Thyreoiditis gegen die Schilddrüsen-Peroxidase (TPO).

Im Laufe der Zeit beginnen die Antikörper mit der Zerstörung ihres Ziels, wodurch die notwendigen Hormone nicht mehr gebildet werden können – Insulin bei Diabetes bzw. Schilddrüsenhormon bei Hashimoto. Bei beiden Autoimmunerkrankungen kommt es zur Lymphozyteninfiltration des Zielorgans, bei Diabetes sammeln sie sich in den Beta-Zellen, bei Hashimoto im Schilddrüsengewebe. Beim Insulin-abhängigen Diabetes hat man festgestellt, dass es schon vor Beginn der Zerstörung der Beta-Zellen zu einer erhöhten Darmdurchlässigkeit kommt. Es wird vermutet, dass bei der Pathogenese des Diabetes vom Typ 1 drei Faktoren die Verkettung unglücklicher Umstände bilden:

- eine anormale Darmflora,
- eine durchlässige Schleimhautbarriere im Darm und
- eine Veränderung des Immunsystems in den Darmzellen.

Die Rolle der mikrobiellen Darmflora ist auch beim Krankheitsmodell des Diabetes vom Typ 1 nach gewiesen worden (nicht aber bei Diabetes vom Typ 2). Bestimmte Bakterienarten gehen mit der Auftretenshäufigkeit von Autoimmunerkrankungen einher, während andere Bakterienarten davor schützen.

Als Fäkalien von Mäusen, deren Darmflora sie vor Diabetes schützte, auf Mäuse übertragen wurde, die vorher keine schützenden Bakterien im Darm hatten, kam es interessanterweise auch bei diesen mit einer geringeren Wahrscheinlichkeit zu Diabetes.

Seit nicht allzu langer Zeit steht der Konsum von Milch und Milchprodukten sowie Gluten mit der Entwicklung von Typ-1-Diabetes in Zusammenhang. Studien mit hydrolysiertem Casein (eine Art schnell resorbierbares, teilweise verdautes Milchprotein, das vom Dünndarm unter Umgehung des Magens resorbiert wird), das genetisch zu Insulin-abhängigem Diabetes prädisponierten Kindern anstelle von Kuhmilch gegeben wurde, zeigten, dass diese Kinder im Vergleich zu mit Kuhmilch gefütterten Kindern eine um 40 Prozent geringere Wahrscheinlichkeit hatten, an Diabetes zu erkranken. Zudem wurde festgestellt, dass auch bei Kindern mit Diabetes das darmassoziierte Immunsystem aktiviert war und nicht nur bei Kindern, bei denen das HLA DQ2-Gen vorliegt, das mit Zöliakie einhergeht.

Der Verzicht auf Gluten änderte nichts an der Aktivierung des darmassoziierten Immunsystems, obwohl die Immunreaktion bei Zufuhr von Gluten und Milchprodukten festgestellt wurde. Das lässt uns vermuten, dass die Durchlässigkeit des Darms die Reaktion auf Nahrungsmittel und auf Antigene, die von der Mikroflora stammen, verändert. Mit anderen Worten: Zuerst kommt es zur erhöhten Durchlässigkeit des Darms und dann erst folgt die veränderte Reaktion auf Nahrungsmittel.

Meine Geschichte

Ich ernährte mich erst glutenfrei, nachdem ich erfahren hatte, dass sich bei manchen Menschen daraufhin die TPO-Antikörper normalisierten. Leider gehörte ich nicht zu diesen Glücklichen. Es ging mir zwar viel besser, doch der Titer blieb erhöht, obwohl ich auf Gluten, Milch, Milchprodukte und Soja fast zwei Jahre lang vollkommen verzichtete.

Es ist mir gelungen, die Candida-Infektion nach sechsmonatiger Candida-Diät loszuwerden. Was mir wirklich half, war, dass ich tatsächlich auf Obst verzichtete und 5000 µg Biotin einnahm, das Candida im Zaum hält. Bei einer Nebenniereninsuffizienz kommt es zu einer Biotinverarmung, die zu Haarausfall führt, also arbeitete dieses eine Supplement besonders gut für mich und konnte dreifach punkten. Doch vollständig verschwanden meine Antikörper trotzdem nicht.

Also grub ich ein wenig tiefer. Ich ließ zusätzliche Untersuchungen machen und stellte fest, dass eine Dysbiose mit Überwucherung von *Proteus vulgaris* vorlag. Ich erfuhr, dass die Bakterien der Proteusarten an der Autoimmunität beteiligt sind und ich erfuhr auch, welche „Leibspeise" sie hatten: Fruktose und unverdautes Fleisch. Damals hatte ich schon etwa ein Jahr lang eine auf das Leaky-Gut-Syndrom zugeschnittene Ernährungsweise befolgt, aber es kam zu keiner Verbesserung, bis ich sie entsprechend meiner besonderen Situation ein wenig optimierte. Ich ließ das Obst weg, nahm Verdauungsenzyme und Sauerkraut dazu und erlitt innerhalb weniger Tage eine massive Herxheimer-Reaktion, die den Beginn meiner Heilkrise anzeigte!

Zusammenfassung des Kapitels

- Eine erhöhte Durchlässigkeit des Darms ist die Voraussetzung für die Entwicklung einer Autoimmunerkrankung.
- Das „bakterielle Universum“ im Darm steuert das Immunsystem.
- Eine gestörte Darmflora, Gluten, Alkohol, Nahrungsmittelunverträglichkeiten und andere Faktoren verursachen die Durchlässigkeit der Darmschleimhaut.
- Allen Menschen mit einer Autoimmunerkrankung wird empfohlen, Gluten zu meiden.
- Pathogene Bakterien können die Auskleidung des Darms beschädigen.
- Eine auf das Leaky-Gut-Syndrom zugeschnittene Ernährungsweise, Medikamente, Supplemente, Probiotika und fermentierte Nahrungsmittel können bei der Wiederherstellung einer ausgeglichenen Darmflora und der Schleimhautbarriere hilfreich sein.
- Die Wiederherstellung des Darmmilieus durch die Ernährung und Ansiedelung von mehr Gram-positiven Bakterien kann zur Eindämmung von Entzündungen und Autoimmunprozessen beitragen.

„Die beste und wirksamste Apotheke tragen Sie in sich."

Robert C. Peale

12. Alkalische Phosphatase

In den vorherigen Kapiteln haben wir erfahren, dass die symbiotischen Bakterien im Körper Toxine bilden und an Autoimmunprozessen beteiligt sein können. Der Mangel an alkalischer Phosphatase ist ein weiteres Stück des Puzzles, das zu Autoimmunprozessen führt.

Was sind Endotoxine?

Endotoxin, auch unter dem Namen Lipopolysaccharid (LPS) bekannt, ist ein Bestandteil der Zellwände Gram-negativer Bakterien. Diese befinden sich in unterschiedlichen Mengen im Darm von Tieren und Menschen, und ihr Anteil an der gesamten bakteriellen Darmflora beträgt zwischen 7 und 50 Prozent.[5] Diese Bakterien können entweder pathogen sein und ernste Krankheiten verursachen oder mit der normalen Flora zusammenleben und als „fakultativ" pathogen gelten. Sie „benehmen" sich, wenn sie von nützlichen Gram-positiven Bakterien umgeben sind, können jedoch „unartig" werden, wenn die Gram-positiven Bakterien fehlen, die dafür sorgen, dass sie nicht aus der Reihe tanzen.

Endotoxine Gram-negativer Bakterien können Entzündungen fördern, wenn sie durch inflammatorische TH1-Zytokine (TNFa) im Darm, aber auch im übrigen Körper stimuliert werden, insbesondere bei Menschen mit einer durchlässigen Darmwand. LPS im Kreislauf können zu Entzündungen und in entsprechend großer Anzahl sogar zu einem septischen Schock führen.

Entzündungsfördernde Zytokine werden bei vielen Autoimmunerkrankungen beobachtet, so zum Beispiel bei der Hashimoto-Thyreoiditis, bei Diabetes vom Typ 1, entzündlichen Darmerkrankungen und Zöliakie. Endotoxin gilt somit als eine Substanz, die Autoimmunerkrankungen fördert.

Alkalische Phosphatase

Die alkalische Phosphatase (AP) ist ein Enzym im Körper, das die Phosphatgruppen von zahlreichen Substanzen abspaltet. Zu ihren Aufgaben gehört, die LPS der Gram-negativen Bakterien zu entgiften. Sie entfernt den Phosphor aus der Zellwand des Bakteriums und entgiftet so das Endotoxin. AP-Enzyme sind entzündungshemmend und unterstützen uns durch Erhöhung unserer Reaktionsschwelle darin, unsere darmständigen Mikroben zu tolerieren.

Man nimmt an, dass Morbus Crohn und Colitis ulcerosa durch eine anormale Immunreaktion auf Gram-negative darmständige Bakterien verursacht werden. Behandelt wird mit Antibiotika, die gegen Gram-negative Bakterien wirksam sind; bei diesen Krankheiten spielt auch ein verringerter Spiegel an alkalischer Phosphatase eine Rolle. Forscher haben festgestellt, dass die Entzündungen zurückgehen, wenn sie Ratten diese Enzyme oral verabreichen.

Eine ausreichende Menge an alkalischer Phosphatase schützt uns vor einer Immunreaktion gegenüber unseren Darmbakterien. Ist der Spiegel zu gering, kann der Körper die Bakterien nicht entgiften und das führt eventuell zu Entzündungsreaktionen.

Labortests

Zu den Standarduntersuchungen der Leber gehört der Test auf alkalische Phosphatase, und sie wurde wahrscheinlich auch bei Ihnen bestimmt, wenn Ihre Leber untersucht wurde.

Die alkalische Phosphatase kann bei einer Infektion, einer Schädigung der Leber oder anderen ernsthaften Erkrankungen erhöht sein. Einen niedrigen Spiegel trifft man in der Allgemeinpraxis jedoch selten an, so konnte Ihr Arzt vielleicht nichts damit anfangen. Ich weiß, dass mir von vielen Ärzten gesagt wurde, ich solle mir deswegen keine Sorgen machen, da nur ein hoher Spiegel von Belang sei. Hätte ich meine eigenen Laborergebnisse nicht gesehen, hätte ich nie herauszufinden versucht, warum das so ist und auch diese Verbindung nicht hergestellt.

Eine niedrige alkalische Phosphatase geht meist mit einer Fehlernährung (Nährstoffmangel) einher und wird gemeinhin bei einer Hypothyreose und einer Hashimoto-Thyreoiditis gefunden. Die Schilddrüsenhormone veranlassen die vermehrte Bildung alkalischer Phosphatase.

Da der Darm durch Gluten und andere Unverträglichkeiten, durch einen Magensäuremangel und andere Probleme, die häufig bei Hashimoto auftreten, geschädigt ist, besteht bei den Betroffenen aufgrund der schlechten Nährstoffaufnahme das Risiko einer Mangelernährung.

Studien haben zum Beispiel ergeben, dass bei Menschen mit unbehandelter Zöliakie und einem infolgedessen sehr geschädigten und in seiner Nährstoffresorption beeinträchtigten Darm die Aktivität der alkalischen Phosphatase in der Darmschleimhaut im Vergleich zu Menschen mit normaler Darmfunktion herabgesetzt ist. Der Zusammenhang zwischen der AP-Aktivität und dem Ausmaß der Zerstörung bedeutet, dass dadurch gezeigt werden konnte, wie groß die Schädigung des Darms war. Bei Zöliakie-Patienten begann sich die Enzymaktivität nach Einführung einer glutenfreien Ernährung zu normalisieren, und die Darmschleimhaut konnte ausheilen und wieder Nährstoffe aufzunehmen.

Zu den Nährstoffen, an denen es infolge eines Mangels an alkalischer Phosphatase mangelt, gehören die Vitamine B_6 und B_{12}, Folsäure, Vitamin C, Phosphor (meist eine bei der Geburt entdeckte genetische Veranlagung), Zink und Protein.

Fasten, eine weitestgehend fettfreie Ernährung, proteinarme Diäten und die Aufnahme ungesättigter Fette senkten den Spiegel der alkalischen Phosphatase ebenfalls. Gesättigte Fette, kurzkettige Fettsäuren (Buttersäure) und mittelkettige Triglyceride (Kokosöl) erhöhten ihn.

Die Aminosäuren L-Cystein und L-Phenylalanin (in künstlichen Süßstoffen, zum Beispiel) hemmen die alkalische Phosphatase sehr stark. Hinzu kommt, dass die in Hülsenfrüchten und Getreiden vorhandenen Phytate sowie der häufige Nahrungsmittelzusatz Guarkernmehl die AP-Enzymaktivität bremsen.

Übermäßiger Limonadenkonsum scheint auch mit einer Senkung des AP-Spiegels einherzugehen. Limonade enthält große Mengen Phosphor und ist dafür bekannt, dass sie den Knochen Kalzium entzieht. Studien mit Hühnerküken ergaben, dass sich die AP-Aktivität durch phosphorarmes Futter bei einem normalen Phosphorspiegel um 50 Prozent erhöhte.

Fermentierte Nahrungsmittel und die Gram-positiven Probiotika wie *Lactobacillus casei* hingegen stimulieren die Bildung der alkalischen Phosphatase ebenso wie gesättigte Fette und Kohlenhydrate.[6] Rauchen, das sich als Schutzfaktor gegen Hashimoto erwies, erhöht den Spiegel der alkalischen Phosphatase.[7] Manche Blutgruppen haben ebenfalls einen

Einfluss auf den AP-Spiegel: Menschen mit der Blutgruppe 0 scheinen am meisten auszuschütten, wer Blutgruppe A hat, am wenigsten.[8]

Die alkalische Phosphatase erfüllt ihre Aufgaben am besten in einem eher alkalischen (basischen) Milieu, bei einem pH-Wert zwischen 9 und 10. Anmerkung: Der Magen sollte zwar sauer sein, der übrige Körper jedoch leicht alkalisch, damit er optimal funktioniert.[4]

Aktivitätssteigerung der alkalischen Phosphatase

Eine Nährstoffverarmung muss beseitigt werden, damit der zu niedrige Spiegel der alkalischen Phosphatase steigen kann. Hashimoto-Patienten, selbst übergewichtige, sind meist mit Nährstoffen unterversorgt, da sie unter einer Resorptionsstörung leiden.

Der naheliegende erste Schritt ist, die Zufuhr der richtigen Nahrungsmittel zu erhöhen, doch es muss auch gewährleistet sein, dass der Körper sie nutzen kann.

Ist der Spiegel Ihrer alkalischen Phosphatase niedrig, vertragen Sie wahrscheinlich Gluten oder etwas anderes nicht, das Entzündungen in Ihrem Darm verursacht. Möglicherweise können auch Proteine nicht richtig verdaut werden und es liegt ein potenzieller Magensäuremangel vor.

Ein Rückgang der Gram-negativen Bakterien kann auch zur Eindämmung der Entzündungen beitragen. So unterstützen Probiotika und fermentierte Nahrungsmittel, die viele Gram-positive Bakterien enthalten, den Aufbau eines besseren Gleichgewichts im Darm. Gram-positive Probiotika dezimieren die LPS-sezernierenden Gram-negativen Bakterien.

Kurzkettige Fettsäuren wie Butyrat (Buttersäure), die aus Butter oder aus der Vergärung von Ballaststoffen im Darm stammen, können ebenfalls zur Erhöhung der alkalischen Phosphatase beitragen.

Nährstoffdichte Nahrungsmittel für Ihren Speiseplan

- Gesättigte Fette: Tierische Fette, Kokosöl
- Zink: Austern, Kürbiskerne, Ingwerwurzel, Pekannüsse, Erbsen, Paranüsse
- Vitamin B_{12}: Protein (stellen Sie sicher, dass Ihre Verdauung richtig funktioniert)

- Vitamin A: Leber, Karotten, Kürbis, Süßkartoffeln, Lachsöl, Lebertran bzw. Dorschleberöl
- Fischöle: Omega-3, Omega-6 und Omega-9, entweder als Nahrungsergänzung oder als frische Meeresfrüchte wie Hering, Lachs, Sardinen und Dorschleber
- Butyrat (Buttersäure): Butter, Ballaststoffe (bilden Buttersäure durch Vergärung im Darm)
- Basisch verstoffwechselte Nahrungsmittel: frisches Obst und Gemüse
- Anstieg der Gram-positiven Bakterien: milchsauer vergorene Nahrungsmittel, Getränke und Probiotika

Zurückhaltung bei AP-Hemmern

Durch eine Ernährungsweise ohne Getreide und Hülsenfrüchte wie die Paläo-Ernährung, die GAPS-Diät (**G**ut **A**nd **Ps**ychology **S**yndrome; eine Ernährungsweise bei Darm- und psychischen Problemen; Anm. d. Übers.) oder die SCD-Diät (**S**pecific **C**arbohydrate **D**iet, spezielle Kohlenhydrat-Diät), oder durch Einweichen und Kochen von Getreiden und Hülsenfrüchten, um die Phytate zu reduzieren wie in dem Buch *Body Ecology Diet* (zu Deutsch etwa: „Die Ernährung für die Körperökologie") empfohlen, kann man die Stoffe potenziell minimieren, die die Bildung der alkalischen Phosphatase hemmen.

Der Verzicht auf (Diät-) Limonaden, die künstliche Süßstoffe und Phosphate enthalten sowie von weniger industriell verarbeiteten Nahrungsmittel wird ebenfalls empfohlen.

Schaffen Sie ein alkalisches Milieu im Körper

Da die alkalische Phosphatase am besten in einem alkalischen Milieu wirkt, kann der vermehrte Verzehr von basisch verstoffwechselten Nahrungsmitteln zur Steigerung der Wirksamkeit des Enzyms beitragen. Grüne Säfte sind eine großartige und schmackhafte Möglichkeit. Sie werden gut resorbiert und füttern die pathogenen Bakterien nicht an. Und praktisch jeder verträgt sie. (Mehr zum Thema Entsaften und zu basisch verstoffwechselten Nahrungsmitteln erfahren Sie im Kapitel über Toxine.)

Zusammenfassung des Kapitels

- Endotoxin ist eine toxische Substanz, die von Gram-negativen, in unserem Darm angesiedelten Bakterien gebildet wird.
- Die alkalische Phosphatase ist ein Enzym, das Endotoxine entgiftet.
- Menschen mit einer Hypothyreose sind meist von einem Mangel an alkalischer Phosphatase betroffen.
- Die Erhöhung der alkalischen Phosphatase kann die Neutralisierung der Endotoxine aus den Gram-negativen Bakterien unterstützen.

„Niemand kann körperlich ganz gesund sein, wenn ein Teil des Leibes es nicht ist.“

Aristoteles

13. Die Nebennieren

Hashimoto und die Hypothalamus-Hypophysen-Nebennieren-Achse

Der Hypothalamus ist unsere hormonelle „Kommandozentrale“. Er sendet an die Hypophyse Botschaften zur Steuerung verschiedener Organe, z. B. der Leber, Schilddrüse, Nebennieren, Brustdrüsen und Eierstöcke. Daher gehen Nebennierenerschöpfung und Hypothyreose oft Hand in Hand.

Die Hypothalamus-Hypophysen-Nebennieren-Achse (HHNA, bevorzugt wird jedoch die englische Abkürzung HPA verwendet), ist ein kompliziertes System direkter und indirekter Feedback-Mechanismen, die die Reaktion des Körpers auf Stress steuern. Die HPA-Achse spielt auch eine wichtige Rolle für das Immunsystem, die Verdauung, den Energieverbrauch, die Stimmung und die Sexualität. Sie wird von Hormonen kontrolliert, die sich bei Stress verändern.

Die Behandlung einer Schilddrüsenunterfunktion ohne gleichzeitige Behandlung dieser funktionsgestörten Achse ist einer der hauptsächlichen Gründe, warum Menschen sich trotz Einnahme von Schilddrüsenhormonen weiterhin erschöpft fühlen. Anfänglich berichten die Patienten noch, dass sie mehr Energie haben, aber darauf folgt meist eine erneute Verschlechterung, bis sie wieder an dem Punkt angelangt sind, von dem aus sie mit der Einnahme der Schilddrüsenmedikamente begonnen haben. Sie gehen wieder zum Arzt, um die Blutwerte kontrollieren zu lassen und bekommen nun aber gesagt, dass jetzt alles normal sei.

Der Patient hat das Gefühl verrückt zu sein …, doch nun gilt es, eine weitere Schicht der Schäden aufzudecken, die mit Hashimoto einhergehen. Viele Symptome einer Hypothyreose überschneiden sich tatsächlich mit den Symptomen einer Nebennierenschwäche, die Nebennierenfunktion wird jedoch bei Hashimoto-Patienten ärztlicherseits nicht routinemäßig überprüft.

Zu den Symptomen einer mangelhaften Nebennierenfunktion können die Folgenden gehören: Gefühl der Überforderung, Müdigkeit trotz ausreichend Schlaf, fast immer Schwierigkeiten morgens aufzustehen, Verlangen nach Salzigem (auch bekannt als „Ich-habe-gerade-eine ganze-Tüte-Chips-gegessen-Syndrom"), Bewältigung des Alltags nur unter vermehrter Anstrengung, niedriger Blutdruck, Schwindelgefühl bei schnellem Aufstehen, vernebeltes Denken, Durchfall und Verstopfung im Wechsel, niedriger Blutzuckerspiegel, verminderte Libido, eingeschränkte Stresstoleranz, verlangsamte Heilungsprozesse, leichte Depressionen, verringerte Lebensfreude, schlechtes Befinden nach dem Auslassen von Mahlzeiten, verstärktes PMS, Konzentrationsstörungen, Entscheidungsunfähigkeit, Leistungsschwäche, Gedächtnisprobleme … Kommt Ihnen etwas davon bekannt vor?

Die Nebennieren

Die Nebennieren sind zwei mandelgroße Organe, auf jeder Niere sitzt eines. Jede der Drüsen besteht aus zwei getrennten Bereichen. Der innere Bereich, das Nebennierenmark, sezerniert die Hormone Adrenalin, Noradrenalin und eine geringe Menge Dopamin als Reaktion auf unmittelbaren Stress, der vom Zentralnervensystem signalisiert wird.

Der äußere Bereich ist die Nebennierenrinde. Sie schüttet drei Arten von Hormonen aus: Glucocorticoide, Mineralocorticoide und Androgene. Diese werden aus Cholesterin gebildet, sind für das alltägliche Leben unverzichtbar und werden über den Tag verteilt in unterschiedlichen Mengen sezerniert.

Glucocorticoide

Cortisol ist der Hauptvertreter der Glucocorticoide und wird durch die Freisetzung des Hormons Adrenocorticotropin (ACTH) aus der Hypophyse stimuliert. Die Hauptaufgaben von Cortisol sind die Regulierung des Blutzuckerspiegels, die Erhöhung des Körperfetts, die Verteidigung des Körpers gegen Infektionen und seine Unterstützung bei der Stressanpassung. Mithilfe von Cortisol wird Nahrung in Energie umgewandelt und es hat entzündungshemmende Eigenschaften.

Mineralocorticoide

Aldosteron ist der wichtigste Vertreter der Mineralocorticoide. Es unterstützt die Regulierung des Blutvolumens, des Blutdruck und des Natrium- und Kaliumspiegels im Körper.

Androgene

Dehydroepiandrosteron (DHEA) und Testosteron sind androgene Hormone, die sowohl bei Männern als auch bei Frauen vorkommen. Frauen bilden sie in den Nebennieren und in den Eierstöcken.

DHEA wurde als „Hormon der Jugend“ beworben, da sein Wert im Alter um 20 Jahre am höchsten ist und mit der Zeit absinkt. Bis zum Alter von 40 Jahren bildet der Körper nur noch die Hälfte, mit 65 Jahren etwa 10 bis 20 Prozent und mit 80 Jahren weniger als 5 Prozent der mit 20 Jahren gebildeten Menge. DHEA steigert die Bildung des Insulinartigen Wachstumsfaktors-1 (IGF-1), der ein Signal für das leistungsstarke Anti-Aging-Wachstumshormon des Menschen ist. DHEA erhöht die Fähigkeit des Körpers zur Infektionsbekämpfung und ein höherer Spiegel ist mit einer verminderten Anzahl von Autoantigenen verbunden. DHEA schützt den Körper vor den Auswirkungen von Cortisol und dem Stress, durch den die Cortisolbildung ausgelöst wird.

Die Nebennieren sind verantwortlich für die Bildung von Hormonen aus Cholesterin. Diesen Hormontyp nennt man auch Steroide. Cholesterin wird in Pregnenolon umgewandelt, der Vorläufer für DHEA, Östrogen, Testosteron, Progesteron, Aldosteron und Cortisol.

Die Nebennierenrinde schüttet im Laufe des Tages in einem rhythmischen Muster unterschiedliche Hormonmengen aus, die höchsten am Morgen, die geringsten in der Nacht. Sinken diese Mengen oder wird der Rhythmus gestört, kommt es zu einer Funktionsstörung der Nebennieren.

Stress und Nebennierenfunktion

Stress steht mit den meisten chronischen Krankheiten in einem direkten Zusammenhang. Wir haben bereits besprochen, was sich im „bakteriellen Universum“ abspielt, wenn wir wütend, ängstlich oder traurig sind. Stress beeinträchtigt jedoch auch andere Bereiche unseres Körpers und wirkt an der Entwicklung von Autoimmunerkrankungen mit.

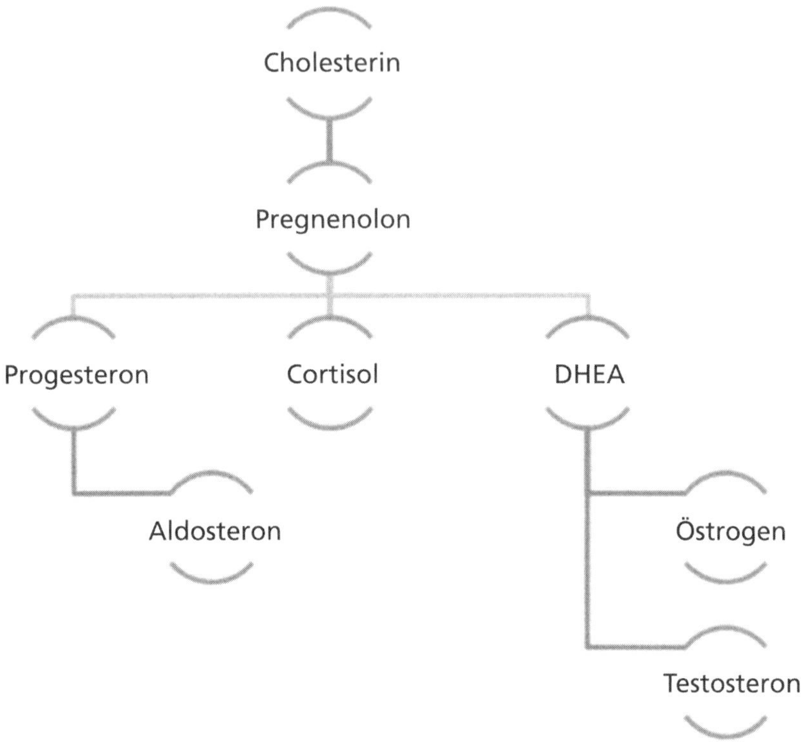

Abb. 11: Synthese der Steroidhormone

Unter normalen Umständen sorgt unser Körper über die HPA-Achse und das sympathische Nervensystem (SNS) für eine Anpassungsreaktion an den Stress. Schauen wir uns also an, was in der HPA-Achse geschieht, wenn wir gestresst sind.

Unmittelbare Stressreaktion

Der Hypothalamus ist unser Stress-Sensor im Gehirn. Sobald er Stress wahrnimmt, wird eine Hormonkaskade in Gang gesetzt, die (über den Sympathikus) zur Aktivierung der Kampf- oder Fluchtreaktion führt. Die Nebennieren sind diejenigen Drüsen, die auf Stress reagieren und Stresshormone freisetzen.

Chronischer Stress

In Stresssituationen verlagert der Körper die Hormonproduktion weg von der Schiene „Progesteron/Aldosteron“ und der Schiene „DHEA/Östrogen/Testosteron“ und konzentriert sich voll und ganz auf die Bildung von Cortisol. Dieser Mechanismus ist als „Pregnenolon-Diebstahl“ bekannt und bedeutet, dass das Pregnenolon, das normalerweise für die Bildung von DHEA und Progesteron vorgesehen ist, jetzt zur Cortisolproduktion verwendet wird. So werden Ressourcen geschützt, damit wir in stressigen Kampf- oder Fluchtsituationen, zum Beispiel bei Autounfällen und in ähnlich bedrohlichen Lagen, eine Überlebenschance haben.

Diese „Reservetank-Funktion“ ist ein brillanter Plan in der Evolution des Menschen und äußerst wichtig in Zeiten, wenn wir um unser Leben kämpfen oder laufen. Doch nicht immer haben wir den Tod vor Augen, wenn diese Kampf- oder Flucht-Reaktion anspringt; sie kann vielmehr auch in Situationen ausgelöst werden, die wir in unseren modernen Zeiten als stressig empfinden, die aber nicht unbedingt lebensbedrohlich sind, zum Beispiel wenn wir es eilig haben, im Stau stehen oder bei der Arbeit eine Präsentation machen müssen. All das kann zu einer Daueraktivierung der Stressreaktion führen.

Ihr Körper arbeitet in solchen Fällen besonders schwer, um die Cortisolproduktion aufrechtzuerhalten, und stoppt dafür sogar die Bildung anderer Nebennierenhormone wie Progesteron, DHEA und Testosteron. Der Vorläufer all dieser Hormone und auch für Cortisol ist – wie gesagt – Pregnenolon. Der Körper beginnt also, dieses für die ausreichende Cortisolbildung zu „stehlen“.

Chronischer Stress führt zu drei unterschiedlichen Stadien der Nebennierenerschöpfung. Im Anfangsstadium kommt es zu einer Überreaktion der HPA, bekannt als Phase hoher Cortisolwerte. Zu diesem Zeitpunkt sind die Werte für Gesamtcortisol hoch und für DHEA grenzwertig, niedrig oder normal. Wird nichts unternommen, kann dieses Stadium in das zweite, das Cortisol-dominante Stadium, übergehen, wenn der DHEA-Spiegel niedrig oder grenzwertig und der Cortisolwert normal ist. Im weiteren Verlauf erschöpfen sich schließlich die Nebennieren und es kommt zum dritten Stadium, dem Stadium mit niedrigen Cortisolwerten. Der DHEA-Wert ist jetzt niedrig oder grenzwertig niedrig und das Gesamtcortisol niedrig.

Wird die Hormonproduktion für längere Zeit auf Eis gelegt, kann das zu massiven Problemen führen.

Im Anfangsstadium von chronischem Stress ist der Blutdruck meist noch normal, solange der Körper entsprechend kompensieren kann, später dann jedoch erhöht, wenn der Körper die Hormonreaktion nicht wieder ausgleichen kann. In den fortgeschrittenen Stadien der Nebennierenerschöpfung versiegt die Aldosteronproduktion, Natrium- und Wasserspiegel sinken und es kommt in der Folge zu niedrigem Blutdruck. Das kann bei Betroffenen dazu führen, dass sie das Gefühl haben, im Stehen ohnmächtig zu werden.

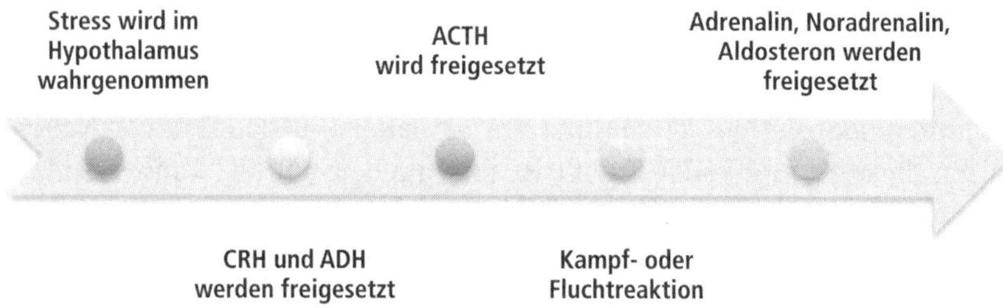

Abb. 12: Die Reaktionskaskade bei Stress

1. Der Hypothalamus registriert Stress und setzt zwei Hormone frei: CRH (Corticotropin Releasing Hormone) sowie ADH (Arginin-Vasopressin, auch: Antidiuretisches Hormon).
2. Diese Hormone lösen die Bildung von ACTH (Adrenocorticotropes Hormon) aus, das die Kampf- oder Fluchtreaktion aktiviert.
3. Dies wiederum triggert die Freisetzung von Noradrenalin und Adrenalin aus dem Nebennierenmark und signalisiert der Nebennierenrinde, dass sie Cortisol und Aldosteron bilden soll.
4. Adrenalin verengt die Blutgefäße und erhöht den Blutdruck, um sicherzustellen, dass das Gehirn genügend Blut und Sauerstoff für den Umgang mit der „drohenden Gefahr“ erhält.
5. Cortisol wirkt als entzündungshemmendes Hormon und verhindert eine Schädigung aufgrund von Entzündungen durch andere Substanzen, die bei Stress freigesetzt werden; es hat die wichtige Aufgabe, „Treibstoff“ zur Verfügung zu halten – durch Erhöhung des Blutzuckerspiegels über die Gluconeogenese in der Leber und die Erzeugung

einer Insulinresistenz –, damit wir einen energieintensiven Krisenfall überstehen. Durch die Insulinresistenz steht uns mehr Glucose zur Verfügung und wir sind mit Energie versorgt.

6. Die Hauptaufgabe von Aldosteron ist die Regulierung der Flüssigkeitsmenge im Körper. Das Flüssigkeitsvolumen wirkt sich auch auf den Blutdruck aus. Je höher der Aldosteronspiegel ist, desto mehr Natrium und Wasser halten wir zurück, somit sorgt es dafür, dass der Blutdruck nicht absinkt.

Menschen können dehydrieren, das heißt, „austrocknen" bzw. an einem Flüssigkeitsmangel leiden; sie entwickeln dann ein Verlangen nach salzigen Nahrungsmitteln (womit wir wieder bei den Kartoffelchips wären) Es kann sogar zu einem relativen Anstieg des Kaliumspiegels und so zu einem Missverhältnis kommen; daher können Nahrungsmittel mit hohem Kaliumgehalt bei den Betreffenden zu einer Verschlechterung ihres Zustands führen. Wenn man einfach nur mehr trinkt, führt das lediglich zu einer weiteren Verdünnung des Natriums und zusätzlich verstärktem Flüssigkeitsmangel, wenn nicht genügend ADH vorhanden ist.

Chronischer Stress führt zu einem Absinken des DHEA- und des Progesteron-Spiegels. Diese Hormone sind bei Menschen mit Autoimmunerkrankungen wie einer entzündlichen Darmerkrankung und rheumatoider Arthritis sowie CFS (Chronisches Müdigkeitssyndrom) und Fibromyalgie oft anormal niedrig. Zudem sind auch jahreszeitlich bedingte Depressionen, eine Posttraumatische Belastungsstörung (PTBS), eine Hypothyreose, Asthma und Ekzeme mit einer Funktionsstörung der HPA-Achse in Zusammenhang gebracht worden.

Ein niedriger Progesteronspiegel kann zu Zyklusstörungen, Unfruchtbarkeit, Fasergeschwülsten in der Gebärmutter, fibrozystischer Mastopathie (knotig verhärtete Brüste) sowie zu einer Veränderung der Immunfunktion führen. Progesteron reguliert GABA (Gamma-Aminobuttersäure), unser „Entspannungshormon" – und ein Mangel an GABA kann zu Angstzuständen, Schlafstörungen und übermäßigem Grübeln führen (d. h. sich zu viele Gedanken über Vergangenes zu machen).

DHEA gilt als Anti-Aging-Hormon und wird mit einer Umkehrung der klassischen stressbedingten physiologischen Reaktion in Zusammenhang gebracht. Zur Bereitstellung von ausreichend Cortisol in Stresssituationen steuert ACTH einen erhöhten Spiegel an und fährt die DHEA-Bildung herunter. Bei einem Mangel an DHEA kann der Körper aber nicht genügend Testosteron bilden, und das wiederum kann sich negativ auf die Libido auswirken.

Der DHEA-Spiegel sinkt zwar mit dem Alter, doch auch verschiedene Krankheiten, darunter Autoimmunerkrankungen, Krebs, Diabetes, Herzkrankheiten, Demenz und CFS gehen damit einher. Bei einem niedrigen DHEA-Spiegel reagiert unser Immunsystem empfindlicher auf Pathogene (Krankheitserreger) und freie Radikale.

Eine übermäßige Cortisolausschüttung schädigt die Körpergewebe. Die Hauptaufgabe von Cortisol besteht darin, in Zeiten von Stress Energie zur Verfügung zu stellen. Es sorgt dafür, dass der Körper dafür Gewebe abbaut (katabole Reaktion) anstatt Gewebe aufzubauen (anabole Reaktion). Unter normalen Umständen sollten diese Phasen ausgeglichen sein. DHEA ist ein anaboles Steroid und unterstützt die Gewebereparatur, wodurch es den Wirkungen von Cortisol gegensteuert. Doch DHEA wird bei chronischem Stress aufgebraucht.

Eine chronische Freisetzung von Cortisol kann zu starker Nährstoffverarmung führen, wodurch unsere physiologischen Prozesse beeinträchtigt werden. Zur Erhöhung des Zuckerspiegels setzt Cortisol Aminosäuren aus den Muskeln frei. Eine dieser Aminosäuren ist Glutamin, das sehr wichtig für die Aufrechterhaltung einer intakten Darmschleimhaut ist und Menschen mit durchlässigem Darm fehlt. Eine übermäßige Cortisolsekretion führt außerdem auch zur Verminderung von sekretorischem IgA (SIgA). Dieses wird an verschiedenen Schleimhautoberflächen freigesetzt; es unterstützt die Neutralisierung von Viren und Toxinen und stoppt die bakterielle Besiedelung des Darms. Somit erhöht die übermäßige Ausschüttung von Cortisol die Wahrscheinlichkeit einer Darminfektion.

Es hemmt auch die Vitamin-D-Aktivität und verhindert die Kalziumresorption. Infolgedessen kommt es zum Abbau anstatt zum Aufbau von Knochengewebe. Cortisol stört den Entgiftungsprozess, da es die Leberfunktion hemmt.

Außerdem kann durch eine anhaltende Cortisolausschüttung es zu vielen anderen Problemen kommen, wie einer vermehrten Sekretion von entzündungsfördernden Zytokinen, schlechter Wundheilung, schnellerer Hämatombildung, Unfruchtbarkeit, Stammfettsucht sowie Stimmungsschwankungen und Gedächtnisstörungen aufgrund eines erhöhten Umsatzes von Neurotransmittern.

Wird Cortisol knapp und ist der ganze Körper ausgelaugt, reagiert er mit Krankheitssymptomen, zum Beispiel Müdigkeit, eingeschränkter geistiger Leistungsfähigkeit, Schlafstörungen, Anorexie und depressiver Stimmungslage. Da Cortisol entzündungshemmend und immunsuppressiv wirkt, kann es bei den Betroffenen zu einer höheren Allergie- und Entzündungsbereitschaft kommen.

Bei einem niedrigen Cortisolspiegel werden Sympathikotonus und Catecholamine ungenügend unterdrückt, daher reagieren wir empfindlicher auf die Wirkungen von Adrenalin; Angstzustände, eine erhöhte Geruchsempfindlichkeit und ein erhöhter oder im oberen Normalbereich angesiedelter Herzschlag können die Folge sein (das sollte bei Hashimoto-Patienten als Symptom einer Funktionsstörung der HPA-Achse betrachtet werden, da eine Hypothyreose mit verringerter Herzfrequenz einhergeht).

Der Cortisolspiegel steuert die Bildung von Schilddrüsenhormonen. Oft sind Symptome einer Unterfunktion wie Müdigkeit und eine niedrige Körpertemperatur einer Fehlenpassung der Nebennieren geschuldet.

Was ist Stress?

Es gibt vier Arten von Stress, die bei uns eine Kampf- oder Fluchtreaktion auslösen: mentaler oder emotionaler Stress, Schlafstörungen, glykämische Stoffwechselentgleisungen und chronische Entzündungen.

Mentaler Stress

Gefühle wie Kummer, Schuld, Furcht, Angst, Aufregung und Beschämung können als Stress eingestuft werden. Dieser Stress beruht auf unserer Wahrnehmung und hat nichts mit unserem individuellen Stress zu tun. Das Sprechen in der Öffentlichkeit kann zum Beispiel für jemandem mit einer Sozialphobie großen mentalen Stress bedeuten, doch jemand, der gerne vor anderen spricht, kann diese Erfahrung als angenehm erleben. Neue, unvorhersehbare, das Ego bedrohende Situationen oder das Gefühl von Kontrollverlust werden als stressig empfunden.

Glykämische Last

Polnische Forscher haben festgestellt, dass bis zu 50 Prozent der Hashimoto-Patienten eine gestörte Kohlenhydrattoleranz haben. Das bedeutet, dass ihr Blutzuckerspiegel nach einer kohlenhydratreichen Mahlzeit in die Höhe schnellt und eine große Menge Insulin freigesetzt wird. Die Aufgabe des Insulins besteht darin, den Blutzucker in die Zellen zu schleusen; einer Freisetzung von sehr viel Insulin folgt demgemäß ein rascher Abfall des Blutzuckerspiegels (Hypoglykämie). Die Symptome einer Hypoglykämie sind sehr unangenehm, dazu können Reizbarkeit, Schwächeanfälle, Benommenheit oder Zittern gehören. Eine Hypoglykämie erfordert die Freisetzung von Cortisol, damit die Glukoseversorgung des Gehirns erhalten bleibt; sie wirkt dem Insulin entgegen und verursacht eine Insulinresistenz (das wird auch mit der weiten Verbreitung von Typ-2-Diabetes in Zusammenhang gebracht).

Schlafstörungen

Bei Labortieren wird zur Unterdrückung der HPA-Achse mit Schlafentzug gearbeitet. Zu Schlafmangel kann es bei Schlaflosigkeit, Schlafapnoe (Atemaussetzer im Schlaf; Anm. d. Übers.) und bei Schichtarbeit kommen. Schlaf ist die „Rückstelltaste" für die HPA-Achse. Wenn wir schlafen, setzt der Körper Wachstumshormon (HGC) frei und erledigt „Reparaturarbeiten". Sie sollten jede Nacht mindestens sieben Stunden schlafen und sich auf Schlafapnoe testen lassen, wenn Sie schnarchen.

Entzündungen

Chronische Entzündungen können von Gelenkschmerzen, Fettleibigkeit, Belastungen durch Umweltgifte, Entzündungen im Magen-Darm-Trakt oder von Nahrungsmittelallergien ausgehen. Dann erhält Cortisol ein Signal – denn es wirkt entzündungshemmend.

Funktionsstörung der HPA-Achse und Autoimmunprozesse

Manche Forscher sind der Ansicht, dass eine Funktionsstörung der HPA-Achse und ein dauerhaft erhöhter Cortisolspiegel eventuell eher die Ursache als die Folge von Autoimmunerkrankungen seien. Cortisol ist ein natürliches Steroid, es unterdrückt die zelluläre Immunität (TH1) und verhindert Gewebeschäden durch übermäßige Entzündungen.

Ein niedriger Cortisolspiegel ermöglicht die Hochregulierung der zellulären Immunität (TH1) und führt zu einer vermehrten Bildung entzündungsfördernder Zytokine TNF-A, IL-6 und IL-12. Während der TH1-Dominanz ist der TH2-Ast (die humorale Immunität) unterdrückt.

Das kann zu einer erhöhten Anfälligkeit für Parasiten, Allergene, Bakterien und Toxine führen. Eine TH1-Dominanz findet man oft bei Patienten mir Autoimmunerkrankungen.

Das immunologische Gleichgewicht kann daher in Zeiten übermäßiger Cortisolbildung sowie bei einer Cortisolverarmung gestört werden. Der Cortisolspiegel schwangerer Frauen wurde in der 36. Schwangerschaftswoche bestimmt. Wer einen niedrigen Cortisolspiegel hatte, erkrankte mit größerer Wahrscheinlichkeit an einer postpartalen Thyreoiditis, also an einer Schilddrüsenentzündung nach der Geburt.

So können Stress in Verbindung mit Nährstoffmangel und einer Barrierestörung des Darms zu den Grundursachen einer Hashimoto-Thyreoiditis gehören und für das Fortbestehen der Krankheit sorgen.

Fragen zur Nebennierenerschöpfung

Nebennieren

(Adaptiert aus dem „Instrumentenkasten" für die Wiederherstellung der Nebennieren)

Bewerten Sie jedes Ja mit 1 Punkt:

- ☐ Haben Sie häufig Untertemperatur? (< 36°C)
- ☐ Sind Sie häufig reizbar?
- ☐ Haben Sie Gedächtnis- oder Konzentrationsstörungen?
- ☐ Verspüren Sie Herzklopfen?
- ☐ Leiden Sie an Allergien oder Asthma?
- ☐ Bekommen Sie schnell Hämatome oder haben Sie eine schlechte Wundheilung?
- ☐ Haben Sie häufige / chronische Infektionen?
- ☐ Haben Sie eine trockene, dünner werdende Haut?
- ☐ Leiden Sie unter Kopfschmerzen?
- ☐ Haben Sie ungeklärten Haarausfall?
- ☐ Lassen Sie Mahlzeiten aus?
- ☐ Treiben Sie mehr als einmal pro Woche Sport?
- ☐ Haben Sie Probleme mit der Schilddrüse?
- ☐ Ist Ihr Energieniveau tagsüber gleichbleibend hoch?
- ☐ Brauchen Sie morgens oder nach dem Mittagessen Kaffee oder etwas anderes Koffeinhaltiges?

Bewerten Sie jedes Ja mit 3 Punkten:
- ☐ Sind Sie emotional überlastet?
- ☐ Haben Sie Verspannungen im unteren Rücken?
- ☐ Leiden Sie an Depressionen oder Stimmungstiefs?
- ☐ Haben Sie einen niedrigen Blutdruck?
- ☐ Kommt es zur Schlafenszeit zu einem Energiehoch?
- ☐ Haben Sie chronische oder immer wiederkehrende Entzündungen?
- ☐ Führt schnelles Aufsetzen oder Aufstehen zu Benommenheit?

Bewertung Sie jedes Ja mit 5 Punkten: *
(* Wenn Sie nur eine dieser Fragen mit Ja beantworten, sollten Sie die Nebennieren untersuchen lassen.)
- ☐ Leiden Sie unter chronischen Schmerzen?
- ☐ Leiden Sie unter einer Hypoglykämie, also Unterzuckerzuständen (Kopfschmerzen, Müdigkeit, Stimmungsschwankungen), wenn Mahlzeiten ausgelassen werden?
- ☐ Haben Sie Schlafstörungen?
- ☐ Leiden Sie unter PMS (Brustspannen, Bauchkrämpfe, starke Menstruationsblutungen, Stimmungsschwankungen)?
- ☐ Sind Sie in der Menopause oder kurz davor, in der Perimenopause (Unregelmäßige Zyklen, Alter zwischen 45 und 55, Hitzewallungen, Scheidentrockenheit)?

Mehr als 10 Punkte: Sie haben wahrscheinlich eine leichte Funktionsstörung der Nebennieren.

Mehr als 20 Punkte: Sie haben mit großer Wahrscheinlichkeit eine Funktionsstörung der Nebennieren.

Mehr als 30 Punkte: Es ist nahezu sicher, dass Sie eine Funktionsstörung der Nebennieren haben.

Blutdruck

Menschen mit einer Nebennierenerschöpfung haben oft einen niedrigen Blutdruck und/oder einen Blutdruckabfall, wenn sie aus liegender oder sitzender Position aufstehen (fachsprachlich: orthostatische Hypotension). Liegen Ihre Blutdruckwerte unter 120/80 mm/Hg, kann das bedeuten, dass Ihre Nebennieren zu wenig aktiv sind oder dass Sie dehydriert sind, das heißt, einen Flüssigkeitsmangel haben.

So überprüfen Sie eine orthostatische Hypotension: Legen oder setzen Sie sich hin, entspannen Sie sich und atmen Sie mindestens fünf Minuten lang tief ein und aus. Messen Sie dann Ihren Blutdruck. Stehen Sie nun auf und messen Sie ihn erneut. Normalerweise sollte er steigen. Fällt er jedoch ab, haben Sie vielleicht einen Flüssigkeitsmangel oder Ihre Nebennieren sind zu wenig aktiv. Da zu den Symptomen – wie erwähnt – Schwindelgefühl oder Benommenheit beim Aufstehen aus sitzender oder liegender Position gehören können, sollten Sie sich festhalten können, um einen eventuellen Sturz zu vermeiden.

Pupillenreaktion

Menschen mit einer Nebennierenschwäche haben oft Probleme mit der Pupillenreaktion. Meist dilatieren (erweitern sich) die Pupillen im Dunkeln und kontrahieren (ziehen sich zusammen) bei Licht.

Mit einer Taschenlampe können Sie folgenden Test machen: Bleiben Sie einige Minuten im unbeleuchteten Bad (am Abend oder, wenn es keine Fenster hat, auch tagsüber) vor dem Spiegel stehen, damit die Augen sich an die Dunkelheit gewöhnen können. Schalten Sie dann die Taschenlampe ein und halten Sie sie senkrecht so über den Kopf, dass die Augen beleuchtet werden, das Licht aber nicht direkt hineinfällt. Beobachten Sie, wie Ihre Pupillen reagieren.

Normalerweise sollten sich die Pupillen verengen und eng bleiben. Werden sie zuerst eng und wechseln dann aber zwischen enger und weiter, um schließlich wieder etwas weiter zu werden, kann das ein Zeichen einer mangelhaften Nebennierenfunktion sein. Lichtempfindlichkeit, Sichtprobleme bei hellem Licht (d. h. ohne Sonnenbrille geht es nicht), können zu den Symptomen gehören.

Temperaturschwankungen

Niedrige und schwankende morgendliche Werte bei der Kontrolle der Basaltemperatur können auf eine Nebenniereninsuffizienz hinweisen.

Hormontests

Der Spiegel der Nebennierenhormone kann durch einen Blut- oder Speicheltest bestimmt werden. Der Speicheltest, der das „freie“ oder verfügbare Cortisol über den Tag sowie den DHEA-, Progesteron und

Östrogenspiegel misst, wird oft zur Entdeckung einer Nebennierenerschöpfung herangezogen. Durch Bluttests kann man ebenfalls Hormonmangel feststellen, diese decken jedoch eine Nebennierenerschöpfung unter Umständen nicht immer auf, da sich Veränderungen in den Ergebnissen erst bemerkbar machen, wenn 90 Prozent der Nebennierenrinde zerstört sind.

Schilddrüsenfunktion und Nebennieren

Cortisol hemmt die periphere Umwandlung von T_4 in T_3,d. h. in das aktive Schilddrüsenhormon. Gleichzeitig fördert es die Bildung von reversem T_3 (rT_3), einem inaktiven Schilddrüsenhormon, das immer noch drei Jodatome besitzt, allerdings an der falschen Stelle (vgl. die folgende Abb. 13).

Die Bindung an die Rezeptorstellen, die normalerweise von T_3 besetzt werden, ist möglich, die Rezeptoren können jedoch nicht entsperrt werden, sodass es nicht zu den notwendigen Reaktionen kommen kann.

Gleichzeitig verhindert Cortisol die Freisetzung von TSH und es kommt daher nicht zur Bildung von mehr Schilddrüsenhormonen. So zeigen die Laborergebnisse, dass der TSH-Wert „normal" ist und selbst T_4 und T_3 können unauffällig sein, und doch liegen immer noch Schilddrüsensymptome vor.

Die meisten Ärzte lassen reverses T_3 gar nicht bestimmen, doch dieser Test steht zur Verfügung und kann bei einem Schilddrüsenprofil leicht zusätzlich gemacht werden.

Schilddrüsenhormone

Sobald die Schilddrüsenaktivität steigt (aufgrund von Schilddrüsenhormonen oder Veränderungen in der Lebensweise), geraten die Nebennieren unter zusätzlichen Stress, der zu einer Verschlechterung der Symptomatik führt. Das kann bei den meisten Menschen trotz der positiven Entwicklung das Gefühl eines großen Rückschlags auslösen – daher sollte man bei der Behebung des Nährstoffmangels immer auch an die Nebennieren denken, wenn man versucht, die Schilddrüsenfunktion zu verbessern.

Aktives T_3

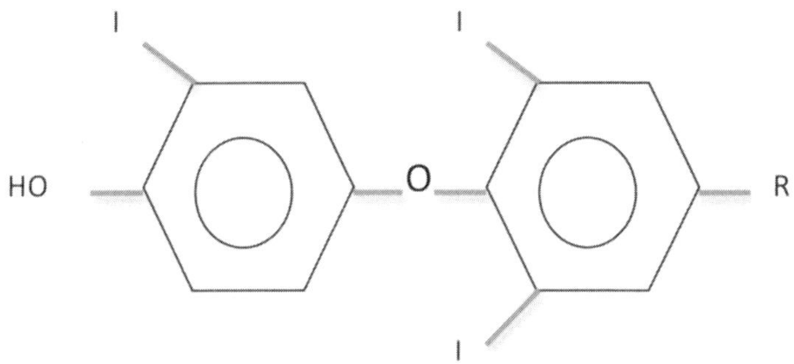

Reverses T_3

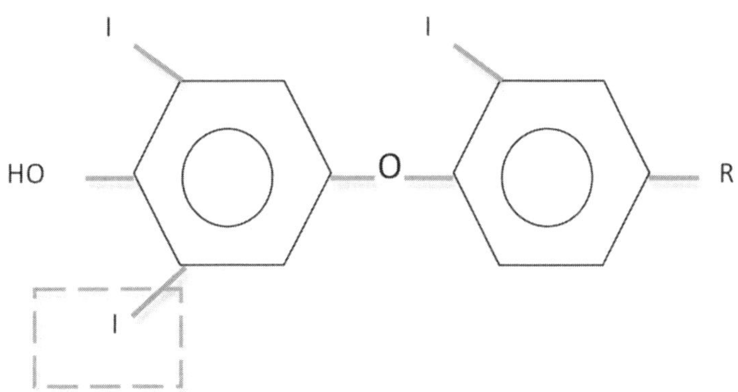

Beachten Sie, dass sich hier das Jodatom am falschen Platz befindet (durch Umrandung gekennzeichnet).

Abb. 13: T_3 und das reverse T_3

Morbus Addison

Das Vollbild einer Nebenniereninsuffizienz ist auch unter dem Namen Morbus Addison bekannt und wird meist erst dann diagnostiziert, wenn jemand in eine Nebennierenkrise (die eine Notfallsituation darstellt) gerät. Früher wurde die Addison-Krankheit mit Tuberkulose und anderen Infektionskrankheiten, die die Nebennieren zerstörten, in eine Reihe gestellt. Heute ist ein Autoimmunprozess die führende Ursache von Addison und mit den entsprechenden Antikörpern verantwortlich für 70 bis 90 Prozent der Fälle. Der häufigste Antikörper richtet sich gegen eines der Nebennierenenzyme, die 21-Hydroxylase, und bei bis zu 86 Prozent der Patienten mit einer autoimmunen Nebenniereninsuffizienz lassen sich diese Antikörper nachweisen.

Zu den Symptomen des Vollbildes von Morbus Addison gehören Schwäche, Müdigkeit, Appetitverlust, Gewichtsverlust, Dunkelfärbung der Haut, Übelkeit, Erbrechen, niedriger Blutdruck mit orthostatischer Hypotension (Schwindelgefühl beim Stehen), Muskel- und Gelenkschmerzen, Verlangen nach Salzigem, verminderter Haarwuchs unter der Achsel und im Schambereich sowie verminderte Libido bei Frauen. Diese Symptome ähneln denen der Nebennierenerschöpfung, sind jedoch in den meisten Fällen schwerwiegender und erfordern die Einweisung in die Klinik. Dort wird untersucht, ob eine ACTH-Erhöhung vorliegt oder der Blutspiegel von Cortisol oder DHEA bestimmt, um gegebenenfalls eine Nebennierenerschöpfung auszuschließen. Eine Nebenniereninsuffizienz manifestiert sich klinisch erst, wenn mindestens 90 Prozent der Nebennierenrinde zerstört sind.

Subklinischer Morbus Addison

Menschen mit Hashimoto und anderen Autoimmunerkrankungen entwickeln mit größerer Wahrscheinlichkeit einen Morbus Addison. Das gemeinsame Auftreten von Addison und Hashimoto wird als Schmidt-Syndrom bezeichnet, und jeder Hashimoto-Patient, der Nebennieren-Antikörper hat, sollte auf das Vorliegen beider Erkrankungen untersucht werden.

Bei Menschen mit Nebennieren-Antikörpern schreitet die Entwicklung einer Nebenniereninsuffizienz pro Jahr um 19 Prozent voran. Manche Antikörperträger wurden mehr als 35 Jahre lang beobachtet und erreichten das Vollbild der Krankheit nie. Die Antikörperkonzentration korreliert stark mit dem Grad der Funktionsstörung der Nebennieren. Die meisten Ärzte suchen jedoch bei Hashimoto-Patienten normalerweise nicht nach Nebennierenantikörpern. Ihre Nebennieren könnten also vor Ihren Augen in die Knie gehen und Sie wüssten nicht einmal davon …

Morbus Addison wird, wie erwähnt, meist erst dann diagnostiziert, wenn eine erhebliche Menge Drüsengewebe durch die Autoimmunschädigung zerstört worden ist; viele Hashimoto-Patienten zeigen jedoch tatsächlich Symptome einer Nebenniereninsuffizienz, die aber oft fälschlich für Symptome der Hypothyreose gehalten werden.

Obwohl die Schulmedizin die „Nebennierenerschöpfung" nicht als Diagnose anerkennt, möchte ich zu bedenken geben, dass vielleicht einige der Hashimoto-Patienten, die Symptome einer Nebennierenerschöpfung zeigen, in Wirklichkeit einen subklinischen Morbus Addison haben, bei dem der Zerstörungsprozess der Nebennieren in vollem Gang ist. Doch möglicherweise sind die hormonellen Veränderungen noch nicht weit genug fortgeschritten, dass sie bei Blutuntersuchungen entdeckt werden können, oder der Körper ist noch zur Kompensation in der Lage.

So, wie TSH ein Maß für die Aktivität der Schilddrüse ist, signalisiert eine ACTH-Erhöhung eine Belastung der Nebennieren. Cortisol ist das aktive Hormon der Nebennieren, genau so, wie freies T_3 das aktive Hormon der Schilddrüse ist. Der TSH-Wert und Wert des freien T_3 können jedoch normal sein, und trotzdem kann man unter Symptome einer Hypothyreose leiden, daher rät man zu einem TPO-Antikörpertest. Ebenso kann trotz eines normalen ACTH- und eines normalen Blutcortisol-Spiegels ein 21-Hydroxylase-Test aufschlussreich sein.

Es ist unklar, ob die Ursache einer Nebenniereninsuffizienz oder eines subklinischen Morbus Addison ein extremer Mangelzustand, eine Herunterregelung der Hormonbildung oder ein Autoimmunprozess ist; klar ist jedoch, dass sich die Funktion der Nebennieren und die Funktion der Schilddrüse gegenseitig beeinflussen.

Behandlung einer HPA-Funktionsstörung

Die Genesung von einer HPA-Funktionsstörung kann drei Monate bis zwei Jahre dauern. Ziel der Behandlung sollte die Korrektur der durch die übermäßige Cortisolbildung verursachten Mangelzustände sowie die Beseitigung der auf die HPA einwirkenden Stressfaktoren sein. Der Einsatz von Adaptogenen und Drüsenextrakten kann dabei hilfreich sein. In manchen Fällen kann auch eine hormonelle oder pharmakologische Behandlung notwendig werden.

- Korrektur der Mangelzustände: Cholesterin, Co-Faktoren, B-Vitamine, Salz
- Supplementierung der Hormonproduktion: Adaptogene, Drüsenpräparate, Hormone
- Beseitigung der Stressfaktoren: schwierigster, aber wichtigster Schritt

Mangelzustände der Nebennieren

Dehydratisierung (Wassermangel)

Da viele Menschen mit einer Nebennierenerschöpfung aufgrund eines niedrigen Aldosteronspiegels zu wenig Natrium und Wasser einlagern, können sie austrocknen und verlangen dann nach salzhaltigen Nahrungsmitteln (wie Kartoffelchips). Da solche Nahrungsmittel viel Kalium enthalten, kann der Kaliumspiegel tatsächlich steigen, sodass es den Betroffenen schlechter geht. Durch weitere Flüssigkeitszufuhr wird das wenige vorhandene Natrium noch weiter verdünnt.

Es wird daher empfohlen, reichlich nicht-jodiertes Meersalz zu verwenden, und es kann auch hilfreich sein, gefiltertes Wasser zu trinken, dem ein Teelöffel nicht-jodiertes Meersalz zugefügt wurde. Selbstgemachte Hühnerbrühe mit viel Meersalz ist ebenfalls eine großartige und schmackhafte Alternative, um Flüssigkeit aufzufüllen.

Cholesterin

Die Nebennierenhormone werden aus Cholesterin gebildet. Es ist wichtig, ausreichend Cholesterin mit der Nahrung zuzuführen. Eigelb und Fleisch sind die cholesterinreichsten Nahrungsmittel, die Menschen mit einer Autoimmunerkrankung der Schilddrüse essen können.

Extremer Nährstoffmangel

Bei hoher Cortisolproduktion werden Vitamin C und die B-Vitamine aufgebraucht. Ein Mangel an Pantothensäure und Biotin werden insbesondere mit einer verringerten Nebennierenfunktion bei Tieren und Menschen in Zusammenhang gebracht. Kalium, Zink, Eisen und Kupfer gehen ebenfalls verloren, wenn übermäßig viel Cortisol gebildet wird.

Menschen mit gestörter Nebennierenfunktion können einen Mangel an folgenden Substanzen haben:

- Biotin
- Eisen
- Folsäure
- Kalium
- Kupfer
- Magnesium
- Niacin
- Pantothensäure
- Vitamin C
- Zink

Manche Menschen möchten sich diese Stoffe zwar lieber aus natürlichen, vollwertigen Nahrungsmitteln zuführen, doch aufgrund von Darmproblemen können Hashimoto-Patienten Vitamine und Mineralstoffe meist nur eingeschränkt aus der Nahrung verwerten. Da ist es eher hilfreich, anfangs Supplemente einzunehmen, bis die gesunde Darmfunktion wieder hergestellt ist.

Die Qualität von Supplementen ist unterschiedlich, und viele Multivitamintabletten haben ein fragwürdiges Resorptionsprofil. Ich empfehle Vitamine vom Typ „eine Kapsel täglich" nur ungern, denn dabei wird nicht berücksichtigt, wie die Vitamine untereinander wirken. Nimmt man zum Beispiel Vitamin C zusammen mit Eisen, wird das Eisen besser resorbiert; nimmt man das Eisen zusammen mit Zink, wird die Zinkresorption gesenkt. Bietet ein Supplement lediglich die empfohlene Tagesdosis von Zink, wenn nur 50 Prozent davon resorbiert werden, hilft das bei der Beseitigung eines schweren Zinkmangels nicht sehr viel. Manche Vitamine und Mineralstoffe sollten außerdem zur Förderung der Resorption zu den Mahlzeiten, andere hingegen auf leeren Magen eingenommen werden.

Die Unterstützung der Hormonbildung

Adaptogene Kräuter

Adaptogene können alle natürlichen Kräuterprodukte sein, die dem Körper helfen, mit Stressfaktoren umzugehen. In den 1940er-Jahren definierte Dr. Nikolai Lazarev ein Adaptogen als „Substanz, das die Fähigkeit des Körpers, Stress zu widerstehen, erhöht, indem sie unerwünschten Stressfaktoren physikalisch, chemisch, emotional oder biologisch entgegenwirkt."

Die meisten Adaptogene werden seit Tausenden von Jahren in den östlichen medizinischen Richtungen wie dem Ayurveda und der Traditionellen Chinesischen Medizin (TCM) angewandt. Eine Vielzahl von Kräutern können als Adaptogene verwendet und je nach Symptomatik von entsprechend geschulten Apothekern für die speziellen Bedürfnisse von Patienten zu Rezepturen verarbeitet werden.

Ein Heilkraut muss mehrere Eigenschaften haben, um als Adaptogen zu gelten:

1. Es muss in normalen Dosen für den Patienten ungiftig sein.
2. Es sollte den ganzen Körper bei der Stressbewältigung unterstützen.
3. Es sollte dem Körper helfen, wieder „normal" zu funktionieren, egal in welcher Weise der Stress den Menschen in seiner Funktionsweise gegenwärtig beeinträchtigt.

Mit anderen Worten: Ein adaptogenes Heilkraut muss in der Lage sein, ein überaktives System herunter zu regulieren und ein schwach aktives System anzukurbeln. Man nimmt an, dass Adaptogene die Hypothalamus-Hypophysen-Nebennieren-Achse (HPA) normalisieren.

Zu den adaptogenen Heilkräutern gehören die Schlafbeere (Ashwagandha), der Astragalus-Reisi-Pilz, die feinbehaarte Glockenwinde (Dangshen, eine Kletterpflanze aus der Gattung Codonopsis, die in Ostasien heimisch ist und in der TCM angewendet wird; Anm. d. Übers.), *Eleutherococcus* (Pflanzengattung aus der Familie der Araliengewächse; einige der fast 40 Arten werden in der TCM eingesetzt; Anm. d. Übers.), Ginseng, Jiaogulan (Tausendkraut), Süßholz, Maca (peruanische Nahrungs- und Heilpflanze), Schisandra (Spaltkörbchen oder Spaltkölbchen, auch Beerentrauben, gehört zur Familie der Sternanisgewächse; Anm. d. Übers.), Bergangelika und Suma (brasilianischer Ginseng). Dies sind einige Beispiele von Heilkräutern, die die Fähigkeit des Körpers erhöhen, dem Stress standzuhalten; sie haben sich bei der Verbesserung einer Funktionsstörung der Nebennieren als hilfreich erwiesen, wenn sie mit Vitaminen und Mineralstoffen kombiniert wurden.

Süßholzwurzelextrakt verhindert den Abbau von Cortisol zu inaktivem Cortison. Bleibt dem Körper das Cortisol länger erhalten, muss er auch kein Pregnenolon „stehlen", das ja eigentlich für die Bildung anderer Hormone vorgesehen ist; das kann bei Nebenniereninsuffizienz hilfreich sein. Der Extrakt kann auch bei niedrigem Cortisolspiegel sowie niedrigem Blutdruck von Vorteil sein. Bei Menschen mit Wassereinlagerungen oder hohem Blutdruck sollte er nicht eingesetzt werden.

Supplemente zur Unterstützung der Nebennieren bestehen meist aus einer Mischung der verschiedenen Kräuter; manche können auch Vitamine und/oder Drüsenextrakte enthalten.

Adaptogene Kräuter

- Amerikanischer Ginseng (*Panax quinquefolius*)
- Amlabaum (*Embolica officinalis*)
- Asiatischer Ginseng (*Panax Ginseng*)
- Baikal-Helmkraut (*Scutellaria baicalensis*)
- Brasilianischer Ginseng (*Pfaffia paniculata*)
- Chinesischer Bocksdorn (*Lycium chinense*)
- Chinesisches Spaltkörbchen (*Schisandra chinensis*)
- Feinbehaarte Glockenwinde (Dangshen; *Codonopsis pilosula*)
- Guduchi (indische Rankpflanze; *Tinospora cordifolia*)
- Indisches Basilikum (*Ocimum sanctum*)
- Jiaogulan („Kraut der Unsterblichkeit"; *Gynostemma pentaphyllum*)
- Maca (*Lepidium meyenii*)
- Mongolischer Tragant (*Astragalus membranaceus*)
- Radix pseudostellariae (*Pseudostellaria heterophylla*)
- Raupenpilz (*Cordyceps sinensis*)
- Reishi-Pilz (*Ganoderma lucidum*)
- Rosenwurz (*Rhodiola rosea*)
- Saflor-Bergscharte (*Rhaponticum carthamoides* oder *Stemmacantha carthamoides*)
- Schiefer Schillerporling (Pilz; *Inotus obliquus*)
- Schlafbeere (*Ashwagandha, Withania somnifera*)
- Shatavari (indische Spargelart; *Asparagus racemosus*)
- Shilajit (auch Mumijo; *Asphaltum bitumen*)
- Sibirischer Ginseng (*Eleutherococcus senticosus*)
- Süßholz (*Glycyrrhiza glabra*)
- Vielblütiger Knöterich (He Shou Wu, aus China; *Polygonum multiflorum*)

Hormonpräparate

Je nach den Ergebnissen des Cortisol-Speicheltests und des Stadiums der Nebenniereninsuffizienz stehen verschiedene Hormone und Substanzen zur Unterstützung der Nebennieren zur Verfügung. Obwohl die meisten dieser Substanzen in Reformhäusern rezeptfrei verkauft werden, sind sie ganz sicher nicht harmlos und sollten mit großer Vorsicht unter Aufsicht eines kompetenten Fachmanns eingenommen werden. (In Deutschland sind, anders als in den USA, Hormonpräparate im Allgemeinen rezeptpflichtig. Bitte wenden Sie sich an Ihren Arzt; Anm. d. Übers.). Nicht jeder braucht alle diese Ergänzungsmittel.

Manch einer kommt gut zurecht, wenn er nur Drüsenextrakte einnimmt, ein anderer muss eventuell zusätzlich DHEA zuführen und wieder andere benötigen vielleicht kein einziges dieser hormonellen Ergänzungsmittel. Das ist sehr individuell. Besonders wichtig ist, mit einer niedrigen Dosis zu beginnen und sie langsam zu erhöhen. Man sollte immer nur mit *einem* Mittel in geringst möglicher Dosierung beginnen und immer einige Tage abwarten, bevor man sie erhöht, bis die Zieldosis erreicht ist. Wenn man das erste Ergänzungsmittel eine Woche lang eingenommen und vertragen hat, kann man *ein weiteres* dazunehmen. Die hier angegebenen Dosierungen sind nur Beispiele und eventuell nicht für alle Betroffenen und jedes Stadium geeignet.

Viele Hormone, darunter Cortisol und Schilddrüsenhormone, unterliegen der Steuerung durch ein Feedbacksystem, das die Eigenproduktion des Körpers stoppt, wenn der Spiegel steigt. Bei DHEA und Pregnenolon ist das jedoch nicht der Fall: Ihr Körper bildet diese Hormone weiterhin in derselben Menge wie vor Beginn der Supplementierung. Mit anderen Worten, wenn Sie DHEA und Pregnenolon einnehmen, wird die körpereigene Bildung weder unterdrückt, noch kommt es zu einer Verkümmerung (Atrophie) der Nebennieren.

Drüsenextrakte der Nebennieren

Nebennierenextrakte werden seit 1931 medizinisch eingesetzt. Ähnlich wie bei dem Präparat Armour Thyroid (gewonnen aus Schweineschilddrüsen), werden Extrakte aus den Nebennieren von Schwein, Schaf oder Rind gewonnen und zu einer für die menschliche Verdauung geeigneten Tabletten- und Kapselform verarbeitet. Die handelsüblichen

Nebennierenpräparate bestehen entweder aus der ganzen Drüse (Nebennierengesamtextrakt) oder lediglich aus der Rinde (Nebennierenrindenextrakt) und werden in der Regel ein- bis dreimal täglich genommen.

Diese Extrakte werden von der FDA, der amerikanischen Arzneimittelbehörde, nicht reglementiert und sie sind auch nicht alle gleich. Die Nebennierengesamtextrakte enthalten Noradrenalin und Adrenalin, die bei Hashimoto-Patienten zu Angstzuständen, Herzklopfen und Panikattacken führen können, wenn der Adrenalinspiegel bereits erhöht ist und zu wenig Cortisol vorliegt, um für einen Ausgleich zu sorgen. Für Menschen, die ohnehin schon gereizt ist, sind wohl Nebennierenrindenextrakte vorzuziehen.

Nebennierenextrakte können zu einer Unterdrückung und Atrophie der HPA-Achse führen. Das bedeutet, die Bildung der körpereigenen Steroidhormone (der Nebennieren) und potenziell auch der Schilddrüsenhormone kann durch Hemmung der Hypophysen-Feedbackschleife abgeschaltet werden. So stellt die Hypophyse eventuell die Signale an Nebennieren und Schilddrüse zur Bildung von Hormonen ein. Das kann zu einer zentralen Hypothyreose führen, die mit abnorm niedrigen TSH-Werten (auf dem Niveau einer Hyperthyreose) zusammen mit niedrigem fT_3 und fT_4 einhergeht. Der Betroffene, dem es anfangs durch den Nebennierenextrakt besser geht, bricht dann wenige Wochen oder Monate später mit den Symptomen einer Hypothyreose zusammen. Bei „normalem" oder „niedrigem" TSH-Spiegel sollte man immer auch den Verdacht auf eine Unterdrückung der HPA-Achse haben. In diesem Fall muss die Dosis des Nebennierenextrakts langsam verringert werden, etwa um 10-20 Prozent alle vier bis sieben Tage. Eine zu schnelle Verringerung kann Symptome wie Schmerzen, niedrigen Blutdruck, extreme Müdigkeit, Übelkeit und einen Rebound-Effekt der Schilddrüsenerkrankung verursachen.

Zu einer Unterdrückung der HPA-Achse kommt es mit größerer Wahrscheinlichkeit bei einer längerfristigen Einnahme in Dosierungen, die höher sind als die normale physiologische Sekretion vom Körper selbst gebildeter Nebennierenhormone, insbesondere, wenn man sie zur Schlafenszeit einnimmt. Da die Hypophyse normalerweise nachts TSH freisetzt, um die Bildung von Schilddrüsenhormonen zu stimulieren, sollten Nebennierenextrakte niemals vor dem Schlafgehen eingenommen werden.

Denken Sie bitte daran, auch wenn Drüsenpräparate etwas Natürliches sind: Sie sind trotzdem Steroide und sollten nur unter der Aufsicht eines kompetenten Gesundheitsfachmanns eingenommen werden.

Pregnenolon

Pregnenolon ist der Vorläufer vieler Hormone, die in der Nebennierenrinde gebildet werden, und wird oft „gestohlen", damit mehr Cortisol produziert werden kann. Pregnenolon-Ersatzpräparate können bei Progesteron-, Aldosteron- oder DHEA-Mangel verabreicht werden. Menschen, die einen erhöhten oder normalen Aldosteronspiegel haben oder akut Flüssigkeit einlagern sowie unter Schwellungen oder unter Völlegefühl leiden, sollten sie nur mit äußerster Vorsicht anwenden. Im Gegensatz zu einigen anderen Hormonen unterliegt die Aldosteronbildung keinem Feedbackmechanismus, die körpereigene Produktion wird also nicht gestoppt, wenn der Spiegel zu hoch ist. Daher kann Pregnenolon zu einem Aldosteronüberschuss führen, der durch Nervenkompression zu Wassereinlagerungen und Schmerzen in den Extremitäten nach sich ziehen kann. Das Präparat muss sofort abgesetzt werden, wenn sich solche Anzeichen zeigen. Damit sollten sich die Wassereinlagerungen beheben lassen, die Schmerzen können allerdings noch viele Wochen anhalten und erfordern ausreichend Ruhe und Erholung.

Progesteron

Zeigen Hormontests einen niedrigen Progesteronspiegel und leidet eine Frau unter Zyklusunregelmäßigkeiten, Unfruchtbarkeit oder anderen Problemen, kann man mit bioidentischem Progesteron arbeiten. Zu bedenken ist aber auch hier, dass ein Progesteronüberschuss in Aldosteron umgewandelt werden kann, deshalb gilt hier dieselbe Vorsicht bei Wassereinlagerungen.

DHEA

Das Ersetzen von DHEA erhöht die Stresstoleranz, senkt das Verhältnis von Cortisol zu DHEA und schützt vor cortisolbedingten Zellschäden. Diese Maßnahme verlängert nachweislich das Leben von Tieren und hat sich bei verschiedenen Krankheiten, auch bei Nebenniereninsuffizienz, als vielversprechend erwiesen.

Anders als Pregnenolon wird DHEA nicht zu Aldosteron umgewandelt, es verursacht also keine Wassereinlagerungen, doch es kann zu Testosteron umgebaut werden. DHEA stimuliert Haarfollikel und Talgdrüsen und kann daher zu Akne oder bei Frauen zu Haarwachstum im Gesicht führen. (Die Akne im Teenageralter wird neuerdings mit einem DHEA-Anstieg um die Pubertät herum in Zusammenhang gebracht.)

Bei manchen Menschen kann es durch die Umwandlung in Testosteron außerdem zu erhöhter Reizbarkeit und theoretisch zu gesteigerter Aggressivität kommen. Diese Nebenwirkungen verschwinden in der Regel, wenn die Dosis reduziert oder das Präparat abgesetzt wird.

7-Keto ist ein aktives Stoffwechselprodukt von DHEA, das nicht in Testosteron umgewandelt werden kann, daher verordnen manche Fachleute lieber die 7-Keto-Version von DHEA, um die Nebenwirkungen zu minimieren.

Extrakte der Yamswurzel, die Diosgenin enthalten, werden als natürliche DHEA-Quellen beworben, dieses DHEA ist jedoch für Menschen nicht bioverfügbar, daher kann unser Körper das Diosgenin aus Yams nicht in aktives DHEA umwandeln.

Vor Therapiebeginn sollte der DHEA-Spiegel bestimmt werden. Die meisten (amerikanischen) Versicherungen übernehmen die Kosten, wenn die Untersuchung über einen Arzt läuft. (Hierzulande sollte man diesen Punkt mit dem Arzt oder der Krankenversicherung klären; Anm. d. Übers.)

Die empfohlene Tagesdosis bewegt sich zwischen 10 und 50 mg bei Frauen sowie 25 und 100 mg bei Männern. (Frauen brauchen weniger DHEA als Männer.) Es sollte jedoch immer mit einer niedrigen Dosis begonnen und diese langsam gesteigert werden. Manche Ärzte verordnen Frauen sogar nur 2–5 mg DHEA pro Tag.

DHEA sollte so lange gegeben werden, bis der Spiegel eines dreißigjährigen Menschen desselben Geschlechts erreicht ist: Das heißt, zwischen 200 und 300 µg pro dl Blut bei Frauen und zwischen 300 und 400 µg pro dl Blut bei Männern.

Äußerlich angewandtes Magnesium

Laut Dr. med. Dr. phil. Norm Shelley kann die äußerliche Anwendung von Magnesiumöl zur Erhöhung des DHEA-Spiegels für einen Zeitraum von nur vier bis fünf Wochen erfolgen, ohne dass DHEA oral eingenommen werden müsste. Viele Menschen haben einen Magnesiummangel, und die orale Supplementierung erhöht den Spiegel nicht immer zuverlässig. Die Einnahme von Magnesium ist für Menschen mit eingeschränkter Nierenfunktion eventuell nicht geeignet, kann jedoch eine natürlichere Möglichkeit sein, die DHEA-Bildung des Körpers zu erhöhen. Formal ist Magnesiumöl kein Öl, sondern eine Lösung. Für ein Bad oder Fußbad von 20 bis 30 Minuten Dauer wird eine Menge von etwa 60 bis 120 ml täglich empfohlen, um den intrazellulären Magnesiumspiegel wiederherzustellen. Bäder mit Bittersalz können den Magnesiumspiegel ebenfalls nachweislich erhöhen.

Schulmedizinische Therapie von Morbus Addison

Morbus Addison wird über die Bestimmung des morgendlichen Cortisolspiegels durch eine Blutuntersuchung festgestellt. Ein niedriger Cortisolspiegel bestätigt die Diagnose. Schulmedizinisch wird zur Behandlung der Krankheit Hormonersatz verschrieben, einschließlich Steroidhormone wie Prednison, Cortison und Hydrocortison. Das (in den USA) freiverkäufliche DHEA kann ebenfalls bei Morbus Addison eingesetzt werden. (Über das Internet ist DHEA ebenfalls rezeptfrei zu beziehen; doch wer Morbus Addison hat, ist ohnehin in ärztlicher Behandlung und wer es aus anderen Gründen nehmen möchte, sollte sich von seinem Arzt oder Apotheker entsprechend beraten und gegebenenfalls ein Rezept ausstellen lassen; Anm. d. Übers.).

Die Ergebnisse einer Blutuntersuchung auf Morbus Addison sind erst positiv, wenn 90 Prozent der Nebennieren zerstört sind; daher ist es durchaus möglich, dass Patienten mit einer „erst" zu 70 Prozent geschädigten Nebennierenrinde trotzdem einen „normalen" Cortisolwert haben.

Manche Ärzte verordnen Patienten mit einer Nebenniereninsuffizienz eventuell verschreibungspflichtige Steroidhormone, die bei Morbus Addison eingesetzt werden.

„Gott, gib mir die Gelassenheit,
Dinge hinzunehmen,
die ich nicht ändern kann,
den Mut, Dinge zu ändern,
die ich ändern kann,
und die Weisheit,
das eine vom anderen zu unterscheiden."

Reinhold Niebuhr

Die Beseitigung von Stressfaktoren

Wir alle haben es schon gehört: „Stress schadet der Gesundheit" – doch oft ist das einer dieser vagen Allgemeinplätze, die Menschen ohnehin nicht beherzigen.

Es gibt emotionalen Stress, zum Beispiel, wenn man in einer instabilen Liebesbeziehung lebt, wenn man als Mensch, der hohe Erwartungen an sich und andere hat, ständig „unter Strom" steht, wenn man überbelastet ist, viele Dinge gleichzeitig macht, also ein sogenannter „Multi-Tasker" ist oder wenn man keine Freude an seiner Arbeit hat. Es gibt auch körperlichen Stress, zum Beispiel zu lange Arbeitszeiten, Extremsport oder zu wenig Schlaf …

Um Stressfaktoren zu beseitigen, braucht man keine speziellen Supplemente oder Medikamente zu kaufen, doch für die meisten Menschen ist das wohl der schwierigste Schritt. Die meisten von uns sind nicht in der glücklichen Lage, einen stressigen Job einfach aufzugeben, die schwierigen Teenager ins Internat zu stecken oder sich ein Flugzeug zuzulegen, um den Straßenverkehr zu umgehen. Aber wir haben die Wahl, wie sehr wir zulassen, dass diese Stressfaktoren uns überhaupt beeinträchtigen. Schließlich liegt es an unserer Wahrnehmung, die bestimmt, wie die HPA-Achse reagiert, und nicht an den Stressfaktoren selbst.

Bei Stress handelt es sich vor allem um ein Wahrnehmungsproblem. Was nehmen Sie in Ihrem Leben als stressbelastet wahr? Machen Sie eine entsprechende Liste und notieren Sie auch, ob es sich dabei um Stressfaktoren handelt, die Sie aus dem Weg räumen sollten oder könnten oder ob Sie neu überprüfen müssen, wie Sie diese Stressoren wahrnehmen.

Das sollten Sie versuchen zu vermeiden: sich über den Ermüdungspunkt hinaus anzutreiben, Koffein, Zucker, Alkohol, Mehl, länger als bis 23 Uhr aufzubleiben, zu streng mit sich zu sein, Selbstmitleid …

Hilfreiche Strategien für den Stressabbau

1. Lesen Sie Selbsthilfebücher über Entspannung, Stressmanagement usw. Ein bekannter Klassiker ist *Sorge dich nicht, lebe* von Dale Carnegie.
2. Finden Sie jeden Tag etwas, wofür Sie dankbar sein können.
3. Lassen Sie bei Arbeiten, die Sie nicht mögen, Hörbücher auf CD laufen. Ich hasse beispielsweise Straßenverkehr und Hausputz. Mit einem Hörbuch ist mein Hirn derart beschäftigt, dass ich mich nicht mehr über unliebsame Umstände und Tätigkeiten ärgere.
4. Musik: Hören Sie Entspannungsmusik.
5. Meditation, Yoga und Tai Chi sind Hobbys, die der Entspannung dienen.
6. Halten Sie sich fern von „toxischen" Menschen, die Ihnen nicht guttun …
7. Organisieren und vereinfachen Sie Ihr Leben.
8. Ändern Sie Ihr Konsumverhalten: Schalten Sie den Fernseher, Computer und Handy aus, halten Sie sich von Geschäften fern.
9. Nehmen Sie sich Zeit für sich selbst … jeden Tag, jede Woche, jeden Monat, jedes Jahr.
   Jeden Tag: Versuchen Sie es mit einem Yoga-Kurs, einem heißen Bad oder schließen Sie einfach nur 15 Minuten die Augen, um zu meditieren.
   Jede Woche: Planen Sie einen arbeitsfreien Tag – einen Tag, an dem Sie nur das tun, was Sie möchten. Besorgungen machen, Haushaltspflichten oder berufliche Pflichten sind verboten. Haben Sie das Gefühl, dass Sie am liebsten den ganzen Tag lesen würden? Dann machen Sie das! Möchten Sie den ganzen Tag im Bett bleiben? Tun Sie's! Ist Ihnen nach Maniküre und/oder Pediküre? Kümmern Sie sich darum. Es ist Ihre Zeit, Ihr Körper, Ihre Gesundheit. Eine

Strategie für diejenigen, die das Glück haben, sich arbeitsfreie Zeit gönnen zu können, ist, diese Zeit „fest einzuplanen". Organisieren Sie Ihre Arbeitsverpflichtungen um diese freie Zeit herum.
Jeden Monat: Planen Sie einen Massage-Tag oder einen „Mädels"-Tag im Spa.
Jedes Jahr: Planen Sie einen Strandurlaub oder einen Urlaub auf Balkonien!

10. Für alle Kontrollfreaks: Lernen Sie loszulassen. Sie können die Last der Welt nicht auf Ihren Schultern tragen. Treten Sie als „Chef des Universums" zurück. Es wird Ihnen viel besser gehen und – welch Überraschung – die Welt dreht sich trotzdem weiter.
11. Achtsamkeit: Eine Pause machen, präsent sein und aufmerksam beobachten, wie die Dinge Sie beeinflussen, kann eine großartige Möglichkeit sein, um sich entspannen zu lernen.
12. Vermeiden Sie Übermüdung und/oder Reizüberflutung.
13. Lachen Sie mehrmals täglich.
14. Genießen Sie das Leben, legen Sie sich ein Haustier zu.
15. Schaffen Sie Dinge ab, vereinfachen Sie, delegieren und automatisieren Sie so gut es geht.
16. Machen Sie sich belastbarer, indem Sie flexibler werden. Bruce Lee drückte es so aus: „Denken Sie daran, dass der starrste Baum am leichtesten bricht, der Bambus oder die Weide aber überleben, weil sie sich mit dem Wind neigen."
17. Tun Sie die Dinge, die Sie mögen.
18. Regelmäßigkeit und Berechenbarkeit sind Ihre Freunde. Planen Sie Ihr Leben danach, wenn Sie können. Kümmern Sie sich um Rechnungen, Papierkram und die langen Listen mit den Dingen, die zu erledigen sind. Halten Sie Ihr Umfeld peinlich sauber. Planen Sie Zeiten für den Hausputz und leben Sie Ihr Leben täglich, nicht nur in Bezug auf große Ereignisse. Vergessen Sie nicht, auch Auszeiten zu planen.
19. Treiben Sie keinen Raubbau mit Ihren Kräften.
20. Massagen und Akupunktur können Ihnen helfen, sich zu entspannen.
21. Vermeiden Sie es, viele Dinge gleichzeitig zu tun. Machen Sie immer nur eine Sache mit voller Konzentration und widmen Sie sich dann der nächsten Aufgabe. Machen Sie dazwischen eine kleine Pause.

22. Beginnen Sie, Tagebuch zu führen, Ihre eigene Liste zu erstellen, seien Sie achtsam in Bezug darauf, womit es Ihnen besser und womit es Ihnen schlechter geht.

Und das ist mein eigener täglicher Plan: Entspannung, zum Beispiel ein heißes Bad nehmen, einen langen Spaziergang machen, Entspannungsmusik hören, Meditieren, Yogakurs.

Ausreichend Nachtruhe

Schlaf ist erholsam und für die Erholung der Nebennieren unerlässlich. Es ist wichtig, jeden Abend um 22 Uhr zu Bett zu gehen und mindestens acht Stunden zu schlafen. Bis acht oder neun Uhr morgens zu schlafen, wann immer das möglich ist, kann den Erholungsprozess ebenfalls unterstützen. Eine gute Schlafhygiene ist auch wichtig. In einem völlig abgedunkelten Raum, in dem alle elektronischen Geräte ausgeschaltet sind, ist die Melatoninproduktion am höchsten. Stimulanzien wie Kaffee, andere koffeinhaltige Getränke und sogar Fernsehen sowie die Beschäftigung am Computer müssen eventuell eingeschränkt werden.

Künstliches Licht wie es zum Beispiel von Fernsehern und Computern emittiert wird, können der Retina vorgaukeln, es sei draußen hell. Dann wird die Bildung von Melatonin gestoppt, eines Hormons, das erholsamen Schlaf fördert. Es ist empfehlenswert, den Fernseher oder Computer drei Stunden vor dem Zubettgehen auszuschalten.

Menschen, die mitten in der Nacht wach werden und nicht mehr einschlafen können, hilft eventuell eine geringe Dosis Melatonin oder Magnesium unmittelbar vor dem Zubettgehen.

Sport

Leichte bis mittlere sportliche Betätigung kann bei einer Nebenniereninsuffizienz hilfreich sein. Sport beruhigt den Geist, baut Stress ab und erhöht die Durchblutung, wodurch es zu einer besseren Sauerstoffversorgung und Entgiftung im ganzen Körper sowie zu einer Normalisierung des Hormonspiegels kommt. Zudem kann Sport zu einer Stabilisierung des Blutzuckerspiegels beitragen, sodass der Verzehr von Kohlenhydraten unmittelbar nach dem Sport mit geringerer Wahrscheinlichkeit zu Blutzuckerspitzen führt.

Für alle, die einer sitzenden Tätigkeit nachgehen, wäre das Ziel, einmal in der Woche 20 Minuten spazieren zu gehen oder einen Yogakurs zu besuchen, ein großartiger Anfang, und man sollte dieses Ziel allmählich auf dreimal die Woche ausweiten.

Extremsport, z. B. das Trainieren für einen Marathon oder Triathlon, kann Menschen mit einer Nebennierenerschöpfung überfordern und sollte lieber auf die Zeit nach der Genesung verschoben werden.

Stimulanzien

Kaffee, Alkohol und Tee (außer Kräutertee) müssen eventuell gemieden werden. Kaffee stimuliert ACTH, das wiederum die Nebennieren und die Cortisolproduktion stimuliert.

Blutzuckerschwankungen

Zu den Prioritäten aller Patienten, die eine Autoimmun-Thyreoiditis und eine Nebennierenerschöpfung überwinden möchten, gehört ein ausgeglichener Blutzuckerspiegel.

Die Freisetzung von Insulin senkt den Blutzuckerspiegel. Wir wissen, dass viele Hashimoto-Patienten eine gestörte Kohlenhydrattoleranz haben. Ihr Blutzucker steigt nach der Zufuhr von Kohlenhydraten zu schnell und zu hoch an. Das führt zu einer raschen, manchmal übermäßigen Freisetzung von Insulin. Diese Insulinüberflutung wiederum kann einen niedrigen Blutzuckerspiegel (reaktive Hypoglykämie) mit unangenehmen Symptomen wie Nervosität, Benommenheit, Angstzuständen und Müdigkeit zur Folge haben.

Eine reaktive Hypoglykämie ist ein Stressfaktor für die Nebennieren. Cortisol wird dann freigesetzt, wenn die Nebennieren unter Stress geraten, und eine übermäßige Cortisolfreisetzung kann auch zu einem immunologischen Ungleichgewicht führen. Kommt dieses Muster eines zwischen übermäßig hohen und dann niedrigen Werten schwankenden Blutzuckers ständig vor, kann sich daraus auch eine Insulinresistenz entwickeln. Die Insulinresistenz führt zu Diabetes vom Typ 2, ein weiteres, in der amerikanischen Bevölkerung epidemisch verbreitetes Leiden.

Risiko Blutzuckerschwankungen

Leider ist die amerikanische, beziehungsweise westliche, Standardernährung geradezu perfekt dazu geeignet, für eine Epidemie von Diabetikern sowie Menschen mit Autoimmunerkrankungen zu sorgen.

Ein temporeicher Lebensstil, der dazu führt, dass das Frühstück ausgelassen und das Mittagessen in „flüssiger Form“ eingenommen wird, eine kohlenhydratreiche, fettarme Ernährung und natürlich übermäßiger Zuckerkonsum sind die Regel. Wir können nichts dafür. Leider gibt es bezüglich einer nährstoffreichen Ernährung einen Bildungsmangel. Dieses wesentliche Fach sollte wie Geschichte, Mathe und Englisch von frühester Jugend an gelehrt werden. Stattdessen vertrauen die Amerikaner darauf, dass Werbung und Marketingfachleute ihnen sagen, was gesund ist und was nicht. Manche Snacks, Joghurts und isotonischen Getränke werden zum Beispiel als gesund und nahrhaft vermarktet, obwohl sie viel Zucker enthalten!

Während des Studiums lernten wir im ersten Jahr des Biochemiekurses den Nährstoffbedarf kennen. Ich war schockiert, dass Kohlenhydrate gar nicht zu den notwendigen Nährstoffen gehörten, Fett für die normale Zellfunktion jedoch unverzichtbar war! Aufgrund des „Wissens“, das ich mir anhand der Auslagen in Geschäften, der Ernährungspyramide des US Landwirtschaftsministeriums und „dank“ Werbespots der Hersteller von Fertiggerichten erworben hatte, musste ich glauben, dass Kohlenhydrate das wichtigste Nahrungsmittel seien und Fette gemieden werden müssen.

Ich bin sicher, dass ich nicht die Einzige war, die durch die Kennzeichnung „fettarm“ bei Nahrungsmitteln und die prominente Platzierung von Kohlehydraten als Basis der Nahrungspyramide in die Irre geführt wurde. Zum Glück ermuntern Landwirtschaftsministerien und Ernährungsfachleute die Menschen nicht mehr dazu, täglich Kohlenhydrate in einer Menge zu essen, die einem Laib Brot entsprechen. Trotzdem haben wir noch einen langen Weg vor uns. Das wird aus der Anzahl der Menschen in den USA ersichtlich, die an Diabetes, Fettleibigkeit und chronischen Krankheiten leiden. Unsere Gesellschaft ist in ihrer Angst vor Fett dem Wahn verfallen, sich fettfrei ernähren zu müssen, und ist sich gar nicht darüber im Klaren, dass überschüssiges Fett gar nicht fett macht, sondern sich recht unangenehm als Durchfall zeigt, während überschüssige Kohlenhydrate hingegen als Fett gespeichert werden!

Jedes System ist ganz perfekt so angelegt, dass es die entsprechenden Resultate zeitigt. Auf unsere gegenwärtige Gesellschaft übertragen heißt das, sie bringt geradezu epidemisch Menschen hervor, die an Diabetes,

Fettleibigkeit und chronischen Krankheiten leiden. Es wird Zeit, dass wir unsere Empfehlungen neu definieren, um bessere Ergebnisse zu erzielen.

Der glykämische Index

Der glykämische Index (GI oder auch GLYX) misst, wie schnell Nahrung in den Körper aufgenommen wird. Er bezeichnet die „Verbrennungs“-Geschwindigkeit, das heißt, wie schnell wir die Energie aus der Nahrung nutzen können („verbrennen“).

Kohlenhydrate verbrennen schnell. Sie werden sehr schnell in den Körper aufgenommen und führen zu einem raschen und hohen Anstieg des Blutzuckers. Wenn wir Kohlenhydrate zu uns nehmen, haben wir nach weniger als einer Stunde wieder Hunger.

Fett und Proteine verbrennen langsamer. Sie werden nicht so schnell in den Körper aufgenommen und erhöhen den Blutzuckerspiegel langsamer. Sie sättigen auch länger. Angenommen, es werden genügend Kalorien zur Sättigung aufgenommen, hat man zwei oder drei Stunden nach einer proteinreichen und vier Stunden nach einer fettreichen Mahlzeit wieder Hunger.

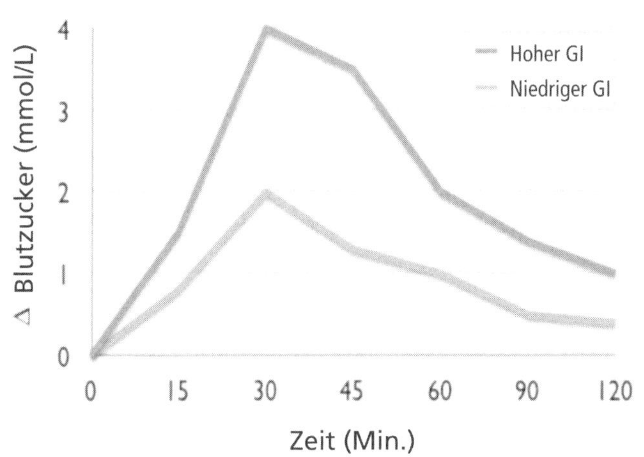

Abb. 14: Blutzuckeranstieg nach dem Verzehr von Nahrungsmitteln mit hohem oder niedrigem GI

Fragebogen: Blutzuckerschwankungen

Diese Symptome sind typisch bei schwankendem Blutzuckerspiegel:

- ☐ Ich gebe meinem Heißhunger auf Süßes nach, und obwohl ich vorübergehend einen Energieschub bekomme, werde ich bald wieder müde.
- ☐ In meiner Familie gibt es Fälle von Diabetes, Unterzucker oder Alkoholismus.
- ☐ Tagsüber bin ich reizbar, ängstlich, müde und kribbelig, fühle mich aber nach dem Essen vorübergehend besser.
- ☐ Zwei oder drei Stunden nach einer Mahlzeit fühle ich mich zittrig.
- ☐ Ich ernähre mich fettarm, nehme aber trotzdem nicht ab.
- ☐ Wenn ich eine Mahlzeit auslasse, bin ich unleidlich und reizbar, schwach oder müde.
- ☐ Wenn ich zum Frühstück Kohlenhydrate esse (Kuchen, Müsli, Pfannkuchen usw.), kann ich mein Essverhalten für den Rest des Tages nicht mehr kontrollieren.
- ☐ Sobald ich anfange, Süßigkeiten oder Kohlenhydrate zu essen, kann ich nicht mehr damit aufhören.
- ☐ Esse ich Fisch oder Fleisch und Gemüse, geht es mir gut, doch nach einer Mahlzeit mit Nudeln, Brot, Kartoffeln und zusätzlichem Nachtisch werde ich müde oder fühle mich „benebelt".
- ☐ Im Restaurant stürze ich mich auf den Brotkorb.
- ☐ Wenn ich Süßigkeiten esse, bekomme ich Herzklopfen.
- ☐ Ich scheine empfindlich auf Salz zu reagieren (ich neige zu Wassereinlagerungen).
- ☐ Wenn ich das Frühstück auslasse, habe ich am Nachmittag Panikattacken.
- ☐ Ich bin oft launisch, ungeduldig oder ängstlich.
- ☐ Ich habe ein schlechtes Gedächtnis und kann mich nicht gut konzentrieren.
- ☐ Essen beruhigt mich.
- ☐ Einige Stunden nach dem Essen werde ich müde.
- ☐ Ich schwitze nachts.
- ☐ Ich bin meistens müde.
- ☐ Ich habe in der Körpermitte zugenommen (Verhältnis von Taille zu Hüfte liegt über 0,8; Messung an der Taille auf Höhe des Bauchnabels und an der Hüfte auf Höhe des hervortretenden Hüftknochens).

- ☐ Mein Haar wird an Stellen dünner, wo ich es nicht möchte (am Kopf) und wächst dort, wo es nicht hingehört (bei Frauen: im Gesicht).
- ☐ In meiner Familie gibt es Frauen mit PCOS (polyzystisches Ovarialsyndrom) oder ich bin unfruchtbar.
- ☐ In meiner Familie gibt es Fälle von Bluthochdruck.
- ☐ In meiner Familie gibt es Fälle von Herzerkrankungen.
- ☐ In meiner Familie gibt es Diabetiker vom Typ 2 (früher als „Altersdiabetes" bezeichnet).
- ☐ Ich habe chronische Pilzinfektionen (im Leistenbereich, Scheidenpilze, trockene und schuppige Flecken auf der Haut).

Adaptiert aus *The UltraMind Solution* von Dr. Mark Hyman (nur in englischer Sprache erhältlich)

Einen ausgeglichenen Blutzuckerspiegel herstellen

Die Behandlung fortgeschrittener Fälle von Störungen im Glukosestoffwechsel, zum Beispiel Diabetes, würde den Rahmen dieses Buches sprengen, doch – so viel sei gesagt – eine gesunde Ernährung, die die Stabilität des Blutzuckerspiegels fördert, ist ein notwendiger Teil der Prävention und Behandlung von Diabetes und Hypothyreose.

Sich niedrig glykämisch zu ernähren erhöht das Sättigungsgefühl, verbessert den Cholesterinspiegel, den Blutzuckerspiegel, die geistige Leistungsfähigkeit, das Energieniveau und reduziert Akne. Zudem sinkt das Krankheitsrisiko für Diabetes, Herzerkrankungen und einige Krebsarten; die Gewichtsabnahme bei Übergewichtigen wird gefördert. Viele Menschen haben auch festgestellt, dass sich ihre Stimmung bessert, wenn ihr Blutzuckerspiegel ausgeglichen ist.

Die folgende Tabelle kann Ihnen die Widerherstellung eines ausgeglichenen Blutzuckerspiegels sehr erleichtern:

Art des Nahrungsmittels	*Zeit bis zum nächsten Hunger*
Protein	2–3 Stunden
Fett	4 Stunden
Kohlenhydrate	45 Minuten bis 1 Stunde

Glykämischer Index von Nahrungsmitteln

Für den glykämischen Index von Nahrungsmitteln können Sie im Internet unter verschiedenen Tabellen auswählen, wenn Sie das entsprechende Stichwort in die Suchmaschine eingeben (zum Beispiel unter der Website *www.glyx-tabelle.de*; Anm. d. Übers.). Nahrungsmittel mit einem glykämischen Index von weniger als 55 gelten als niedrig glykämisch; dazu gehören die meisten nicht stärkehaltigen Gemüse, Fleisch, Nüsse, Samen und einige Vollkorngetreide. Fruchtzuckerarmes „saures“ Obst wie Grapefruit, Zitronen, Limetten und Cranberrys sind auch niedrig glykämisch (im Kapitel über die Ernährung werden Sie im Abschnitt „Fruktose“ fündig).

Nahrungsmittel mit einem glykämischen Index von mehr als 55 gelten als hoch glykämisch; dazu gehören verarbeitete Getreide, Zucker, stärkehaltige Nahrungsmittel wie Kartoffeln und süßes Obst wie Wassermelone.

Menschen mit Blutzuckerproblemen sollten Nahrungsmittel mit einem hohen glykämischen Index (> 55) einschränken oder sie mit Fett oder Protein kombinieren; dadurch kommt es zu einem langsameren Blutzuckeranstieg. Stärkehaltige Kohlenhydrate, die schnell in Glukose umgewandelt werden (wie Nudeln, Brot, Kartoffeln, weißer Reis, Bananen) sollten ebenfalls eingeschränkt, Limonaden ganz gemieden werden.

Obst ist ein großartiger Vitamin- und Nährstoffspender. Beginnt man jedoch gerade erst damit, seinen Blutzuckerspiegel wieder zu stabilisieren, sollte man auf hoch glykämische Obstsorten verzichten, außer man kombiniert sie – wie erwähnt – mit Protein und/oder Fett. Man sollte sich aber vorzugsweise an niedrig glykämische Alternativen halten.

Die Kombination von Kohlenhydraten mit Protein kann die glykämische Wirkung der Kohlendrate verlangsamen. Dabei sollte das Verhältnis nicht höher sein als zwei Portionen Kohlenhydrate zu einer Portion Protein. Wenn Sie also zum Beispiel 150 g Steak essen, sollten maximal 300 g Kartoffeln dabei sein. Die Einnahme von Leinsamen und Kupfer kann den Ausgleich des Blutzuckers unterstützen.

Regeln für einen stabilen Blutzucker

1. Jede Mahlzeit soll Protein beinhalten: Eier, Nüsse, Samen, Fisch, Fleisch.
2. Essen Sie anfangs alle zwei bis drei Stunden. Zwischenmahlzeiten sind großartig!
3. Essen Sie vor dem Schlafengehen nichts Süßes.
4. Meiden Sie Fruchtsäfte.
5. Schränken Sie Koffeinhaltiges ein.
6. Meiden Sie alle Getreide und Milch sowie Milchprodukte, Soja, Mais und Hefe.
7. Frühstücken Sie innerhalb einer Stunde nach dem Wachwerden.
8. Essen Sie alle zwei bis drei Stunden proteinhaltige bzw. fetthaltige Snacks.
9. Fasten Sie nicht.
10. Verzichten Sie auf Nahrungsmittel mit einem glykämischen Index über 55.
11. Lassen Sie das Frühstück niemals aus.
12. Kombinieren Sie Kohlenhydrate immer mit Protein. Überschreiten Sie das Verhältnis von Kohlenhydraten zu Protein in Höhe von 2:1 nicht.

Zwischenmahlzeiten

Zu den empfehlenswerten Zutaten für eine gute Zwischenmahlzeit gehören: Nüsse, Samen, gekochte Eier, selbst gemachtes Dörrfleisch und Proteinshakes. Anmerkung: Bei der Eliminationsdiät stellen Sie eventuell fest, dass Sie einige nicht vertagen, kaufen Sie also besser nicht gleich Großhandelspackungen.

Ihr neues Frühstück

Eine typisch amerikanisches Frühstück beinhaltet: Orangensaft, Bagel mit Frischkäse und Kaffee mit Zucker. Ein „echtes“ Frühstück, das glücklich macht, besteht aus Eiern und Schinken, Kräutertee mit Stevia (anstatt Zucker) und einer Grapefruit.

Diabetes

Der Diabetes vom Typ 2 entwickelt sich nachweislich infolge bestimmter Faktoren des Lebensstils und galt früher als fortschreitend und chronisch. Neuere Fortschritte in der Forschung haben jedoch gezeigt, dass er umkehrbar ist – durch eine entsprechende Ernährung!

Früher waren vorwiegend ältere Erwachsene von Typ-2-Diabetes betroffen, doch nachdem in den USA (und nicht nur dort; Anm. d. Übers.) die Fettleibigkeit epidemisch verbreitet ist, bekommen wir heute auch schon achtjährige Kinder zu sehen, die daran leiden! Unsere westliche Ernährungsweise, die keine Nährstoffe mehr enthält, aber dafür jede Menge anderen Schrott, ist dafür verantwortlich zu machen. Die übliche Behandlung besteht in einer Diabetes-Diät, oral einzunehmenden Medikamenten und Insulin.

Die Auswirkungen von Typ-2-Diabetes sind gut erforscht, doch in den letzten Jahren hat man alternative Ernährungsweisen gefunden, die sehr viel effektiver sind als die amerikanische „Standarddiät bei Diabetes". Diese Ernährungsformen können Diabetes tatsächlich rückgängig machen und nicht nur sein Fortschreiten verhindern!

- Die 8-Wochen-600-Kalorien-Diät (Teilfasten)
- Kohlenhydratarme Low-Carb-Diäten
- Die mediterrane Diät
- Die Paläo-Ernährung
- Vegetarische und vegane Ernährung
- „Ureinwohner"-Diät (nach Dr. Weston Price)

Alle diese Ernährungsweisen enthalten wenig raffinierte Getreide und Zucker. Die 600-Kalorien-Diät kann gefährlich sein und ist kaum aufrechtzuerhalten; die meisten Menschen entwickeln Diabetes, sobald sie zu ihrer alten Ernährungsweise zurückkehren. Im Gegensatz dazu können kohlenhydratarme, mediterrane, an das Paläo-Prinzip angelehnte, vegetarische und vegane Ernährungsweisen sowie die Ernährung mit sehr ursprünglichen Nahrungsmitteln wirklich schmackhaft sein und sie passen besser zu einer Veränderung des Lebensstils.

Dr. Mark Hymans Buch *Hoher Blutzucker – übergewichtig und mangelernährt* (Goldmann, 2013) ist ein ausgezeichneter Lesestoff zu diesem Thema.

Gestörter Kohlenhydrat-Stoffwechsel bei Hashimoto

Manche Hashimoto-Patienten vertragen insbesondere anfangs kein Obst oder stärkehaltiges Gemüse. Bei bis zu 50 Prozent dieser Patienten wurden Abweichungen im Kohlenhydrat-Stoffwechsel gefunden.

Nach dem Genuss von Kohlenhydraten steigt der Blutzuckerspiegel, der die Freisetzung von Insulin verursacht, um sich wieder zu normalisieren. Unter einer reaktiven Hypoglykämie versteht man eine übermäßige Insulinausschüttung innerhalb von vier Stunden nach Kohlenhydratzufuhr, die zu einem niedrigen Blutzuckerspiegel führt.

Zu den Symptomen können gehören: benebeltes Denken, verschwommenes Sehen, Schlafstörungen, Herzklopfen, Müdigkeit, Schwindelgefühl, Schwitzen, Kopfschmerzen, Depressionen, Reizbarkeit, Angstzustände, Heißhunger auf Süßes, eine verstopfte Nase, Panikattacken, gefühllose oder kalte Extremitäten, Verwirrung, Übelkeit und Hunger.

Bei einem Wert von unter 50 mg/dl spricht man von einem niedrigen Blutzuckerspiegel, doch manche Menschen haben bereits bei höheren Werten hypoglykämische Symptome. Beim Fasten bewegt sich der Blutzucker normalerweise zwischen 70 und 100 mg/dl.

Adrenerges postprandiales Syndrom

Wenn der Blutzucker zu weit absinkt, kommt es zu einer regulatorischen Gegenreaktion. Adrenalin und Glukagon werden freigesetzt, um gegenzusteuern, wenn der Blutzuckerspiegel unter 50 mg/dl absinkt. Bei Menschen mit adrenergen postprandialen Syndrom (APS) können Adrenalin und Glukagon auch schon bei einem höheren Blutzuckerspiegel ausgeschüttet werden. Dann kommt es aufgrund des Adrenalins zu denselben unangenehmen hypoglykämischen Symptomen, doch der tatsächliche Blutzucker erweist sich eventuell als normal.

Nächtliche Symptome

Zu einer Hypoglykämie kann es auch mitten in der Nacht kommen. Sie kann mit Nachtschweiß, Albträumen und Angstzuständen verbunden sein oder völlig symptomlos ablaufen. Aufgrund der Hypoglykämie bilden die Nebennieren mehr Cortisol, damit der Blutzucker wieder auf einen Normalwert steigt und morgens ist das Cortisol aufgebraucht, daher kommt es zu Schwierigkeiten beim Aufwachen. Es kann helfen, zum Schlafengehen einen Tee mit Kokosöl zu trinken.

Behandlung

Die Behandlung einer reaktiven Hypoglykämie und des postprandialen Syndroms besteht in einer kohlenhydratarmen Ernährung mit häufigen kleineren Mahlzeiten, die im Laufe des Vormittags und Nachmittags eingenommen werden sollten, wenn der Blutzuckerspiegel zu sinken beginnt.

Die kohlenhydratfreie beziehungsweise kohlenhydratarme Diät ist durch Dr. Robert Atkins bekannt geworden. Bei dieser Art der Ernährung bezieht der Körper seine Energie aus Fetten und nicht aus Kohlenhydraten. Im Vergleich zum Abbau von Kohlenhydraten hält der Fettabbau den Blutzuckerspiegel viel stabiler und bildet Ketonkörper.

Daher heißt diese Art der Ernährung auch „ketogene Diät". Eine solche ketogene Diät kann bei reaktiver Hypoglykämie hilfreich sein und ist es auch schon bei anderen Krankheiten, darunter affektiven Störungen und Epilepsie gewesen. Bei einer ketogenen Ernährungsweise werden Kohlenhydrate aus Obst, Getreide und Stärkehaltigem im Allgemeinen auf 15 Gramm täglich beschränkt. Der Hauptakzent liegt auf dem Konsum von Fleisch, Eiern, Fetten und Gemüse. Auch Kokosöl wird reichlich verwendet. Man kann es in den Tee geben und diesen zwischen den Mahlzeiten trinken. Die klassische ketogene Diät beinhaltet Fett und Protein, kombiniert mit Kohlenhydraten in einem Gewichtsverhältnis von 4:1.

Als Warnung sei gesagt, dass eine Fastendiät und eine besonders kohlenhydratarme Ernährung kurzfristig therapeutisch sehr hilfreich sein können, aber eventuell nicht für alle Patienten mit Schilddrüsenproblemen geeignet ist, vor allem nicht über einen längeren Zeitraum.

Durch Fasten und eine Unterversorgung mit Kohlenhydraten kann tatsächlich die Freisetzung von rT_3 ausgelöst werden und vor dem Hintergrund „normaler" Laborwerte zu unangenehmen hypothyreoten Symptomen führen.

Möglicherweise löst reverses T_3 einen Zustand des „Winterschlafs" aus, das den seinerzeitigen Höhlenbewohnern half, lange Winter zu überstehen, indem die Stoffwechselfunktionen heruntergefahren wurden, wenn es eben nicht möglich war, „schnell mal auf den Markt zu fahren" und nur begrenzte Nahrungsmittelvorräte zur Verfügung standen.

Die meisten Menschen berichten, dass sie sich zu Beginn einer ketogenen Diät energiegeladener fühlen, ein Zustand, der Tage bis Monate, bei manchen sogar Jahre anhalten kann. Andere jedoch, insbesondere Sportler und aktive Menschen, können einen Energieverlust feststellen und sich erschöpft fühlen. Das ist ein Zeichen, dass der Körper mehr Kohlenhydrate braucht. Es heißt aber nicht, dass Sie nun wieder dreimal täglich Pizza essen und Limonade trinken sollten! Wenn Sie die Regeln für die Stabilisierung des Blutzuckerspiegels beachten, können Sie Obst zuzugeben beginnen, und wenn Ihre Darmgesundheit wieder hergestellt ist, wären auch glutenfreie Vollgetreide (Quinoa, Buchweizen, Wildreis und Naturreis) günstig, wobei Sie weiterhin bei Biofleisch, Fetten und Gemüse bleiben sollten.

Worauf Veganer und Vegetarier achten sollten

Sich mit vegetarischer Ernährung von einer Nebennierenerschöpfung und Hypothyreose zu erholen ist eine sehr anspruchsvolle Aufgabe, da diese Ernährungsweisen oft sehr kohlenhydratlastig sind.

Pflanzliche Proteinquellen wie Hülsenfrüchte (Bohnen), Milch und Milchprodukte, Getreide, Soja und manche Samen können sich für den Versuch, ein bei Hashimoto fast immer vorliegendes Leaky-Gut-Syndrom in Ordnung zu bringen, nicht eignen. Protein aus Erbsen ist eine Alternative, die eventuell leichter verdaulich ist und mit geringerer Wahrscheinlichkeit zu einer Nahrungsmittelunverträglichkeit führt. Eier, manche Samen und Nüsse würden zwar zu den von Vegetariern bevorzugten Proteinquellen gehören, doch Hashimoto-Patienten vertragen sie eventuell auch nicht, insbesondere zu Beginn einer Ernährungsumstellung. Für einen Veganer ist all das eine noch größere Herausforderung; Nüsse und Samen wären hier die entsprechenden Proteinquellen, die für viele Menschen anfangs jedoch meist zu schwer verdaulich sind.

Meine Geschichte

Bevor meine Diagnose gestellt wurde, litt ich unter chronischem Stress. Ich schreckte hoch, wenn jemand in mein Büro kam, und sprang fast vom Stuhl, wenn das Telefon läutete. Ich hatte einen extrem leichten Schlaf, von jedem minimalen Geräusch wurde ich wach. Ich war voller nervöser Energie, meine Handflächen schwitzten und ich hatte immer Herzklopfen. Ich war unleidlich, wenn ich längere Zeit nichts zu essen bekam und häufig benommen, wenn ich aus dem Sitzen aufstand. Zuerst dachte ich, das müsse wohl der plötzliche Beginn einer Angststörung sein.

Ich stellte auch eine Verbindung her zwischen meinen Symptomen und dem sympathischen Nervensystem. Dieses setzte in bedrohlichen Situationen eine Kampf- oder Fluchtreaktion in Gang. Es war so, als sei meine Kampf- oder Fluchtreaktion ständig angeschaltet. Ich erinnere mich, dass ich zu meiner Mutter sagte: „Mein Sympathikus ist ständig angeschaltet, er ist überaktiv." Natürlich weiß ich jetzt, dass diese Aktivierung sich manifestiert, wenn Cortisol aufgebraucht ist und den Blutzuckerspiegel nicht mehr auf entsprechender Höhe halten kann – der Körper rutscht in die Hypoglykämie ab (oder in den „Gib-mir-was-zu-essen-oder-ich-bringe-dich-um"-Zustand).

Die glykämische Fehlsteuerung war für mich ein Riesenproblem. Eine Untersuchung ergab, dass meine Insulinausschüttung nach dem Verzehr von Kohlenhydraten übermäßig hoch war, und ich hatte auch viele Hypoglykämie-Symptome, darunter Herzklopfen, Angstzustände, Müdigkeit und Nachtschweiß, wenn ich abends etwas Süßes aß. Das Blutbild zeigte, dass mein Blutzuckerspiegel bei 53 mg/dl lag (normal sind 70 bis 110 mg/dl) – und zwar wenige Stunden, nachdem ich ein kohlenhydratreiches Frühstück zu mir genommen hatte.

Heute ist mir klar, dass diese Schwankungen meine Angstzustände verursachten. Es ging mir so viel besser als der Blutzuckerspiegel stabilisiert war und das hat auch dazu geführt, dass die Antikörper sanken. Ich beschränke meine Kohlenhydratzufuhr und esse weiterhin Nahrungsmittel mit einem niedrigen glykämischen Index. Anfangs ging es mir sogar nach dem Konsum von viel Obst schlechter. Ich musste es tatsächlich ganz weglassen, dann erst konnte ich eine Besserung feststellen. Heute enthält meine Ernährung viel Kokosöl. Ich gebe oft einen Esslöffel voll in meinen Kräutertee. Stevia ist außerdem ein wunderbarer Zuckerersatz, mit dem ich ihn süße.

Zusammenfassung des Kapitels

- Eine Funktionsstörung der Nebennieren ist eng mit einer Funktionsstörung der Schilddrüse verbunden.
- Chronischer Stress führt zu einer Funktionsstörung der Nebennieren, was in eine Verarmung an Hormonen und Nährstoffen mündet.
- Der DHEA-Spiegel ist bei Autoimmunerkrankungen oft niedrig.
- Morbus Addison ist das Vollbild eines Nebennierenversagens und wird oft durch eine Autoimmunerkrankung verursacht.
- Entzündungen und Blutzuckerschwankungen tragen zur Funktionsstörung der Nebennieren bei.
- Fett und Protein bei jeder Mahlzeit und die Einschränkung von Kohlenhydraten unterstützt die Stabilisierung des Blutzuckerspiegels und verbessert die Nebennierenfunktion.
- Mithilfe von Vitaminen (insbesondere Vitamin C) und Adaptogenen kann die gesunde Nebennierenfunktion wieder hergestellt werden.
- Drüsenpräparate und Hormone können hilfreich sein, sind aber mit Risiken verbunden und sollten nur unter der Aufsicht eines kompetenten Fachmanns eingenommen werden.

„Heilung ist eine Frage der Zeit. Manchmal ist es aber auch eine Frage der günstigen Gelegenheiten."

Hippokrates

14. Auslöser

Verschiedene umweltbedingte Auslöser werden mit der ursächlichen Entwicklung von Hashimoto in Verbindung gebracht. Wir haben bereits besprochen, wie eine Nährstoffverarmung, ein Jodüberschuss, Infektionen, eine Funktionsstörung der Nebennieren und Toxine zum Beginn einer Schilddrüsenentzündung führen können. Ist das immunologische Gleichgewicht gestört, wird damit ein Teufelskreis in Gang gesetzt. Das Immunsystem gerät aus dem Gleichgewicht, wenn der Darm durchlässiger wird, und das scheint sich wie ein roter Faden durch die meisten Autoimmunerkrankungen zu ziehen. Zusätzliche Auslöser, die zu einer Hashimoto-Thyreoiditis beitragen können, sind Hormonschwankungen, Parodontitis und Viren.

Hormonschwankungen

Schwangerschaft

Eine Schwangerschaft fördert eine Verschiebung von der TH1- zur TH2-Dominanz. Das mag erklären, warum bestimmte Autoimmunerkrankungen während der Schwangerschaft in Remission gehen und andere ausgelöst werden.

Umweltbedingte und saisonale Allergien gehen mit einer TH2-Dominanz einher, und das erklärt, warum Frauen während der Schwangerschaft vermehrt von Pollenallergie und anderen umweltbedingten Allergien berichten. Die regulatorischen T-Zellen steigen während der Schwangerschaft ebenfalls an und hindern das Immunsystem daran, das sich entwickelnde Baby anzugreifen.

TPO- und TG-Antikörper sinken in dieser Zeit, ihr niedrigster Wert wird während des dritten Trimenons erreicht; nach der Geburt kommt es jedoch zu einem raschen Absinken der regulatorischen T-Zellen und dies führt zu einem Wiederanstieg der Antikörper. Zudem wurde sechs Wochen nach der Geburt ein Anstieg der TPO-AK beobachtet, deren ursprünglicher Spiegel zwölf Wochen und deren Maximalwert 20 Wochen nach der Entbindung erreicht wird.

Die Schwangerschaft gilt auch als einer der Auslöser der autoimmunen Zerstörung der Schilddrüse. Manche Frauen haben nach der Entbindung ein vorübergehendes (sogenanntes postpartales) Autoimmunproblem mit der Schilddrüse; bei 80 Prozent normalisiert sich die Organfunktion spontan wieder, bei 20 Prozent entwickelt sich eine Hashimoto-Thyreoiditis.

Während der Schwangerschaft gelangen fötale Schilddrüsenzellen in die mütterliche Schilddrüse. In manchen Fällen sind diese fötalen Zellen noch Jahre nach der Geburt des Babys dort nachzuweisen. Eine neue Theorie besagt, wenn die Fötalzellen nach der Entbindung im mütterlichen Körper persistieren, kommt es zu einer Abstoßungsreaktion, da das Immunsystem nicht mehr durch schwangerschaftsbedingte regulatorische T-Zellen unterdrückt wird und es beginnt, die fötalen Zellen als „fremd“ zu erkennen. Hier handelt es sich jedoch noch um eine Hypothese, für die es bisher keine Bestätigung gibt.

Eine andere, wahrscheinlichere Möglichkeit ist, dass eine in der Schwangerschaft auftretende Nährstoffverarmung eine Entzündung der Schilddrüse auslöst. Der erhöhte Nährstoffbedarf während der Schwangerschaft ist allgemein bekannt und schwangeren Frauen wird zur Einnahme von Vitaminen geraten. Schwangere Frauen mit TPO-Antikörpern, die 200 µg Selen einnahmen, hatten während der Schwangerschaft und nach der Entbindung einen niedrigeren TPO-Antikörpertiter als solche, die kein Selen einnahmen.

Zudem bekamen aus der Selen-Gruppe nur 28,6 Prozent eine postpartale Thyreoiditis, aus der Gruppe derer, die kein Selen einnahmen, waren es 48,6 Prozent.

Ultraschalluntersuchungen zeigten, dass das Erscheinungsbild der Schilddrüse in der Selen-Gruppe gleich blieb, während sich bei den Frauen, die kein Selen einnahmen, Zerstörungen des Schilddrüsengewebes zeigten.

Am besten wäre es, wenn Frauen über ihre Auslöser Bescheid wüssten, bevor sie schwanger werden, das ist jedoch nicht immer realistisch. Eine Immunmodulation ist während der Schwangerschaft kontraindiziert, doch die richtige Ernährung und nach entsprechender Blutanalyse die Einnahme eines Selensupplements könnten für bessere Ergebnisse sorgen. Der Bedarf an Schilddrüsenhormonen steigt in der Schwangerschaft ebenfalls, daher wird empfohlen, die Schilddrüsenfunktion bei schwangeren Frauen mit einer Hashimoto-Thyreoiditis engmaschig (d. h. monatlich) zu überwachen.

Orale Empfängnisverhütungsmittel

Nicht nur eine Schwangerschaft, sondern auch orale Kontrazeptiva (die aufgrund der Hormonmischung eine Art „Pseudo-Schwangerschaft" verursachen), fördern eine Verschiebung von TH1 zu TH2. Ähnlichen Veränderungen in der Immunfunktion können nach Beendigung oder zu Beginn der Einnahme dieser Medikamente auftreten. Wie in Kapitel 6 besprochen, können orale Empfängnisverhütungsmittel zur Verarmung der vom Körper selbst gebildeten Hormone sowie von Vitaminen, Mineralstoffen und nützlichen Bakterien führen.

Doch wie sehen die Alternativen für Frauen aus, die nicht schwanger werden möchten? Ich nahm die „Pille" viele Jahre lang und wusste, dass ich noch nicht dazu bereit war, Mutter zu werden, doch ich wusste auch, dass ich sie absetzen musste. Kondome haben eine Versagerquote von 14 bis 15 Prozent, das kann ein zu großes Risiko sein, und von Intrauterinpessaren bin ich auch nicht gerade begeistert.

Dann hörte ich von der Methode der sogenannten „Natürlichen Familienplanung" (NFP). Diese Methode nutzt das Wissen über den weiblichen Fortpflanzungszyklus, um die fruchtbaren und unfruchtbaren Tage vorauszusagen. Es gibt in jedem Zyklus nur etwa sechs Tage, an denen eine Frau überhaupt schwanger werden kann.

Wie uns orale Empfängnisverhütungsmittel unsere Gesundheit kosten …

1. Die approbierte Apothekerin Suzy Cohen vom Amerikanischen Apothekerverband beschreibt Empfängnisverhütungsmittel als „medikamentöse Räuber". Sie plündern Selen, Zink und die Aminosäure Tyrosin aus dem Körper – alles Nährstoffe, die für eine ordnungsgemäße Schilddrüsenfunktion erforderlich sind!
2. Die Hormone in der „Pille" unterdrücken die körpereigene Östrogen- und Progesteronbildung über einen negativen Feedback-Mechanismus. Der Körper wird mit hohen Dosen von künstlichem,d. h. nicht bioidentischem Östrogen sowie künstlichen Progestinen überschwemmt, was dazu führt, dass er die Produktion der eigenen natürlichen Hormone einstellt, keine Ovulation mehr stattfindet und die Gebärmutterschleimhaut dünner wird. Dies kann zu einem hormonellen Ungleichgewicht wie der Östrogen-Dominanz führen.
3. Empfängnisverhütungsmittel erhöhen das Risiko der Bildung von Blutgerinnseln und Schlaganfällen. Das Risiko erhöht sich jenseits der 35 und bei rauchenden Frauen erheblich.
4. Empfängnisverhütungsmittel können zu Knochenschwund und damit zu Osteoporose führen.
5. Die durch Empfängnisverhütungsmittel geförderte „Pseudo-Schwangerschaft" führt zu einer immunologischen Verschiebung von TH1 zu TH2. Dadurch kann es zu einem Ungleichgewicht im Immunsystem kommen, das Autoimmunerkrankungen aufrechterhält.
6. Empfängnisverhütungsmittel können unsere normale Flora verändern und bieten Hefepilzen und anderen pathogenen Organismen einen guten Nährboden.
7. Die „Pille" erhöht das Risiko für Brust-, Eierstock- und Leberkrebs.
8. Empfängnisverhütungsmittel beeinträchtigen unsere Fähigkeit zum Muskelaufbau trotz Sport und können die Libido durch Unterdrückung von Testosteron vermindern. (Ja, auch Frauen bilden kleine Mengen von Testosteron).

9. Die in den Empfängnisverhütungsmitteln enthaltenen hohen Östrogendosen steigern die Aktivität von TBG (Thyroxin-bindendes Globulin). TBG bindet Schilddrüsenhormon; eine größere Menge an zirkulierendem TGB führt dazu, dass unserem Körper ein niedrigerer Spiegel von freien Schilddrüsenhormonen zur Verfügung steht.
10. Viele Empfängnisverhütungsmittel enthalten Laktose als inaktiven Füllstoff. Das kann für Hashimoto-Patientinnen ein Problem sein, da sie oft mit der Unverträglichkeit von Milch, Milchprodukten und Gluten zu tun haben.
11. Empfängnisverhütungsmittel senken die Produktion von DHEA. DHEA wurde als Anti-Aging-Hormon beschrieben. Viele Krankheiten, auch Autoimmunerkrankungen, stehen mit einem niedrigen DHEA-Spiegel in Zusammenhang.
12. Empfängnisverhütungsmittel plündern die körpereigenen Vorräte an Folsäure sowie an den Vitaminen B_{12} und B_6. Ein Mangel daran kann zu Anämie, angeborenen Schäden (des Kindes bei einer späteren Schwangerschaft), Depressionen und anderen schwerwiegenden Zuständen führen.

(Auszug aus dem englischsprachigen Blog unter *www.thyroidrootcause.org*)[1,2,3,4,5,6]

Bei einem durchschnittlichen Menstruationszyklus von 28 Tagen (der erste Tag der Periode wird als Tag 1 des Zyklus gezählt) findet die Ovulation im Schnitt irgendwo in der Zyklusmitte statt. Aber nicht jede Frau hat einen 28-Tage-Zyklus. Auch hat nicht jede Frau mit einem 28-Tage-Zyklus ihre Ovulation genau in der Zyklusmitte. Und bei vielen Frauen kann die Ovulation, je nach der Lebensweise, jeden Monat zu einem anderen Zeitpunkt stattfinden. Zur Empfängnis kann es fünf Tage vor der Ovulation oder am Tag der Ovulation selbst kommen. Daher ist eine Frau zu Beginn und am Ende eines Menstruationszyklus normalerweise unfruchtbar und sechs Tage lang etwa in der Mitte des Zyklus fruchtbar.

Eine Veränderung der Basaltemperatur, der Position des Gebärmutterhalses und des Zervixschleims helfen, den Zeitpunkt der Ovulation zu bestimmen.

Nach der Ovulation steigt die Temperatur geringfügig an, und diese Veränderung kann man mit einem empfindlichen Thermometer gleich nach dem Aufwachen messen. (Es gibt eigens hierfür Thermometer mit zwei Nachkommastellen; Anm. d. Übers.) Die gemessene Temperatur wird zusammen mit den anderen Anzeichen der Fruchtbarkeit täglich in eine Übersicht eingetragen, auf der die Frauen sehen können, wo sie sich in ihrem Fruchtbarkeitszyklus befinden.

Ein „Bonus" ist dabei, dass man an der Messung der Basaltemperatur auch den Fortschritt in der Hashimoto-Behandlung ablesen kann. Die Temperaturen vor der Ovulation (meist in den ersten 10 bis fünfzehn Tagen des Zyklus) geben einen Hinweis darauf, wie gut die Schilddrüse und den Nebennieren funktionieren.

Die Temperatur liegt vor der Ovulation normalerweise zwischen etwa 36 und 36,5°C. Temperaturen, die ständig niedriger als 36,3°C sind, können auf eine unteraktive Schilddrüse, solche über 36,5°C auf eine überaktive Schilddrüse hinweisen. Temperaturen, die niedrig, aber wechselhaft sind, können auch auf eine Nebenniereninsuffizienz hinweisen. Sie können alle Werte, auch die „Ausreißer", auf Ihrer Übersicht dokumentieren. (Anmerkung der Übers.: Es gibt viel Literatur zu diesem Thema, für den deutschsprachigen Raum ist das Buch *Natürlich und sicher* der Arbeitsgruppe nfp zu nennen; es ist in 17. Auflage bei Trias erschienen.)

NFP kann zwar sehr wirksam sein, dennoch wollte ich sie nicht auf eigene Faust anwenden. Wird sie nicht korrekt durchgeführt, kann sie bei 25 Prozent der Anwenderinnen versagen, und ich hatte einfach Bedenken, ich würde wegen meiner Arbeitsbelastung zu diesen 25 Prozent gehören.

Doch dann stieß ich auf einen sogenannten Zykluscomputer! Das ist ein Mini-Computer- bzw. Alarmsystem mit einem hochsensiblen Thermometer. Er „merkt" sich Ihre normale Körpertemperatur und analysiert Ihre fruchtbaren Tage, über die er Sie auf einem leicht ablesbaren Display informiert (rotes Licht = fruchtbar, gelbes Licht = Temperaturanalyse, grünes Licht = unfruchtbar). Wenn Sie (wie ich) zu den Supergenauen gehören, können Sie trotzdem noch zusätzlich Ihre eigenen Tabellen führen.

Ich benütze meinen „Lady-Comp"* (zum Zeitpunkt, da ich dies schreibe) seit mehr als einem Jahr, und er erweist sich als wirklich

* Anm. d. Übers.: Es gibt verschiedene Arten von Zykluscomputern; manche analysieren nur die Basaltemperatur, andere erfordern zusätzlich in der Zyklusmitte den Einsatz von Teststäbchen, mit deren Hilfe der Hormongehalt im Morgenurin gemessen wird. Die Geräte, die ohne Teststäbchen auskommen, sind teurer in der Erstanschaffung, haben jedoch keine Folgekosten. Die Konkurrenzgeräte mit Stäbchen sind günstiger, es müssen aber Teststäbchen nachgekauft werden.

erstaunliches Instrument, von dem ich viel über meinen Körper gelernt habe. Es war sehr aufschlussreich zu beobachten, wie sich meine Körpertemperatur verändert und plötzlich festzustellen, dass mein Mann um die Zeit meiner Ovulation herum (die bei mir meist am 17. oder 18. Tag stattfindet und nicht am 14. wie manche Sie glauben machen möchten) nach dem Joggen richtig gut roch …

Laut dem Hersteller von „Lady Comp"wird der Zykluscomputer mit allen Forschungsdaten über die natürliche Familienplanung „gefüttert"; er enthält eine Datenbank mit mehr als 900.000 Zyklen, arbeitet mit biomathematischen Vorhersagebrechnungen und ist mit der allerneuesten Technik ausgestattet. Er zeigt Ihre persönlichen fruchtbaren Tage an, merkt sich Ihren individuellen Zyklus und passt sich ihm ungeachtet der Unregelmäßigkeiten oder Dauer an. Mehrere klinische Studien bestätigen seine Genauigkeit von 99,3 Prozent.

Der Mini-Computer ist zwar teuer, doch es ist eine einmalige Anschaffung, und wenn Sie die laufenden Kosten für ein orales Empfängnisverhütungsmittel gegenrechnen, hat er sich relativ rasch amortisiert. Das Gerät eignet sich auch zur Planung einer künftigen Schwangerschaft, wenn die Zeit reif dafür ist.

Überwiegt der Nutzen einer oralen Empfängnisverhütung die Risiken, zum Beispiel hinsichtlich bestimmter schwerwiegender Erkrankungen, kann es natürlich sein, dass eine Frau weiterhin die „Pille" einnehmen muss. In diesem Fall wird die Supplementierung mit Probiotika, Magnesium, Zink, Mineralstoffen, B-Vitaminen und Vitamin C empfohlen.

Weibliche Geschlechtshormone

Östrogen

Östrogen sorgt nachweislich dafür, dass Entzündungen und Autoimmunerkrankungen fortbestehen, während ein Progesteronmangel und Schwankungen des Östrogenspiegels einen Autoimmunangriff verschlimmern können.

Östrogen scheint die TH1-Aktivität zu erhöhen, wohingegen Androgene (DHEA, Testosteron) und Progesteron TH1 unterdrücken. Ein bestimmtes Stoffwechselprodukt des Östrogens, das 16α-Hydroxyöstron (16α-OHE), wird mit der Verbreitung von Autoimmunerkrankungen in Zusammenhang gebracht und in übermäßig großen Mengen bei Patienten gefunden.

Progesteron

Ein Progesteronmangel kann sich zu einer TH1-Dominanz auswachsen. Das erklärt, warum es für den Beginn einer Hashimoto-Thyreoiditis bestimmte Zeiten gibt: Während der Menopause, wenn der Progesteronspiegel im Körper sinkt, oder nach einer Schwangerschaft, wenn es zu einem raschen Progesteronabfall nach der Entbindung kommt.

Warum Frauen von Autoimmunerkrankungen häufiger betroffen sind als Männer lässt sich durch die Hormonschwankungen erklären. Andere Substanzen wie Hormone im Fleisch von Tieren aus konventioneller Aufzucht, endokrin wirksame Substanzen in Pflegeprodukten und Sojaprodukte mit östrogener Wirkung können zu einer Östrogendominanz führen und so einen Autoimmunprozess aufrechterhalten.

Die vermehrte Zufuhr von Ballaststoffen kann die Ausscheidung von im Körper zirkulierenden übermäßigen Hormonmengen unterstützen. Der Verzicht auf Gluten, die Stabilisierung des Blutzuckers, eine gesunde Ernährung, das Absetzen der „Pille“ und die Wiederherstellung der Nebennierenfunktion führen oft dazu, dass Östrogen und Progesteron wieder ins Gleichgewicht kommen. In anderen Fällen bedarf es jedoch eventuell weiterreichender Strategien wie zusätzlichen Umstellungen in der Lebensweise, weiteren Supplementen oder des Einsatzes bioidentischer Hormone. Viele der Untersuchung für die Nebennieren können auch hilfreich bei der Aufdeckung von Abweichungen bei den weiblichen Hormonen sein.

Das Buch *Die Hormonkur* von Dr. Sara Gottfried (VAK, 2014) möchte ich Ihnen als umfassende Informationsquelle über die Veränderung der Lebensweise, Nahrungsergänzungen und Medikamente, die die Schwankungen der weiblichen Sexualhormone regulieren, wärmstens ans Herz legen.

Parodontitis

Parodontitis ist eine Entzündung des Zahnfleischs, die zu einem Schwund, zur Lockerung und schließlich zum Verlust von Zähnen führen kann. Sie wird oft bei Hashimoto-Patienten festgestellt und kann durch Fluorid im Wasser und in Zahncremes zur Verhinderung von Karies verschlimmert werden. Der Mechanismus ist folgender:

1. Aufgrund von Bakterien im Mund bilden sich Plaques auf den Zähnen.
2. Die Bakterien lösen eine Autoimmunreaktion des Körpers aus, die zur Zahnfleischentzündung führt.

   Symptome:

- Zahnfleischbluten
- geschwollenes Zahnfleisch
- Zahnfleischschwund
- Plaquebildung auf den Zähnen
- Lockerung von Zähnen
- schlechter Atem

Es wird vermutet, dass das bakterielle Ungleichgewicht im Mund an der Entwicklung einer rheumatoiden Arthritis und einer Hashimoto-Thyreoiditis mitwirkt; es erhöht nachweislich IL-6, einen TH1-Entzündungsmarker im Körper. Der Umstieg von einer auf Kohlenhydraten beruhenden Ernährung auf fermentierte Nahrungsmittel und Probiotika hilft, das bakterielle Gleichgewicht wiederherzustellen, also die Gram-negativen Bakterien zu reduzieren und die Gram-positiven im Mund und im Darm zu vermehren.

Dr. Weston Price war Zahnarzt; er untersuchte die Auswirkungen der Ernährung auf das Gebiss und stellte fest, dass diejenigen Menschen, die sich gemäß ihrer Tradition ernährten, wesentlich bessere Zähne hatten und bei ausgezeichneter Gesundheit waren (keine Herzkrankheiten, Autoimmunerkrankungen oder Fettleibigkeit), ganz im Gegensatz zu ihren Landsmännern, die der westlichen Ernährungsweise anhingen.

Gram-negative Bakterien haften an den Zähnen und sind durch Speichel und Zähneputzen schwerer zu entfernen. Basische und fermentierte Nahrungsmittel, Ölziehen und Cranberrysaft können dazu beitragen, die Bakterien von den Zähnen zu verdrängen.

Das Ölziehen ist ein altes ayurvedisches Mittel; man spült morgens als Erstes den Mund 5 bis 20 Minuten lang mit einem Esslöffel Sesamöl und zieht es auch durch die Zähne, bis es weiß wird. Die Theorie ist, dass diese Methode den Bakterien die „Wohnung" entzieht, die meist aus öligen Mikrokapseln besteht. Wasser kann jedoch nicht in diese

Mikrokapseln gelangen, das Sesamöl schon; es mischt sich leicht mit den Bakterien und färbt sich weiß. Nach 5–20 Minuten wird das toxinhaltige Öl ausgespuckt. Andere Öle sollen auch helfen, doch Sesamöl wird am häufigsten benutzt.

Cranberrysaft hat nachweislich Antihafteigenschaften und kann auch die Schutzhüllen um die Bakterien auflösen.

Ein Antibiotikum, das bei Parodontitis eingesetzt wird, ist Doxycyclin. Interessanterweise wurde von diesem Antibiotikum auch berichtet, dass es bei manchen Menschen die TPO-Antikörper beseitigt; daher kann es eine bedenkenswerte Option für Menschen sein, die Hashimoto und eine Parodontitis haben.

Chronische Virusinfektionen

Westlicher Lebensstil und Autoimmunerkrankungen

Die „Hypothese von den alten Freunden" besagt, dass regulatorische T-Zellen sich nicht richtig entwickeln können, weil sie keinen Kontakt zu Parasiten und anderen gutartigen Organismen haben, die in Koexistenz mit uns leben und sich gemeinsam mit uns entwickelt haben, um das Verhalten unseres Immunsystems bei Gefahren zu „trainieren".

In unserer heutigen modernen Welt, wo wir geimpft werden, antibakterielle Seifen benutzen und Antibiotika einnehmen, kommen wir mit viel weniger verschiedenen Bakterien, Viren und Parasiten in Kontakt. Das hat natürlich viele Vorteile, besonders was die Ansteckung mit schweren Infektionen betrifft. Es sieht jedoch ganz so aus, als würden uns dadurch auch einige dieser Organismen entgehen, die für unser Immunsystem vielleicht von Vorteil waren.

Autoimmunerkrankungen und Allergien sind in den Ländern der Dritten Welt selten anzutreffen; die Bewohner dort werden eher von Parasiten heimgesucht. Dies hat zu einer weiteren Autoimmuntheorie, der sogenannten „Hygiene-Hypothese" geführt. Diese besagt, dass sich unser Immunsystem „langweilt", weil es nicht genügend Parasiten gibt, gegen die es vorgehen kann, also tobt es sich gegenüber gutartigen Dingen wie Pollen und den körpereigenen Zellen aus.

Diese Theorie wird dadurch weiter gestützt, dass die sogenannte Helminthen-Therapie (mit Bandwürmern) das Aufflackern bestimmter

Autoimmunreaktionen unterdrückt. Wohlverstanden, ich schlage jetzt nicht vor, dass sich jemand wissentlich mit einem Parasiten infizieren soll, um seinen Autoimmunprozess zu unterdrücken, doch wir müssen die Auswirkungen berücksichtigen, die bestimmte Substanzen auf die Förderung oder Unterdrückung von Autoimmunprozessen haben können. Helminthen können nachweislich verschiedene Zytokine regulieren und Entzündungen abschwächen, und beides geht mit der Entwicklung verschiedener Autoimmunerkrankungen einher.

Der zeitliche Ablauf einer Infektion kann auch eine Rolle spielen. Zum Beispiel infizieren sich Kinder in Entwicklungsländern mit dem Epstein-Barr-Virus meist bevor sie 10 Jahre alt sind. Es kommt in der Regel zu einer asymptomatischen Infektion – also einer, die beschwerdefrei abläuft. In den Industrieländern, wo die Menschen meist erst als Jugendliche oder junge Erwachsene mit dem Virus in Kontakt kommen, läuft die Infektion bei 50 Prozent der betroffenen älteren Kinder bzw. Jugendlichen mit Symptomen ab. Das kommt daher, dass wir in diesem Alter nur noch über ein Drittel der CD8+ T-Zellen verfügen – das sind derjenigen, die EBV bekämpfen – gegenüber der Menge, die wir als Kinder hatten.

Die Überwindung chronischer Virusinfektionen

Manche Infektionen, zum Beispiel eine Yersinien-Infektion, sind ganz einfach mit Antibiotika behandelbar. Bei Candida greifen eine Anti-Candida-Diät und entsprechende Kräuter und/oder Medikamente. Und gegen Parasiten gibt es Antiparasitika und/oder Kräuter.

Das Epstein-Barr-Virus stellt jedoch für die westliche Medizin eine größere Herausforderung dar. In seiner latenten Form können ihm die gegenwärtigen antiviralen Medikamente nichts anhaben.

Viren dringen in gesunde Wirtszellen ein. Da sie sich dort vermehren, platzen die Zellen und so können die Viren weitere Zellen infizieren. Man bezeichnet Viren daher auch als „intrazelluläre" Pathogene. Daraufhin sollte zwar eine TH1-Reaktion erfolgen, doch manche Viren können unser Immunsystem auch austricksen.

Herpesviren wie das EBV sind in unserem Körper überlebensfähig, weil sie Proteine bilden, die die TH1-Reaktion unterdrücken. Diese Proteine ähneln den natürlich vorkommenden Zytokinen und dem Körper entgeht eventuell, dass sie virale Proteine sind. Die TH1-Reaktion des

Immunsystems fällt nicht stark genug aus und das Virus versteckt sich im Körper. Das führt zu einer verborgenen chronischen viralen Infektion und erhöht die Überlebenschancen des Erregers. Viele Menschen haben schon Virusinfektionen durchgemacht und daher diverse „schlafende“ Viren im Körper. Diese können mit den anderen Mikroben harmonisch zusammenleben oder zu einem Problem werden.

Wenn wir schon nicht gegen individuelle Infektionen vorgehen können, so ist die Behandlung der Autoimmunität vielleicht eine Option. Ein empfohlener Ansatz wäre auch, zuerst für eine normale Immunfunktion zu sorgen, indem man die Darmdurchlässigkeit beseitigt, die Darmflora in Ordnung bringt und die gesunde Funktion der Nebennieren unterstützt. So wird das Immunsystem gestärkt und hilft dem Körper, die fakultativ pathogenen Viren, Bakterien, Pilze und Parasiten unter Kontrolle zu halten, anstatt sie nacheinander anzugreifen.

Zudem unterstützen tierisches Fett und Fleischbrühen, Suppen und Eintöpfe den Körper bei der Unterdrückung von Viren. Monolaurat (Laurinsäure), ein Bestandteil von Kokosöl, bekämpft das Epstein-Barr-Virus nachweislich. Die Vermehrung vieler Viren, auch des EBV, wird durch Glycyrrhizinsäure gehemmt, einem aktiven Bestandteil der Süßholzwurzel. Auch von Quercetin, Co-Enzym Q10, N-Acetylcystein und Glutathion wird berichtet, dass sie aufgrund ihrer antiviralen Eigenschaften beim chronischen Müdigkeitssyndrom hilfreich sind. In einer Dosierung von 4–6 g täglich kann die Aminosäure Lysin das Immunsystem dabei unterstützen, virale Erreger in Schach zu halten. Im Gegensatz dazu können TH2 und Substanzen, die die regulatorischen T-Zellen potenziell stimulieren, eine stärkere Aktivität der Viren ermöglichen. In vielen Fällen lernen die Viren mit dem Körper harmonisch zusammenzuleben, sobald Darm und Nebennierenfunktion wieder hergestellt sind. Bei EBV muss man unbedingt den Vitamin-D-Spiegel optimieren und die Nebennieren stärken.

Ein weiterer hypothetischer Ansatz ist die Stärkung von TH1, denn das kommt der virusabtötenden Immunreaktion zugute, dadurch kann es jedoch potenziell zu einer Verschlechterung des Autoimmunprozesses kommen und damit würde man sich eher ins eigene Fleisch schneiden!

Der etwas andere „Marshall-Plan"

Zu einer mehrjährigen Behandlung von TH1-Autoimmunerkrankungen, die von Dr. phil. Trevor Marshall entwickelt wurde, gehören gepulste Antibiotikadosen (d. h. die Dosierung erfolgt nicht kontinuierlich, sondern in Intervallen; Anm. d. Übers.) sowie hohe Dosen des Blutdruckmedikaments Benicar (Olmetec bzw. Votum). Zudem müssen Vitamin D, Sonnenlicht und Soja über einen Zeitraum von 1 bis 5 Jahren gemieden werden.

Unser Immunsystem ist für seine ordnungsgemäße Funktion auf Vitamin D angewiesen. Laut Dr. Marshall kann nur das endogene, vom Körper aus Cholesterin gebildete Vitamin D (1,25-Dihydroxyvitamin-D) das Immunsystem wirksam verändern und das Vitamin D aus dem Sonnenlicht und den Nahrungsergänzungen kann schaden. Gemäß seiner Theorie führen Vitamin D-Supplemente und seine Metabolite dazu, dass das Immunsystem nicht richtig funktioniert. Außerdem können pathogene Organismen an den Vitamin-D-Rezeptor andocken und die Vitamin-D-Bildung zum Erliegen bringen. Das genannte Blutdruckmedikament ist ein Vitamin-D-Rezeptor-Agonist und reaktiviert die Bildung von endogenem Vitamin D, das das Immunsystem in richtiger Weise verändert. Die Bestimmung des Vitamin-D-Spiegels vor Beginn des Programms nach Marshall gibt Aufschluss darüber, ob diese Therapie beim Betroffenen anschlägt.

Im Jahr 2008 wurde berichtet, dass von 24 Hashimoto-Patienten, die sich dem Programm nach Marshall unterzogen, sieben von neun im ersten Jahr der Behandlung eine Besserung erfuhren, während zwei zwischenzeitlich eine Besserung zeigten. Drei von fünf Patienten ging es während des zweiten Jahres besser und bei sechs von zehn kam es nach dem zweiten Jahr zu einer Besserung. Zwei Patienten erfuhren im zweiten Jahr keine Besserung, bei einem Drittel kam es nach den zwei Jahren nicht zu einer Besserung. Die Forscher waren nicht sicher, ob es sich dabei um Therapieversager handelte oder ob eine längere Behandlung nötig gewesen wäre.

Die Methode mag bei Menschen wirken, deren Autoimmunerkrankung durch eine virale Infektion ausgelöst wurde. Bei Hashimoto-Patienten, die oft eine Nebennierenerschöpfung und Darmprobleme haben, habe ich jedoch Bedenken.

1. Eine Nebennierenerschöpfung führt zu einem niedrigen Blutdruck, der sich unter Benicar (Olmetec, Votum) auf einen gefährlichen Wert verschlechtern kann, denn das Medikament wird zur Blutdrucksenkung eingesetzt.
2. Zusätzliche Antibiotika können die Darmdysbiose weiter verstärken.
3. Die Betroffenen haben Monate bis Jahre mit unangenehmen Herxheimer-Reaktionen zu tun.
4. Das Programm war ursprünglich für Sarkoidose konzipiert, eine andere Autoimmunerkrankung mit einem ganz eigenen Profil.
5. Die veröffentlichten Ergebnisse sind fragwürdig, es wird von „Verbesserungen" als Indikator gesprochen, anstatt von belastbaren Daten wie „TPO-Antikörpertiter gesunken", „THS normalisiert" usw., die in der Regel bei Hashimoto bestimmt werden.

Ich habe dieses Programm selbst nicht ausprobiert, da ich überzeugt bin, dass ein – im Gegensatz zur modernen Lebensweise – früher üblicher Lebensstil mit nährstoffdichten Nahrungsmitteln, möglichst wenig Stress und viel Sonnenlicht am besten zu unseren Genen passt und wir damit in der Lage sein sollten, die meisten Autoimmunerkrankungen zu überwinden.

Das Programm von Marshall mag sich zwar für diejenigen nach einer interessanten Alternative anhören, bei denen Viren die Hashimoto-Thyreoiditis ausgelöst haben, oder die auf die hier besprochenen Veränderungen des Lebensstils nicht optimal reagieren oder für diejenigen, die es eventuell vorziehen, Medikamente einzunehmen und Sonnenlicht zu meiden, anstatt sich anders zu ernähren. Die Ergebnisse sind jedoch alles andere als vielversprechend; das Programm birgt Gefahren und muss unter kompetenter ärztlicher Aufsicht durchgeführt werden.

Zusammenfassung des Kapitels

- Hormonschwankungen können eine Hashimoto-Thyreoiditis auslösen.
- Die Supplementierung von Selen während der Schwangerschaft konnte eine postpartale (nach der Entbindung auftretende) Schilddrüsenentzündung verhindern.
- Natürliche Methoden der Familienplanung können den Verzicht auf hormonelle Empfängnisverhütungsmittel erleichtern.
- Die weiblichen Sexualhormone können zu Immunschwankungen beitragen, die sich aber normalisieren sollten, wenn man sich mit der gebotenen Sorgfalt darum kümmert.
- Die Ölzieh-Kur, Cranberrysaft und Doxycyclin können die Reduzierung der schädlichen Bakterien im Mund unterstützen.
- Viren verbleiben nach Infektionen häufig chronisch als „Schläfer" im Körper.
- In einem solchen Fall kann die Stärkung des Immunsystems zur Überwindung von Hashimoto hilfreich sein.
- Der „Marshall-Plan" ist eine Alternative bei TH1-dominanten Autoimmunerkrankungen, sie birgt jedoch auch viele Gefahren.

„Des einen Nahrung ist des anderen Gift."

Lucretius

15. Unverträglichkeiten

Eine Nahrungsmittelintoleranz ist etwas anderes als eine Nahrungsmittelallergie. Obwohl beide Reaktionsarten durch das Immunsystem vermittelt werden, geschieht das durch vollkommen unterschiedliche Mechanismen.

Die IgE-vermittelte Nahrungsmittelreaktion

Unter einer Nahrungsmittelallergie versteht man eine durch das Immunglobulin E (IgE) vermittelte Hypersensibilität vom Typ I; sie zeigt sich als Nesselsucht sowie Atemnot und gilt als Reaktion vom Soforttyp. Zu den IgE-vermittelten Allergien gehören auch Arzneimittelallergien wie die Penizillinallergie, Allergien auf Bienenstiche, Nüsse und Meeresfrüchte sowie die lästigen saisonalen Allergien auf Pollen und Ambrosia. Am genauesten testet man diese Art von Allergien mit dem Prick-Test, bei dem das Allergen leicht in die Hautoberfläche geritzt und beobachtet wird, ob die Substanz eine Reaktion hervorruft. Es stehen auch Bluttests zur Verfügung, doch sie sind nicht so empfindlich. Mediziner bezeichnen diese Art der Allergie oft als „echte Allergie".

Diese Bezeichnung ist jedoch nicht ganz zutreffend, denn sie legt nahe, dass es nur IgE-vermittelte Allergien gibt, und Reaktionen, die von anderen Teilen des Immunsystems vermittelt werden, gar nicht vorkommen. Dabei wird jeder medizinische Fachmann, der in seinen Unterlagen zur Immunologie nachsieht, dort zusätzliche Hypersensibilitätstypen finden, die ebenso „echt" und „real" sind wie die anaphylaktischen IgE-vermittelten Reaktionen. Die beiden maßgeblichen werden durch die Immunglobuline A und G, beziehungsweise IgA und IgG vermittelt.

In Ermangelung einer besseren Terminologie bezeichnete man die IgA- und IgG-vermittelten Hypersensibilitätsreaktionen beide als „Nahrungsmittelintoleranz“, doch in ihrem Mechanismus und der Bereitschaft, dem Körper Schaden zuzufügen, unterscheiden sie sich sehr voneinander.

IgA-vermittelte Nahrungsmittelreaktionen

Die IgA-vermittelte Nahrungsmittelintoleranz ist die schwerwiegendere Reaktion und spielt sich hauptsächlich im Darm ab. Der Darm genetisch vorbelasteter Menschen reagiert krankhaft auf bestimmte Nahrungsmittel. Die Unverträglichkeiten können sich in der frühen Kindheit oder im späteren Leben manifestieren.

Bei einer IgA-vermittelten Nahrungsmittelintoleranz kommt es jedes Mal, wenn ein bestimmtes Nahrungsmittel zugeführt wird, zu einer Reizung und Entzündung des Darmtrakts. Dies führt zu einer Schädigung des Darms, und schließlich können Nährstoffe gar nicht mehr resorbiert werden. Aufgrund der so entstandenen vermehrten Durchlässigkeit der Darmwand kann das Risiko von Autoimmunerkrankungen, Krebs und eines beschleunigten Alterungsprozesses steigen.

IgA-vermittelte Nahrungsmittelunverträglichkeiten können symptomlos verlaufen oder folgende Symptome zeigen: Durchfall, weiche Stühle, Verstopfung, Säurereflux (Sodbrennen), Malabsorption von Nährstoffen aus Nahrungsmitteln und erhöhte Darmdurchlässigkeit. Sie können ein Reizdarmsyndrom, Gasbildung, Übelkeit, Hautausschläge (einschließlich Ekzemen), Akne, Atemwegserkrankungen wie Asthma, Schnupfen, Kopfschmerzen, Reizbarkeit sowie einen Vitamin- und Mineralstoffmangel verursachen.

Die bekannteste IgA-vermittelte Nahrungsmittelreaktion wird „Zöliakie“ genannt und ist eine Glutenunverträglichkeit (Gluten ist das Protein, das u. a. in Weizen enthalten ist). Hashimoto-Patienten reagieren jedoch außergewöhnlich häufig auch auf das Protein (Eiweiß) von Milch und Milchprodukten sowie auf Eier und Sojaprotein mit einer IgA-vermittelten Unverträglichkeit. Diese der Art der Nahrungsmittelunverträglichkeiten haben – wie bereits erwähnt – keinen eigenen Namen und werden oft mit anderen, weniger schwerwiegenden Nahrungsmittelresorptionssyndromen verwechselt.

Als ich zum Beispiel meiner gut ausgebildeten Freundin, ebenfalls Apothekerin, sagte, dass ich keine Milch und Milchprodukte vertrage, antwortete sie: „Ach ja, ich habe auch eine Laktoseintoleranz. Kannst du nicht einfach Laktrase-Tabletten nehmen?"

Natürlich sind Laktoseintoleranz und Milcheiweißintoleranz zwei völlig verschiedene Paar Stiefel. Laktose ist der Milchzucker und ob man ihn verdauen kann, hängt davon ab, ob man das Enzym Laktase bilden kann oder Darmbakterien hat, die den Milchzucker verdauen. Eine Laktoseunverträglichkeit kann zu Blähbauch, Durchfall usw. führen, verursacht aber keine Entzündungen oder Schädigungen an der Darmschleimhaut.

Genauer beschrieben werden kann eine IgA-vermittelte Nahrungsmittelreaktion durch die Protein-vermittelte autoimmune Darmentzündungsreaktion (PAIR, für: **P**rotein-Mediated **A**utoimmune **I**ntestinal Inflammatory **R**eaction):

Nahrungsmittel	*Reaktive Proteine*
Weizen (und Weizenabkömmlinge), Roggen, Gerste	Gluten
Milch, Milchprodukte	Casein, Molke (Alpha- und Beta-Lactalbumin)
Eier	Ovo-Albumin
Soja	Sojaprotein

Hashimoto-Patienten können von einer oder mehreren PAIR-Intoleranzen betroffen sein, ohne zu wissen, welchen Einfluss diese Substanzen auf ihr Wohlbefinden haben. Das kommt daher, dass es nicht immer zu einer Sofortreaktion kommt, und unser Körper im Laufe der Zeit, wenn wir diese Nahrungsmittel weiterhin zu uns nehmen, nur undeutlich reagiert. Wenn wir auf diese Nahrungsmittel eine Weile verzichten und sie dann wieder zu uns nehmen, demaskiert sich die Unverträglichkeitsreaktion. Die meisten Menschen müssen die PAIR verursachenden Nahrungsmittel wohl lebenslang meiden, manche konnten sie jedoch wieder in ihren Speiseplan aufnehmen, nachdem sie sich ein oder zwei Jahre an Programme wie die GAPS-Diät oder die Spezielle Kohlenhydratdiät (SCD) gehalten hatten.

Die Laboruntersuchung, mit der PAIR-Intoleranzen bestimmt werden, ist ein IgA-Test. IgA ist ein Antikörper, der im Darm ausgeschüttet wird. Den Test gibt es als Blut- oder Speicheltest. Die vier häufigsten PAIR-Intoleranzen betreffen Gluten, Milch und Milchprodukte, Eier oder Soja. Die meisten Ärzte wissen gar nicht, dass es diese Art von Tests gibt und geben IgE-Tests in Auftrag, die ganz offensichtlich keine Darmreaktion anzeigen.

Manche Experten glauben, dass die Beseitigung der Nahrungsmittelintoleranzen – insbesondere auf Eier, Milch und Milchprodukte, Soja und Gluten – zum Stillstand einer Autoimmunerkrankung führen kann, indem dadurch die Ausheilung der Darmdurchlässigkeit unterstützt wird.

In vielen Fällen funktioniert der Verzicht auf diese Nahrungsmittel sogar. Es gibt viele Berichte darüber, dass die TPO-Antikörper nach drei bis sechs Monaten glutenfreier Ernährung verschwinden. Andere Menschen haben berichtet, dass sie sich durch Weglassen von Milch und Milchprodukten von ihrer Autoimmunthyreoiditis befreiten. Wieder andere verzichteten auf Eier, Soja oder alle vier PAIR-Nahrungsmittel, um ihre Autoimmunerkrankung in den Griff zu bekommen.

IgG-vermittelte Nahrungsmittelreaktionen

Bei erhöhter Darmdurchlässigkeit gelangen Nahrungspartikel durch die „gelockerten" festen Verbindungen zwischen den Zellen („tight junctions") in den Blutstrom; der Körper entwickelt daraufhin IgG-Antikörper gegen diese Nahrungsmittel. Dieselbe Art von Antikörpern wird auch gegen Schilddrüsengewebe gebildet. Da bei Autoimmunerkrankungen immer auch eine Darmdurchlässigkeit vorliegt, haben die meisten Hashimoto-Patienten viele IgG-vermittelte Reaktionen auf Nahrungsmittel, oft auf genau jene, die sie am häufigsten essen.

Nahrungsmittel, die nicht vertragen werden, scheinen eine Autoimmunreaktion der Schilddrüse aufrechtzuerhalten. Das Vorliegen von IgG 4, einem Subtyp der Antikörper (der gegen Nahrungsmittel auftritt), scheint mit dem Ausmaß des Schadens an der Schilddrüse zu korrelieren.

Bei 50 Prozent der Patienten mit einer Nahrungsmittelintoleranz wurde ein Leaky-Gut-Syndrom nachgewiesen. Zudem erhöhen Nahrungsmittelunverträglichkeiten die Darmdurchlässigkeit, wodurch ein sich selbst erhaltender Teufelskreis entsteht. Studien ergaben, dass eine sechsmonatige Karenz unverträglicher Nahrungsmittel das Leaky-Gut-Syndrom nicht rückgängig machen konnte. Das Meiden der unverträglichen Nahrungsmittel ist zwar ein wichtiger erster Schritt, beseitigt jedoch das Problem nicht vollständig, da die Nahrungsmittelunverträglichkeiten die Folge der Barrierestörung im Darm sind, sie aber nicht verursachen.

IgG-vermittelte Unverträglichkeiten werden auch als solche vom verzögerten Typ bezeichnet, da sie sich unter Umständen erst nach einigen Tagen manifestieren. Sie können zu systemischen Entzündungen führen und die Darmdurchlässigkeit aufrechterhalten. Obwohl die IgG-vermittelten Nahrungsmittelunverträglichkeiten nicht so gut untersucht sind wie andere Reaktionen auf Nahrungsmittel, legt die Wissenschaft nahe, dass sie eventuell mit einer Vielzahl von Symptomen einhergehen wie Magen-Darm-Störungen, Migräne, Benommenheit und Unwohlsein.

Manche Fachleute sind der Ansicht, dass diese Unverträglichkeiten spezifisch mit einer Darmdurchlässigkeit einhergehen, und dass prinzipiell jedes im Übermaß zugeführte Nahrungsmittel bei Vorliegen einer Barrierestörung des Darms zu einer IgG-Reaktion führt. Anstatt diese Nahrungsmittel vollständig zu meiden, wird empfohlen, sie für kurze Zeit (drei bis sechs Monate) wegzulassen und sie im Anschluss im Rotationsverfahren (nur alle vier bis sieben Tage) zu sich zu nehmen, während die Darmdurchlässigkeit therapiert wird. Sobald der Darm gesund ist, sollte es auch nicht mehr zu IgG-vermittelten Reaktionen kommen.

Meiner Erfahrung nach können IgG-Tests hilfreich sein, um die Nahrungsmittel zu bestimmen, die eventuell zusätzliche Reaktionen verursachen und kurzfristig weggelassen oder rotiert werden müssen.

Zum Leidwesen der meisten Patienten lassen sich die IgG-vermittelten Nahrungsmittelunverträglichkeiten nur vorübergehend beseitigen, wenn man das Leaky-Gut-Syndrom nicht mittherapiert. Sie verzichten vielleicht auf die Nahrungsmittel, auf die Sie beim IgG-Antikörpertest positiv reagiert haben, nur um dann einen Monat später festzustellen, dass sich Ihre Unverträglichkeit auf weitere Nahrungsmittel ausgedehnt hat. Das ist auch die Ansicht von Dr. Natasha Campbell-McBride, der „Erfinderin“ der GAPS-Diät, die den Darm von Hashimoto-Patienten mit einem „Sieb“ vergleicht.

Das Leaky-Gut-Syndrom ist also die Ursache des Problems, nicht die Nahrungsmittelintoleranz. Dr. Campbell-McBride rät, sich auf das Ausheilen der Darmdurchlässigkeit zu konzentrieren, um die IgG-vermittelten Unverträglichkeiten zu beseitigen.

In den meisten dieser Fälle sollte man damit beginnen, die verbleibenden (d. h. verträglichen) Nahrungsmittel in einer Rotationsdiät zu sich zu nehmen, damit nicht neue Reaktionen dazukommen. Das heißt, dieselben Nahrungsmittel werden nur alle 4 bis 7 Tage und niemals an zwei Tagen hintereinander gegessen.

Tests auf IgG sind als Testsätze für 100 bis 200 Nahrungsmittel verfügbar und eventuell bei der Feststellung weiterer Unverträglichkeiten hilfreich, die ebenfalls zu einer Reaktion des Immunsystems führen können. Diese Tests sind jedoch ein wenig umstritten, es kann bei den Nahrungsmitteln, die am häufigsten gegessen werden, eventuell zu falsch negativen Ergebnissen kommen.

Andere Nahrungsmittel, die mit einem Autoimmunprozess einhergehen

Zu den häufigsten Nahrungsmittelantigenen, die für 90 Prozent der Reaktionen verantwortlich sind, gehören Milch und Milchprodukte, Eier, Erdnüsse, Nüsse von Bäumen (wie Mandeln, Cashewkerne, Walnüsse), Fisch, Meeresfrüchte, Soja und Weizen. Nachtschattengewächse (etwa Tomaten, Kartoffeln, Paprika und Auberginen) sowie Rindfleisch, Zitrusfrüchte, Mais und Schweinefleisch können ebenfalls Probleme verursachen.

Wie bereits besprochen, sind die Nahrungsmittel der PAIR-Gruppe in den meisten Fällen von Autoimmunerkrankungen, insbesondere bei Hashimoto, vertreten.

Von diesen ist Gluten die am besten untersuchte Substanz, und es scheint so, als verursache es bei allen Menschen, nicht nur bei denjenigen mit einer genetischen Prädisposition zur Glutenunverträglichkeit, eine Erhöhung der Darmdurchlässigkeit. Bei manchen Menschen kommt es innerhalb von drei Monaten der Glutenkarenz zu einer Ausheilung der Darmwand, bei anderen kann das bis zu zwei Jahren dauern. Andere Nahrungsmittel können mit Gluten kreuzreagieren und eine ähnliche Immunreaktion sowie eine Darmdurchlässigkeit verursachen. Dazu gehören Milch und Milchprodukte, Schokolade, Hefe, Hafer und Kaffee.

Menschen, die sich glutenfrei ernähren, setzen oft verstärkt auf Getreide wie Quinoa, Reis, Amaranth usw., die jedoch ebenfalls Probleme verursachen können, wenn die Darmdurchlässigkeit bestehen bleibt, da sie eventuell schwerer verdaulich sind. Für eine gute Verdauung von

Getreiden sind die Bürstensaumenzyme erforderlich, die in fortgeschrittenen Fällen von PAIR bereits schwer geschädigt sein können. Solange der Darm nicht ausgeheilt ist, kann es nötig sein, alle Getreide und auch andere stärkehaltige Nahrungsmittel vom Speiseplan zu streichen. Dazu gehören Sesam, Buchweizen, Sorghumhirse, Hirse, Hanf, Amaranth, Quinoa, Tapioka, Teff (Zwerghirse), Mais, Reis und Kartoffeln.

IgA- und IgG-Tests können dabei für den Anfang eine gute Orientierungshilfe sein. Ich hätte nie gedacht, dass ich auf Milch und Milchprodukte (IgA), Ananas (IgG), Pfirsich (IgG) oder Wassermelone (IgG) reagiere. Doch diese Analysen sind alles andere als günstig. Hinzu kommt, dass es zwar Labors gibt, die auf die vier häufigsten PAIRs testen, doch diese können, wie bereits erwähnt, falsch negativ ausfallen, und es kann zu PAIR-Reaktionen auf Nahrungsmittel kommen, für die es keine IgA-Tests gibt. Daher empfehlen manche Fachleute, sich an eine sogenannte Auslass- oder Eliminationsdiät zu halten, wenn die PAIR- Tests und die Tests auf IgG-vermittelte Unverträglichkeiten negativ ausgefallen sind. Ich hatte auch mit dem ALCAT-Test (**A**ntigen **L**eukocyte **C**ellular **A**ntibody **T**est, Leukozytenaktivierungstest auf Immunstimulanzien) Erfolg.

Andere Experten wiederum geben überhaupt keine Laboruntersuchungen in Auftrag, sie lassen ihre Patienten einfach eine Eliminationsdiät machen, die als Goldstandard beim Aufspüren von Nahrungsmittelunverträglichkeiten gilt.

Eliminations- oder Auslassdiäten

In Gegensatz zu anderen Diäten, bei denen problematische Nahrungsmittel einfach weggelassen werden, wird eine Eliminationsdiät durchgeführt, um herauszufinden, welche Nahrungsmittel unverträglich sind.

Wenn wir die Nahrungsmittel, auf die der Körper empfindlich reagiert, täglich zu uns nehmen, ist es schwierig, einen Zusammenhang mit den Symptomen herzustellen. Menschen, die zum Beispiel Milch und Milchprodukte nicht vertragen, sie aber mehrmals täglich zu sich nehmen, könnten täglich müde sein, Gelenkschmerzen, Verstopfung, einen Blähbauch und Sodbrennen haben, können das Symptom aber nicht an den Nahrungsmitteln festmachen.

Denn mit jeder Aufnahme dieses Nahrungsmittels büßt der Körper immer mehr von seiner Fähigkeit ein, sich vor dessen Antigenität zu schützen, und die Reaktionen werden zunehmend unspezifischer und chronischer. Wird das Nahrungsmittel weiterhin verzehrt, weitet sich die Unverträglichkeitsreaktion des Körpers auf immer mehr Dinge aus.

Sobald ein solches Nahrungsmittel einige Tage oder Wochen gemieden wird, sollte es dem Betreffenden ganz allgemein besser gehen, er sollte sich weniger aufgebläht fühlen, weniger Sodbrennen, einen normalen Stuhlgang, mehr Energie usw. haben. Nimmt er es dann wieder zu sich, zeigt der Körper tatsächlich eine stärkere, spezifischere Reaktion, die es möglich macht, zu erkennen, welches spezielle Nahrungsmittel ein Problem darstellt.

Auf unverträgliche Nahrungsmittel kann man mit gastrointestinalen Symptomen wie Durchfall, Blähbauch, Säurereflux, Brennen, Gasbildung oder Krämpfen reagieren. Atemwegs-, Muskel- und Hautsymptome können ebenfalls beobachtet werden. Bitte befassen Sie sich diesbezüglich mit der folgenden Tabelle.

Häufige Symptome einer Nahrungsmittelunverträglichkeit

System	*Symptome*
Atemwege	Postnasal-Drip-Syndrom*, verstopfte Nase, Husten, Asthma-Symptome
Magen-Darm	Verstopfung, Durchfall, Krämpfe, Blähbauch, Übelkeit, Gasbildung, Säurereflux, Brennen, Aufstoßen
Herz-Kreislauf	beschleunigter Puls, Herzklopfen
Haut	Akne, Ekzeme, Juckreiz
Muskeln	Gelenkschmerzen, Schmerzen, Schwellungen, Kribbeln, Taubheitsgefühl
Gehirn	Kopfschmerzen, Benommenheit, vernebeltes Gehirn, Angstzustände, Depressionen, Müdigkeit, Schlaflosigkeit

* Überproduktion von Schleim auf der Nasenschleimhaut bzw. in den Nasennebenhöhlen, die zu einer Sekretansammlung im Rachenbereich führt; Anm. d. Übers.

Eine Eliminationsdiät kann auf unterschiedliche Weise durchgeführt werden. Wir werden eine Basisversion und eine fortgeschrittene Version besprechen.

Eliminationsdiät: Basisversion

Dabei werden drei Wochen lang die am stärksten allergenen Nahrungsmittel gemieden; die meisten glutenfreien Getreide (außer Mais) sind erlaubt. Zumindest die folgenden acht wichtigsten allergenen Nahrungsmittel sollten nicht verzehrt werden: Gluten, Milch und Milchprodukte, Soja, Eier, Mais, Nüsse, Meeresfrüchte, Konservierungsstoffe und gegebenenfalls Nachtschattengewächse, Koffeinhaltiges, Alkohol, Hülsenfrüchte, Zitrusfrüchte, Fruktose, Getreide und Knollengemüse wie Kartoffeln.

Nach drei Wochen werden diese Nahrungsmittel einzeln im 3-Tage-Rhythmus wieder eingeführt, um verborgene Nahrungsmittelreaktionen zu demaskieren.

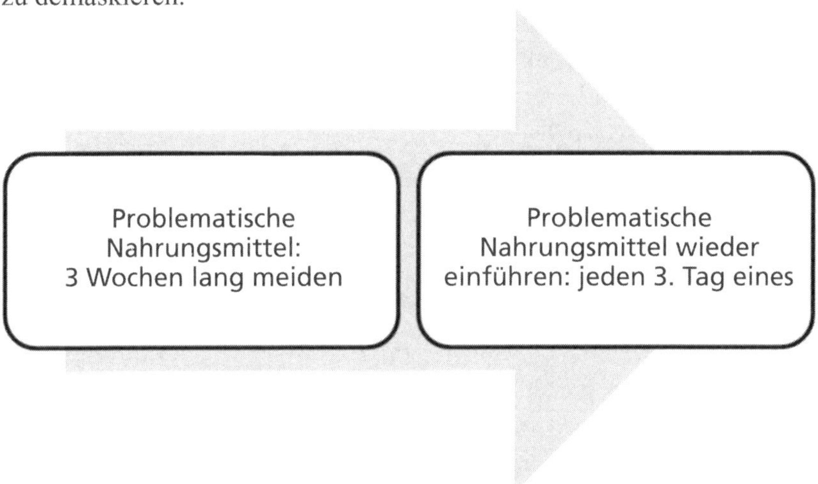

Abb. 15: Die Eliminationsdiät in der Basisversion

Die 8 problematischsten Nahrungsmittel, die gemieden werden müssen:

1. Gluten
2. Milch und Milchprodukte
3. Soja
4. Eier
5. Mais
6. Nüsse
7. Meeresfrüchte
8. Konservierungsstoffe

Und so könnte Ihr Essenplan während der Eliminationsdiät in der Basisversion aussehen:

- *Frühstück*: Buchweizen und Banane
- *Mittagessen*: Quinoa, Hühnerbrust und Avocadosalat
- *Abendessen*: Lachs, Reis und Bohnen, gekochte Karotten, Zucchini, Brokkoli
- *Zwischenmahlzeit*: Kürbiskerne und Apfel

In dieser Reihenfolge können Sie einzelne Nahrungsmittel wieder einführen:

1. Nüsse
2. Mais
3. Eier
4. Soja
5. Milch und Milchprodukte
6. Gluten

Halten Sie am besten schriftlich fest, welche Symptome durch die wieder eingeführten Nahrungsmittel entstehen, z. B. in solch einer einfachen Tabelle:

Datum	*Nahrungsmittel*	*Meine Symptome*
1. 3.	Milch / Milchprodukte	Gelenkschmerzen, Kribbeln, Magenschmerzen
4. 3.	Eier	Gasbildung, Blähbauch
7. 3.	usw.	

Fortgeschrittene Eliminationsdiät

Eine fortgeschrittene Version, die den Verzicht auf Nahrungsmittel mit einer Therapie verbindet, ist für Hashimoto-Patienten, die an zahlreichen Nahrungsmittelunverträglichkeiten leiden und viele gastrointestinale Symptome haben oder für Menschen, bei denen nach Durchführung der Basis-Version immer noch Symptome bestehen, eventuell besser geeignet.

Ich habe diese Variante entwickelt, nachdem ich ein Jahr lang alle getesteten unverträglichen Nahrungsmittel (einschließlich Gluten, Milch und Milchprodukten sowie Soja) gemieden hatte und danach mit einem

Blähbauch und neuen Nahrungsmittelunverträglichkeiten (Mandeln, Eier, Bananen) wieder neu anfing.

Die dreiwöchige Eliminationsdiät sieht eine Kombination von Elementardiät (Kost, die aus natürlichen Aminosäuren, einfachen Kohlenhydraten und Fetten mit essenziellen Fettsäuren, Vitaminen und Mineralstoffen zusammengesetzt ist; Anm. d. Übers.) und Heilungsphase vor, ähnlich der, die auch gemäß der GAPS-Diät empfohlen wird. (Hierbei geht es in erster Linie um den Darm; Anm. d. Übers.).

Neue Nahrungsmittel sollten einzeln alle drei Tage eingeführt werden, anfangs möglichst solche, die gut durchgekocht und am leichtesten verdaulich sind. Wir beginnen mit Knochen- und Fleischbrühe mit weich gekochtem Fleisch und püriertem Gemüse und nehmen allmählich festere Nahrungsmittel dazu, behalten aber die heilenden Brühen bei.

Man kann diese Diät aber auch mit einer ein- bis siebentägigen Elementardiät „initalzünden", die dem Verdauungssystem und dem Darm Ruhe und Regenerationszeit gibt.

Die Elementardiät ähnelt der „Babynahrung" oder der Art, wie man bei einem Baby ein neues Nahrungsmittel einführt. Das macht man deshalb, weil der Darm vieler Hashimoto-Patienten wie der von Babys empfindlich ist.

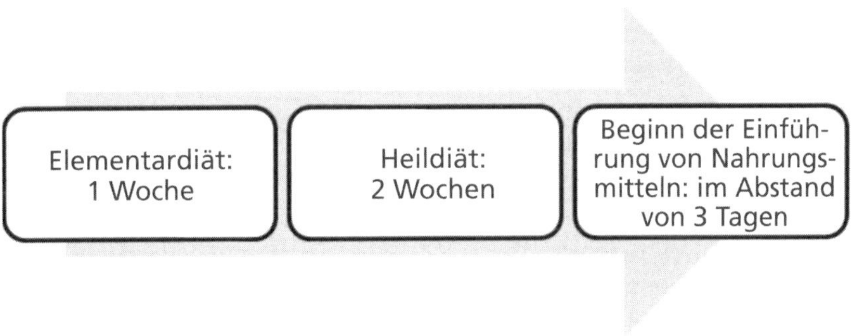

Abb. 16: Fortgeschrittene Eliminationsdiät

Wir lassen nicht nur unverträgliche Nahrungsmittel weg, sondern nehmen heilsame Nahrungsmittel dazu, um den Körper bei der Regeneration zu unterstützen.

Empfohlene Nahrungsmittel zur Therapie bei einer Autoimmunthyreoiditis:

1. Knochen- und Fleischbrühe
2. Gelatine
3. Protein
4. Leber
5. Fleisch
6. gesättigte Fette (mittelkettige Fettsäuren)
7. fermentierte Nahrungsmittel
8. Probiotika
9. Gemüsesäfte (ohne Ballaststoffe)
10. Weich gekochtes Gemüse, püriertes Gemüse

Und so könnte eine einleitende Diät aussehen (Tag 1 bis 3):

- *Frühstück*: Hühnerfond, Hühnerfleisch, pürierte Zucchini
- *Mittagessen*: Hühnerfond, Hühnerfleisch, pürierte Karotten
- *Abendessen*: Hühnerfond, Hühnerfleisch, pürierte Zucchini
- *Zwischenmahlzeit*: Hühnerfond, Hühnerfleisch, pürierte Karotten

Hilfestellung für den leichteren Start

Ballaststoffe werden in den ersten zwei bis vier Wochen eingeschränkt, damit die Darmschleimhaut ausheilen kann. Potenziell unverträgliche Nahrungsmittel werden jeden dritten Tag eingeführt, begonnen wird mit Eiern, die man nach drei Wochen wieder essen kann und beibehält, wenn sie keine Reaktionen verursachen.

Getreide, Milch und Milchprodukte sowie Hülsenfrüchte werden in den ersten 90 Tagen gemieden. Das Ziel dieser Diät ist – wie gesagt – die Ausheilung der Darmschleimhaut, damit der Körper weniger stark auf Nahrungsmittel reagiert. Wird also ein bestimmtes Nahrungsmittel zuerst nicht vertragen, wird die Heilernährung fortgesetzt und einen Monat später ein neuer Versuch mit dem Nahrungsmittel gemacht.

Weitere Informationen dazu finden Sie auch (in englischer Sprache) auf meiner Webseite unter: *www.thyroidrootcause.org/guide*

Nahrungsergänzungsmittel

Proteine sind am schwersten verdaulich. Ihre Verdauung läuft in einem mehrstufigen Prozess ab, der im Magen mit dem Magenenzym Pepsin (vgl. Kapitel 6) beginnt.

Zudem werden Proteine durch proteolytische Enzyme aus dem Pankreas weiter abgebaut. Das Pankreas setzt Enzymvorläufer frei, die durch das Enzym Enterokinase aktiviert werden müssen. Dieses Enzym wird im Dünndarm sezerniert, um den letzten Schritt der Proteinverdauung, den Abbau der Proteine zu freien Aminosäuren, abzuschließen. Aufgrund der Fehlbesiedlung des Dünndarms und anderer Probleme, die ihn beeinträchtigen, werden diese Enzyme bei vielen Hashimoto-Patienten nicht aktiviert.

Supplemente proteolytischer Enzyme (die manchmal als „systemische Enzyme" bezeichnet werden), stellen die aktivierten Enzyme zur Verfügung (Protease-Mischungen, Trypsin, Chymotrypsin, Elastase, Carboxypeptidase); sie sollten zwischen den Mahlzeiten eingenommen werden und helfen, zirkulierende, infolge schlecht verdauter Proteine gebildete Immunkomplexe abzubauen. Sie können auch bei der Reduzierung der TPO-Antikörper mitwirken.

Meine Geschichte

Ich war schockiert, als ich feststellte, dass ich eine IgA-vermittelte Milchprotein-Unverträglichkeit (d. h. Casein-Unverträglichkeit) hatte. Viele Jahre lang nahm ich zwei- bis dreimal täglich solche Produkte zu mir. Ich litt auch unter einem stark aufgeblähten Bauch und Sodbrennen, habe das jedoch nie mit dem Casein in Verbindung gebracht. Ich war erstaunt, wie flach sich mein Bauch anfühlte und dass meine Symptome nach dreitägigem Verzicht auf Milch und Milchprodukte verschwanden. Wenn ich jetzt versehentlich ein Caseinprodukt zu mir nehme, bekomme ich ein Brennen im Darm, gefolgt von Kribbeln in den Extremitäten und schmerzhaftem Durchfall.

Zusammenfassung des Kapitels

- Nahrungsmittelunverträglichkeiten unterscheiden sich von Nahrungsmittelallergien und werden von unterschiedlichen Teilen des Immunsystems (IgG, IgA) vermittelt.
- Aufgrund einer erhöhten Darmdurchlässigkeit leiden viele Hashimoto-Patienten ebenfalls unter Nahrungsmittelunverträglichkeiten.
- Nahrungsmittelunverträglichkeiten verschärfen den Autoimmunprozess, indem sie die Darmdurchlässigkeit aufrechterhalten und möglicherweise mit Schilddrüsen-Antikörpern kreuzreagieren.
- Die häufigsten antigenen Substanzen sind Milch und Milchprodukte, Eier, Gluten und Soja.
- Es gibt spezielle Tests zur Analyse von Nahrungsmittelunverträglichkeiten.
- Eliminationsdiäten sind äußerst hilfreich, um die für den Einzelnen problematischen Nahrungsmittel zu finden.
- Proteolytische Enzyme zur Verminderung von zirkulierenden Immunkomplexen sollten in Betracht gezogen werden.

„Die beste Art der Entgiftung ist, dem Körper nichts Giftiges mehr zuzuführen und sich auf die körpereigenen Mechanismen zu verlassen."

Dr. Andrew Weil

16. Toxine

Wir werden tagtäglich in unserer Umgebung mit Giftstoffen bombardiert – durch die Luft, die wir atmen, das Wasser, das wir trinken, die Nahrung, die wir zu uns nehmen und die Produkte, die wir benutzen. Manche Menschen können ihren Körper von diesen Giften eventuell gar nicht mehr befreien und das führt dazu, dass der Autoimmunprozess andauert.

Die amerikanische Gesundheitsbehörde berichtete 2006, dass der durchschnittliche amerikanische Bürger, männlich und weiblich gleichermaßen, 116 von 148 synthetischen Stoffen im Körper hat, auch Dioxine, polyzyklische Kohlenwasserstoffe und chlororganische Pestizide. Das ist ganz besonders für die Frauen von Bedeutung, die schwanger werden möchten. In der Nabelschnur befinden sich im Durchschnitt 217 Neurotoxine, von 208 weiß man, dass sie Schäden beim Ungeborenen verursachen.

Es gibt jetzt mehr als 80.000 verschiedene chemische Stoffe und viele davon sind hinsichtlich der Sicherheit für den Menschen nicht überprüft worden, doch wir kommen täglich mit ihnen in Kontakt. Es sind zu viele, als dass man sie in diesem Buch behandeln könnte, doch wer sich näher informieren möchte, findet im Internet zahlreiche einschlägige Webseiten. Einige wenige, jedoch sehr bekannte Substanzen, die inzwischen praktisch zu unserem alltäglichen Leben gehören und sich nachteilig auf die Gesundheit von Hashimoto-Patienten auswirken, werden wir besprechen.

Hormonaktive Stoffe in Ihrer häuslichen Umgebung

Hormonaktive Stoffe, auch endokrine Disruptoren genannt, sind Chemikalien, die in unser Hormonsystem eingreifen. Manche von ihnen können die Aktivität der Schilddrüse beeinträchtigen, manche ahmen die Wirkung von Östrogenen nach, während andere Krebsgeschwüre, Schäden im Mutterleib und Entwicklungsstörungen verursachen können.

Halogenide

Die Halogenide Bromid, Chlorid und Fluorid konkurrieren mit Jod um die Bindungsstellen der Rezeptoren in der Schilddrüse. Doch anstatt die Rezeptoren zu aktivieren, bauen sie Schilddrüsengewebe auf und verursachen Entzündungen sowie das Absterben von Schilddrüsenzellen. Studien haben gezeigt, dass bei Menschen, die mit einer Vielzahl halogenhaltiger Substanzen in Kontakt kommen, die Inzidenz (Auftretenshäufigkeit) von TPO-Antikörpern hoch ist.

Diese Substanzen wurden in den Industrieländern untersucht, wo exponierte Arbeiter eine erhöhte Tendenz zu Hashimoto zeigten. Leider werden diese Substanzen häufig auch in Konsumgütern festgestellt.

Fluorid

Die meisten Gemeinden in den USA begannen 1945 mit der Fluoridierung des Trinkwassers, um Karies zu verhindern. Verschiedene Studien haben zwar gezeigt, dass Karies dadurch zurückging und es weniger Löcher in den Zähnen gibt, doch Fluorid, das Salz der Fluorwasserstoffsäure, ist eine hormonaktive Substanz, deren direkte toxische Wirkung auf die Schilddrüse ebenfalls durch Studien nachgewiesen wurde und die für den Schilddrüsenzelltod sowie die Unterdrückung der Aktivität des Organs verantwortlich ist.

Tatsächlich wurde bis in die 1950er-Jahre, vor der Entwicklung anderer Medikamente, eine Überfunktion (Hyperthyreose) mit Fluorid behandelt. In Dosen von 0,9 bis 4,2 mg täglich ist Fluorid in diesem Sinne wirksam. Die meisten Erwachsenen in den entsprechenden Gemeinden nehmen es in Mengen zwischen 1,6 und 6,6 mg täglich über das Wasser auf und unterdrücken so die Funktion ihrer Schilddrüse, ohne dies zu beabsichtigen.

Laut Studien aus China, Indien und Russland zeigen Menschen, die am Arbeitsplatz oder durch das Trinkwasser mit Fluorid in Kontakt kommen, einen Rückgang von T_3 und einen Anstieg des TSH-Wertes.

Wir wissen, dass es bei einer Erhöhung von TSH immer zur vermehrten Ausschüttung von TPO kommt, was wiederum zur Freisetzung von Wasserstoffperoxid (H_2O_2) führt. Wasserstoffperoxid schädigt die Schilddrüsenzellen, wenn nicht genügend Selen und Glutathion zur Verfügung stehen. Das löst eine Stressreaktion der Zellen aus, die zu einer Akkumulation von weißen Blutkörperchen und infolgedessen zu einer Entzündung führt. Bei Menschen mit einer erhöhten Durchlässigkeit der Darmwand wird diese Entzündung zu einem Dauerzustand und es kommt zur Entwicklung von Schilddrüsenantikörpern.
Häufige Fluoridquellen sind:

- Nahrungsergänzungen (überprüfen Sie die Inhaltsstoffe)
- in Flaschen abgefüllte Getränke
- Zahnpasta
- Schwarztee
- Pu-Erh-Tee (Roter Tee)
- Lebensmittel in Dosen
- schwarzes / rotes Steinsalz
- Kautabak
- Arzneimittel

Noch eine von der Regierung zu verantwortende Krankheit?

Der Zahnarzt Dr. Weston A. Price bereiste die Welt und fotografierte die Zähne von Menschen aus verschiedenen Kulturen. Er stellte fest, dass diejenigen, die sich traditionell ernährten, perfekte Zahnbögen und keine Löcher in den Zähnen hatten. Dagegen kam es bei denjenigen, die sich „modern" ernährten mit Mehl, Zucker und verarbeiteten pflanzlichen Fetten, zu einer Fehlentwicklung des Kiefers mit zu eng stehenden Zähnen sowie Karies.

Die Fluoridierung begann zum Teil als gemeinsame Initiative der Zahnärztekammern, der US-Regierung und der Lobbyisten der Zuckerindustrie, deren Bestreben es war, dass Menschen weiterhin unverändert viel Zucker konsumieren konnten, ihre Zähne aber weniger oft an Karies erkrankten. Würde man jedoch Wert auf eine richtige Ernährung legen, könnte die Notwendigkeit der Fluoridierung entfallen.

Wie die anderen Halogene kann auch Fluor als Auslöser Entzündungen sowie den Schilddrüsenzelltod hervorrufen und zur Entwicklung einer Thyreoiditis oder Autoimmunthyreoiditis führen.

Die Vereinigten Staaten sind eines der wenigen Länder, die ihr Wasser fluoridieren. In der Tat haben 97 Prozent der europäischen Länder dies wegen der damit verbundenen Toxizität abgelehnt. Allerdings erlauben Österreich, Frankreich, Deutschland, Spanien und die Schweiz die Fluoridierung von Salz. Manche Menschen berichteten von einem Rückgang der Schilddrüsensymptome sowie besseren Blutwerten, nachdem sie ganz auf Fluor verzichtet hatten.

„Hashimoto" bei Hunden

Bei Hunden, unseren wunderbaren Gefährten, ist eine hohe Auftretenshäufigkeit einer Hashimoto-ähnlichen Autoimmunthyreoiditis festgestellt worden. Die amerikanische „Arbeitsgruppe Umweltschutz" fand heraus, dass industrielles Hundefutter sehr viel Fluorid enthält. Dazu kommt, dass auch große Mengen Weizen und Gluten enthalten sind, obwohl wild lebende Wölfe normalerweise kein Getreide fressen. Vielleicht sollte man in den USA besser auf die Kombination von Fluorid und Gluten im Hundefutter (sowie im fluoridierten Wasser, das unser Vierbeiner bekommt) achten.

Tee

Kochendes Wasser führt zur Konzentration des Fluorids, nicht zu seiner Beseitigung; im gefrierenden Wasser ändert sich die Fluorkonzentration jedoch nicht. Es findet sich auch im Tee, ganz besonders in schwarzem und rotem Tee. Die Teeblätter akkumulieren es aus dem Boden und durch die Luftverschmutzung. Je länger sie am Teestrauch hängen, desto höher wird der Fluoridgehalt. In einem in der Fachzeitschrift *Food and Chemical Toxicology* (zu Deutsch etwa: „Toxikologie von Nahrungsmitteln und Chemikalien") veröffentlichten Artikel steht, dass nach einer Ziehzeit von fünf Minuten Fluorid in Mengen bis zu 4,5 (schwarzer Tee), 1,8 (grüner Tee) bzw. 0,5 mg/l (weißer Tee) enthalten ist. Kamillentee und Kräutertees enthielten 0,13 mg/l.

Fluoridhaltige Arzneimittel

Dazu gehören Anästhetika, Antazida, Anxiolytika (angstlösende Medikamente), Antibiotika, Antidepressiva, Antimykotika (gegen Pilze), Antihistaminika, Cholesterinsenker, Malariamittel, Chemotherapeutika, Appetitzügler, Antiarthrotika, Psychopharmaka und Steroide.

Wenn Sie solche Medikamente einnehmen müssen und vielleicht zusätzlich von einer Autoimmunerkrankung der Schilddrüse betroffen sind, kontrollieren Sie bitte die Inhaltsstoffe im Beipackzettel und wenden Sie sich im Zweifelsfall an Ihren behandelnden Arzt.

Filter

Man kann Fluorid aus dem Wasser entfernen, wenn man es destilliert, ein Umkehrosmosesystem einbauen lässt und Filter mit aktiviertem Aluminiumoxid verwendet. Die meisten anderen Filter entfernen Fluorid nicht. Von schwarzem und rotem Tee auf weißen Tee und Kräutertees umzusteigen kann ebenfalls hilfreich sein. Substanzen, die zwei oder mehr Halogene – Chlor und Brom – enthalten, können nachweislich auch eine Autoimmunthyreoiditis auslösen.

Bromid

Studien haben gezeigt, dass bromhaltige Substanzen wie polybromierte Diphenyläther (PBDE) mit einer erhöhten Auftretenshäufigkeit von Hashimoto in Zusammenhang stehen. Bromid findet sich in Backwaren, Plastikartikeln, Erfrischungsgetränken und Tee sowie in unseren Matratzen, die bromierte Flammschutzmittel enthalten. Das ist ein von der US-Regierung eingeführtes „Sicherheitsmerkmal", um zu verhindern, dass Matratzen durch Zigaretten schnell in Brand geraten, wenn jemand beim Rauchen im Bett einschläft. Eine große Hilfe für diejenigen, die im Bett rauchen wollen, aber eben nicht für gesundheitsbewusste Nichtraucher. PBDE findet sich auch häufig in Polyurethanschaum in Möbeln und Plastikteilen, die in Computern, Apparaten und Elektronikartikeln verwendet werden. Im Laufe der Zeit können sie aus diesen Produkten austreten und in die Umwelt gelangen.

Chlorid

Polychlorierte Biphenyle (PCB) sind nachweislich ein Zellgift für die Schilddrüse und fördern den Beginn einer Hashimoto-Thyreoiditis. Studien ergaben, dass PCB den TSH-Wert und die Schilddrüsen-Antikörper erhöht sowie zu einer Vergrößerung der Schilddrüse führt. Außer in Industrieprodukten befindet sich Chlor auch in Wassersystemen, Schwimmbecken, Reinigungsmitteln und Plastikartikeln. Zudem ist es in chlororganischen Nutzpflanzenpestiziden enthalten und beschleunigt den Abbau der Schilddrüsenhormone; es kann auch eine Rolle bei Autoimmunprozessen spielen.

Xenoöstrogene

Xenoöstrogene (Fremdöstrogene) sind endokrin-disruptive Chemikalien, die die Wirkungen von Östrogen nachahmen; dazu gehören Soja, BPA (Bisphenol A), Phthalate und Parabene. Die ununterbrochene Anwendung und Akkumulation dieser Substanzen kann zu einer Östrogendominanz führen und sich tief greifend auf das Immunsystem, die Nebennieren und die Funktion der Schilddrüse auswirken sowie angeborene Schäden, Unfruchtbarkeit und Krebs verursachen.

Sojaisoflavone werden in vielen verarbeiteten Nahrungsmitteln und einigen Nahrungsergänzungen festgestellt. Lesen Sie bitte immer die Angaben auf den Verpackungen Ihrer Nahrungsmittel und Vitamine. Noch besser ist es allerdings, alle verarbeiteten Nahrungsmittel zu meiden!

BPA (Bisphenol A) ist in Plastikprodukten wie Behältern, Gefäßen für Babynahrung sowie Registrierkassenbons, die mit BPA überzogen sind, enthalten. BPA ist mit Krebs, Fruchtbarkeits- und Entwicklungsstörungen in Zusammenhang gebracht worden. Es macht auch T_3-Rezeptoren unwirksam und schaltet sie schließlich aus. Sie sollten sich nach BPA-freien Plastikprodukten umsehen oder, noch besser, Ihre Nahrung gar nicht erst in Plastikbehältern zubereiten oder aufheben.

Phthalate kommen in vielen Reinigungsmitteln, Wäschepflegeprodukten und waschbaren Artikeln vor. Außerdem sind sie in Kosmetika, Plastikgefäßen, Feuchtigkeitscremes, Seifen, Fassadenfarben und Parfums enthalten. Phthalate gelten als mitverantwortlich für Krebs, hormonelle Dysbalancen, Diabetes und Fettleibigkeit. Sie können auf

Verpackungen angegeben sein (wie Diethylphthalat) oder sich hinter dem Begriff „Duftstoff" verbergen.

Überprüfen Sie die Liste der Inhaltsstoffe Ihrer Kosmetikprodukte und verwenden Sie nur solche, die kein Dibutylphtalat (DBP) enthalten. Meiden Sie Pflegeprodukte, Wasch- und Reinigungsmittel, die „Duftstoffe" enthalten – zu diesen „Duftstoffen" gehört häufig Diethylphthalat (DEP).

Triclosan (ein Desinfektionsmittel) findet sich in antibakteriellen Seifen, Deodorants, Haarsprays und Zahnpasten. Seine chemische Struktur ähnelt derjenigen der Schilddrüsenhormone und es steht mit einem veränderten Schilddrüsenhormonspiegel bei Tieren in Zusammenhang. Verwenden Sie keine „antibakteriellen" Produkte. Sie sind im häuslichen Bereich nicht erforderlich. Wenn Sie bei Ihrer Arbeit oder zum Desinfizieren ein antibakterielles Produkt verwenden müssen, benutzen Sie ein alkoholhaltiges Mittel zum Einreiben oder Spülen der Hände, das weder Triclosan noch „Duftstoffe" enthält.

Parabene sind in Duschgels, Shampoos und Lotionen enthalten und werden als Konservierungsstoffe eingesetzt. Sie werden mit Brustkrebs in Verbindung gebracht und gelten als Verursacher von Hautreaktionen. Achten Sie bei Ihren Pflegeprodukten auf die Endung *-paraben* wie in Methylparaben und wählen Sie parabenfreie Mittel.

Ein besseres Leben durch die Chemie?

Sehr umstritten sind TV-Werbespots und Anzeigen in Zeitschriften, die uns weismachen wollen, dass wir unzulänglich, unattraktiv, ungepflegt und nicht auf der Höhe der Zeit sind, wenn wir die beworbenen Produkte nicht benutzen. Mädchen im Teenageralter sind dafür besonders anfällig, und Hochglanzmagazine mit Bildern von retuschierten Models sind für Essstörungen und Selbstwertproblemen bei jungen Frauen verantwortlich gemacht worden.

Wirft man einen Blick in das Badezimmer einer durchschnittlichen amerikanischen Frau, wird man wahrscheinlich fast 100 Pflegeprodukte vorfinden: Nagellack, Lotion, Shampoo, Make-up-Entferner, Eyeliner, Gesichtsmasken, Haarspray, Parfum – die Liste ist schier endlos.

Diese Produkte stecken voller Chemikalien, aber es wurden keine Sicherheitsstudien durchgeführt, die bestätigen, dass sie für den Menschen ungiftig sind. Labortests zur Bestimmung des Blutspiegels, der

Substanz	*Beispiele für Vorkommen*	*Wirkungsweise*	*Humanstudien*
PCB*	Kühl- und Schmiermittel	Schilddrüsenrezeptor-Agonist/Antagonist, kann den Spiegel von T_4 und TSH verändern	TSH-Anstieg, Vergrößerung der Schilddrüse, Anstieg von Schilddrüsen-AK
Chlororganische Pestizide	Nutzpflanzenpestizide	beschleunigt T_4-Stoffwechsel	Keine Humanstudien vorhanden
PBDE*	Flammschutzmittel	bindet an Schilddrüsenrezeptoren, verdrängt T_4 aus Bindungsproteinen	Zunahme von Hashimoto
BPA	Plastikflaschen	bekämpft Schilddrüsenrezeptoren	Keine Humanstudien vorhanden
Perchlorat, Thiocyanat	Raketentreibstoff, Düngemittel, beim Räuchern	hemmt Jodaufnahme	Keine Humanstudien vorhanden
Triclosan	antibakterieller Wirkstoff in Seifen	reduziert Serum-T_4	Keine Humanstudien vorhanden
Isoflavone*	Sojaprodukte	hemmen TPO-Aktivität	potenzielle Zunahme von Hashimoto

Unvollständige Aufzählung von Substanzen, die die Schilddrüsenfunktion stören

* In Humanstudien der Entwicklung einer Hashimoto-Thyreoiditis als Auslöser oder Beschleuniger zugeordnet.

Adaptiert aus Eschler DC, Hasham A, Tomer Y. Cutting edge: The Etiology of Autoimmune Thyroid Diseases. *Clin Rev Allergy Immunol; October 2011; 41(2): 190–197*

Veränderungen in Organfunktionen oder im Immunsystem sowie andere verfügbare medizinische Tests sind in der Kosmetikindustrie keine gängige Praxis. (Es sei darauf hingewiesen, dass die Autorin hier amerikanische Verhältnisse anspricht, die nicht ungeprüft 1:1 auf deutsche beziehungsweise europäische Verhältnisse übertragen werden können. Es ist sicher sinnvoll, kritisch zu sein und sich mit entsprechenden Testergebnissen von Stiftung Warentest und Ökotest zu beschäftigen; Anm. d. Verlages.).

Sie denken vielleicht, dass es nur auf die Dinge ankommt, die Sie essen, doch tatsächlich können über die Haut chemische Substanzen ganz hervorragend in den Körper gelangen. Medikamente und Hormone können über topische Pflaster und Cremes direkt in den Blutstrom eingeschleust werden (denken Sie nur an diverse Verhütungspflaster).

Oral eingenommene Präparate werden von der Leber verarbeitet und gelangen dadurch weniger giftig in den Blutstrom. Dieser Vorgang wird als erste Leberpassage, oft auch als First-Pass-Effekt bezeichnet, und unter Umständen gelangt nur ein geringer Prozentsatz der ursprünglichen Dosis ins Blut. Dagegen wird die Leber bei Präparaten, die auf die Haut aufgebracht werden, umgangen; sie gelangen direkt in den Blutstrom und können systemisch wirksam sein, bis sie schließlich zur Ausscheidung in die Leber transportiert werden. Der bekannte Anti-Aging-Dermatologe Dr. Nicholas Perricone berichtet, dass viele an Frauen verkaufte Gesichtscremes, Lotionen und Seren tatsächlich Östrogene enthalten.

Männer benutzen dagegen im Allgemeinen viel weniger Pflegeprodukte, sodass vielleicht auch der routinemäßige Gebrauch hormonaktiver Produkte durch Frauen dazu führt, dass sie überproportional von Schilddrüsenproblemen und Autoimmunerkrankungen betroffen sind. Insbesondere die Benutzung von Lippenstift steht mit der Entwicklung der Autoimmunerkrankung Lupus erythematodes in Zusammenhang.

Was können Sie tun?

Gönnen Sie sich eine Auszeit von Make-up, Duftstoffen und parfümierten Waschlotionen! Sie können auch Produkte verwenden, die natürlicheren Ursprungs sind. Halten Sie sich an die Regel: Was Sie nicht essen würden, hat auch auf der Haut nichts zu suchen. (Informieren Sie sich bei unabhängigen Testinstituten und in Reformhäusern oder Biomärkten über entsprechende Naturprodukte im Hautpflege- und Kosmetikbereich. Auf der Internetseite von BUND unter *www.bund.net* gibt es mit „ToxFox" einen Kosmetik-Check, der über die Eingabe der EAN-Nummer auf der Verpackung die Inhaltsstoffe des jeweiligen Produktes analysiert; Anm. d. Übers.)

Wenn Ihnen klar ist, dass die Werbung im Fernsehen, in Zeitschriften und im Internet lediglich darauf abzielt, Sie zum ständigen Konsum zu verleiten, ohne Ihre Gesundheit, Ihre Zufriedenheit oder Ihr Wohlbefinden zu berücksichtigen, werden Sie sich zweimal überlegen, was Sie sich ins Haus, in den Körper und auf die Haut holen.

Was verbirgt sich in Ihrem Badezimmer?

Die folgenden Inhaltsstoffe sollten nicht in Ihren Pflege- und Kosmetikprodukten enthalten sein.

Art des Produkts	*Inhaltsstoff, der gemieden werden sollte*
Seifenstück	Triclobarban (antibakteriell)
Flüssigseife	Triclosan (antibakteriell)
Feuchtigkeitscremes, Lotionen	Retinylpalmitat, Retinol
Zahnpasta	Triclosan
Lipgloss, Lippenstift	Retinylpalmitat, Retinol
Shampoo, Pflegespülung	Duftstoffe, PEG, Ceteareth, Polyäthylen, Parabene (z. B. Propylparaben), DMDM Hydantoin
Nagellack	Formaldehyd, Formalin, Toluol, Dibutylphthalat
Sonnenschutz	Retinylpalmitat, Oxybenzon

Andere toxische Chemikalien

Andere Toxine mögen zwar keine spezifische Auswirkung auf die Schilddrüsenfunktion haben, können aber die Selbstentgiftungsfähigkeit und die Selbstheilungskräfte des Körpers belasten; dazu gehören auch Dioxine, die in gebleichten Papierprodukten vorkommen. Tampons sind besonders problematisch, da hier Chemikalien über die Vaginalschleimhaut in den Blutkreislauf gelangen können. Die bei der chemischen Reinigung verwendeten Substanzen sind äußerst giftig und stehen mit einem erhöhten Krebsrisiko in Zusammenhang. Auch konventionelle Reinigungsmittel, die für Bad, Küche und Böden verwendet werden, stecken voller giftiger Chemikalien. Sie können ihre Reinigungsmittel selbst herstellen oder Produkte mit natürlichen Inhaltsstoffen kaufen. Auch hier werden Sie im Reformhaus, Biomarkt und auf entsprechenden Internetseiten beraten, wenn Sie zum Beispiel den Begriff „natürliche Putzmittel" in Ihre Suchmaschine eingeben. Da finden Sie auch Tipps zum Selbermachen.

Ungiftige Alternativen für die Reinigung

1. Backpulver: Macht das Wasser weich, erhöht die Reinigungsleistung von Seife, gut zum Scheuern.
2. Borax: Reinigt und entfernt Gerüche, ausgezeichnetes Desinfektionsmittel.
3. Pflanzliche Seife: Ungiftig und biologisch abbaubar; als Flüssigkeit, Flocken und Stücke erhältlich, möglichst ohne synthetische Zusätze, Duftstoffe und Farben.
4. Essig: Entfernt Fett und Kalkreste.
5. Zitronensäure und Zitrone: Entfernt Fett, Kalkreste und sorgt für frischen Geruch.
6. Natürliche ätherische Öle: Natürliche Extrakte und ätherische Öle erhöhen die antibakterielle und antivirale Wirksamkeit von Reinigungsprodukten. Antibakteriell sind Kampfer, Kardamom, Zitronella, Zypresse, Eukalyptus, Ingwer, Wacholder, Lavendel, Limette, Lemongras, Orange, Zitrone, Kiefer, Rosmarin, Salbei, Sandelholz, Teebaum, Thymian. Antiviral wirken Zimt, Eukalyptus, Lavendel, Zitrone, Oregano, Sandelholz, Teebaum.

Mamas Putzmittel-Rezepte

Geschirrspülmittel

- Saft von 3 Zitronen
- 1½ Tassen Wasser
- 1 Tasse Salz
- 1 Tasse Essig

Mischen und 10 Minuten unter Rühren kochen, bis ein Teil der Flüssigkeit verdampft ist. Noch warm in ein Glasgefäß füllen.

Toilettenreiniger

- ¼ Tasse Backpulver
- 1 Teelöffel Essig

Beides zusammen in die Toilettenschüssel gießen, verteilen, eine halbe Stunde einwirken lassen, abreiben und spülen.

Möbelpolitur

- ⅛ Tasse Olivenöl
- 1 Esslöffel Essig
- 1 Esslöffel Wodka

Holzböden, Vertäfelungen
- 1½ Tassen Essig
- 1½ Tassen heißes Wasser
- 20 Tropfen ätherisches Öl nach Wahl

Mülleimer
Eine halbe Zitrone zum Saubermachen und zur Geruchsbindung zerkleinern.

Keramik-Bodenfliesen
- ¼ Tasse Essig
- 3 ½ Tassen heißes Wasser

Zusammen in eine Sprühflasche füllen.

Waschbecken, Badewanne, Fliesen
- ½ Tasse Backpulver
- 2–3 Esslöffel Essig

Oberflächen mit einem weichen Tuch abreiben.

Verkrustete Tassen und Becher
- 1 TL Backpulver
- 1 TL Wasser

Beides zu einer Paste verarbeiten.

Toxine in unseren Nahrungsmitteln

Herbizide und Pestizide werden in der konventionellen Landwirtschaft eingesetzt, um Ungeziefer fernzuhalten und Erträge zu steigern. Der dauerhafte Kontakt mit dem Herbizid Atrazin steht mit einer Funktionsstörung der Mitochondrien in Zusammenhang und führt zur Gewichtszunahme und zu einer Insulinresistenz. (In der EU ist der Einsatz von Atrazin verboten; Anm. d. Übers.) Dieses Herbizid befindet sich auch im (US-amerikanischen) Wassersystem und wird mit Fettleibigkeit in Verbindung gebracht. Das meiste Getreide wird im mittleren Westen der USA angebaut und hier gibt es eine Überschneidung zwischen seinem Einsatz und der Verbreitung von Fettleibigkeit.

Biologische Nahrungsmittel

Laut der amerikanischen Arbeitsgruppe Umweltschutz, einer gemeinnützigen Verbraucherschutzorganisation, können manche konventionell angebauten Obst- und Gemüsesorten ganz besonders pestizidbelastet sein. Viele davon werden so stark besprüht, dass die Feldarbeiter Gasmasken tragen müssen. (Die Arbeitsgruppe veröffentlicht jährlich eine Liste der konventionell angebauten Nahrungsmittel, die die meisten Pestizidrückstände enthalten. Entsprechend werden auch die „Sauberen 15“ bekannt gemacht. Man kann sie auch auf deutschen Webseiten finden, wenn man das entsprechende Suchwort eingibt; Anm. d. Übers.)

Das „Dreckige Dutzend“ aus dem Jahr 2012:

Nahrungsmittel mit den höchsten Pestizidrückständen

1. Äpfel
2. Sellerie
3. Paprikaschoten
4. Pfirsiche
5. Erdbeeren
6. Nektarinen
7. Trauben
8. Spinat
9. Kopfsalat
10. Gurken
11. Heidelbeeren
12. Kartoffeln

Auch grüne Bohnen und Grünkohl aus konventionellem Anbau enthielten hohe Pestizidrückstände.

Die „Sauberen 15“ aus dem Jahr 2012:

Nahrungsmittel mit den geringsten Pestizidrückständen

1. Zwiebeln
2. Zuckermais
3. Ananas
4. Avocado
5. Kohl
6. Zuckererbsen
7. Spargel
8. Mango
9. Auberginen
10. Kiwi
11. Cantaloupe-Melone
12. Süßkartoffeln
13. Grapefruit
14. Wassermelone
15. Pilze

Höchste Quecksilberwerte: Verzehr meiden	*Hohe Quecksilberwerte: Höchstens drei Portionen zu 170 g pro Monat*	*Niedrige Quecksilberwerte: Höchstens sechs Portionen zu 170 g pro Monat*	*Geringste Quecksilberwerte: Zwei Portionen zu 170 g pro Woche erlaubt*
Speerfisch Kaiserbarsch Torpedobarsch Schwertfisch Hai Königsmakrele Thunfisch (frisch, Großaugen-Thun, Ahi-Gelbflossen)	Chilenischer Zackenbarsch Blaubarsch Zackenbarsch Makrele (Spanische, Golf) Thunfisch (in Dosen, Weißer Albacore) Gelbflossenthunfisch	Barsch (gestreift, schwarz) Karpfen Dorsch (Alaska) Umber (weiß, Pazifik) Heilbutt (Atlantik, Pazifik) Jacksmelt Hummer Goldmakrele Seeteufel Flussbarsch Kohlenfisch Rochen Schnapper Meerforelle (Seeforelle) Thunfisch (in Dosen, Chunk Light) Thunfisch (Echter Bonito)	Sardellen Butterfisch Seewolf Venusmuscheln Krebs (einheimisch) Flusskrebs Umber Flunder Goldbarsch Seehecht Hering Thunmakrele Meeräsche Austern Meerzander Scholle Lachs Sardinen Jakobsmuscheln Fadenflossige Alse Garnele Seezunge Tintenfisch (Kalmar) Buntbarsch Bachforelle Renke Weißfisch

Quecksilbergehalt in Fisch
Adaptiert aus: americanpregnancy.org/pregnancyhealth/fishmercury.htm

Schwermetalle

Schwermetalle können die Schilddrüsenfunktion ebenfalls stören. Insbesondere quecksilberhaltige Zahnfüllungen (Amalgam) sind für Menschen mit Hashimoto nachweislich problematisch. Quecksilber ist ein Metall, das beim Erhitzen verdampft, und die Reibungswärme, die beim Kauen entsteht, reicht aus, damit Dämpfe in den Blutkreislauf gelangen können. Die Entfernung von Amalgamfüllungen (durch einen darauf spezialisierten ganzheitlichen Zahnarzt) wird dringend empfohlen und mit einer Verringerung der TPO-Antikörper in Verbindung gebracht.

In bestimmten Fischarten reichert sich ebenfalls viel Quecksilber an. So zum Beispiel im Thunfisch, der gemieden werden sollte, während Sardellen, Lachs, Flunder und Maränen bis zu zweimal pro Woche gegessen werden können.

Auch andere Metalle können in den Körper gelangen. Aluminium kommt am häufigsten vor und ist in Deodorants und manchen Bratpfannen enthalten. Bei antihaftbeschichteten Pfannen kann Aluminium freigesetzt werden, wenn die Schicht beschädigt ist. Entscheiden Sie sich lieber für Kochgeschirr aus Edelstahl.

Das körpereigene Entgiftungssystem

Wir haben ein angeborenes Entgiftungssystem, das uns helfen kann, Giftstoffe aus Nahrungsmitteln, Chemikalien und anderen Stoffen zu entfernen. Wenn unser Körper damit aber nicht Schritt halten kann, weil die Verdauung gestört ist, sammeln sich die Toxine in den Zellen und der Extrazellularflüssigkeit (die die Zellen umgibt) an.

Die Zellen unseres Körpers nehmen Nährstoffe und Sauerstoff aus dem Blut auf, erfüllen ihre Aufgaben und geben Abfallstoffe ab. Die Zellen entledigen sich der Abfallprodukte in der extrazellulären Matrix; dort kommt es zu einem Austausch mit dem Blut bezüglich der eingehenden Nährstoffe. Das Blut transportiert die Abfallstoffe zur Leber zur Entgiftung und von dort zu den Ausscheidungsorganen Darm, Nieren, Lunge und Haut zur endgültigen Beseitigung. Sind unsere Organe mit übermäßig vielen Abfallstoffen belastet, zeigen sie den damit verbundenen Stress:

- *Haut*: Ausschlag, Pickel, unangenehmer Körpergeruch
- *Nieren*: häufiges und schmerzhaftes Wasserlassen, Harndrang, dunkler und unangenehm riechender Urin

- *Leber*: Gasbildung, Durchfall, Verstopfung, grünliche, schleimige Stühle, Brustschmerzen auf der rechten Seite
- *Lunge*: Stauung, Husten oder Giemen

Bei jedem Menschen können sich unterschiedliche Anzeichen von Stress zeigen, je nachdem, welche besonderen Schwachpunkte er hat und welchen Toxinen er ausgesetzt ist.

Leber

Die Leber ist unser Hauptentgiftungsorgan, und zur Umwandlung von T_4 in das aktive Hormon T_3 ist eine ordnungsgemäße Funktion unerlässlich. Zudem filtert die Leber das Blut, speichert Glukose zur Energiegewinnung, baut Steroidhormone ab und bildet sowie sezerniert Galle, die für die Fettverdauung gebraucht wird. Die Leber entsorgt auch die Toxine, mit denen wir in Berührung kommen. Bei Hashimoto-Patienten kann ihre Funktion gestört sein.

Phase I (der Leberentgiftung)

Während der Phase I verstoffwechselt eine „Enzymfamilie" mit dem Namen Cytochrom P450 (CYP450) fettlösliche Toxine zu Zwischenprodukten. Substanzen wie Nahrungsmittel, Arzneimittel und Toxine durchlaufen verschiedene Prozesse: Oxidation, Reduktion, Hydrolyse, Hydratation und Dehalogenierung, bei denen sie auf die Bindung an entgiftende Nährstoffe in Phase II vorbereitet werden. Diese Zwischenprodukte sind oft giftiger als die ursprünglich zugeführten Substanzen. Die in Phase I benötigten Nährstoffe sind B-Vitamine (B_2, B_3, B_6, B_{12}, Folsäure), Glutathion und Flavonoide.

Phase II

In Phase II durchlaufen die Zwischenprodukte folgende weitere Reaktionsprozesse: Konjugation, Sulfatierung, Glucuronidierung, Glutathionkonjugation, Acetylierung, Aminosäure-Konjugation und Methylierung; hierdurch werden sie entgiftet und wasserlöslich gemacht, damit sie über den Stuhl oder den Urin ausgeschieden werden können.

Die in Phase II erforderlichen Nährstoffe sind Folsäure, Magnesium, Glutathion, B_5, B_{12}, Vitamin C, die Aminosäuren Methionin, Cystein, Glycin und Glutamin, die 2-Aminoethansulfonsäure Taurin sowie Cholin.

Wie in Kapitel 6 beschrieben, nimmt der Körper aufgrund von Magensäuremangel, Glutenunverträglichkeit und anderer ähnlich gelagerter Resorptionsprobleme bei Hashimoto-Patienten Nährstoffe, die zur Entgiftung gebraucht werden, nicht richtig auf. Hinzu kommt, dass das ständige Bombardement mit Toxinen in Form von unverdauten Nahrungsmitteln, Pestiziden, Arzneimitteln, Abgasen usw. zu einem „Rückstau“ beziehungsweise einer Leberstauung führt, wo die Toxine sich anreichern, zurück ins Blut gelangen und/oder im Fettgewebe gespeichert werden.

Verstoffwechselung von Medikamenten

Die Enzyme der Gruppe CYP450 stellen den primären Mechanismus für die Verstoffwechselung von Arzneimitteln in unserem Körper dar. Manche Medikamente können die Enzyme sättigen, beschleunigen oder verlangsamen, was zu Arzneimittelnebenwirkungen und Wechselwirkungen zwischen Medikamenten führen kann.

Paracetamol, ein Wirkstoff, der häufig bei Kopf- und anderen Schmerzen sowie Fieber Anwendung findet, wird – in normaler Dosierung eingenommen und ohne dass er mit anderen Medikamenten in Wechselwirkung tritt oder eine Leberschädigung vorliegt –, in der Leber in ein toxisches Zwischenprodukt umgewandelt, das rasch von Glutathion gebunden und beseitigt wird. Überschreitet die Gesamtdosis jedoch 4 g täglich, steht dem Körper nicht mehr genügend Glutathion zur Verfügung, sodass sich das toxische Stoffwechselprodukt anreichert, zu einem Leberversagen und unter Umständen sogar zum Tod führt.

N-Acetylcystein (das zu Glutathion umgewandelt wird) wird Patienten mit einer Paracetamolüberdosierung verabreicht, um die Leber bei der Beseitigung der giftigen Stoffwechselprodukte zu unterstützen.

Manche Medikamente sowie eine Substanz, die in der Grapefruit vorkommt, können die Leberenzyme hemmen und zu einer toxischen Medikamentenanreicherung führen, für deren Verstoffwechselung bestimmte Enzyme erforderlich sind. (Weitere Informationen finden sich auch im Internet, z.B. unter den Suchbegriffen „Grapefruit und Medikamente“; Anm. d. Übers.).

Diese Anzeichen weisen unter Umständen auf eine Störung Ihres Entgiftungssystems hin:

- ☐ Verdauungsstörungen, Ausscheidungsprobleme
- ☐ Unfähigkeit, Gewicht zu- oder abzunehmen
- ☐ Allergien, Stauungszustände usw.
- ☐ Hautprobleme wie Akne
- ☐ Müdigkeit
- ☐ Wutgefühle
- ☐ Depressionen
- ☐ Reizbarkeit
- ☐ Dunkle Ringe unter den Augen
- ☐ Blutzuckerschwankungen
- ☐ Hormonschwankungen
- ☐ PMS
- ☐ Asthma
- ☐ Häufige Infektionen
- ☐ Gelenk- und Muskelschmerzen
- ☐ Schlaflosigkeit
- ☐ Chemikalienempfindlichkeit

Säure-Basen-Gleichgewicht bei Nahrungsmitteln

Die Schaffung eines eher alkalischen Milieus im Körper kann den Entgiftungsprozess sowie die Funktion der alkalischen Phosphatase unterstützen. Das sieht zwar nach einem Widerspruch zur vorherigen Empfehlung aus, nämlich den Säuregrad des Magens zu erhöhen, doch das ist nicht der Fall. Der Schlüssel zur optimalen Gesundheit liegt darin, das Magenmilieu im sauren, den übrigen Körper jedoch im alkalischen Bereich zu halten – und das ist durch die Ernährung sowie durch Verdauungsenzyme zu erreichen.

Die sauren und alkalischen Eigenschaften von Nahrungsmitteln können sehr verwirren, zumal die meisten Menschen dieselbe Terminologie verwenden, ob es sich um den Geschmack des Nahrungsmittels oder um den Bedarf des Körpers handelt, mehr saure oder alkalische Enzyme zur Verdauung zu bilden.

Tomaten, zum Beispiel, können für diejenigen, die sie essen, sauer sein, doch um Tomaten zu verdauen, benötigen wir alkalische Enzyme, sie tragen also zu einer basischen Stoffwechsellage bei. Milch schmeckt dagegen gar nicht sauer, kann aber nur mithilfe saurer Enzyme verdaut werden.

Proteinreiche, aber kaliumarme Nahrungsmittel werden im Allgemeinen sauer verstoffwechselt. Dazu gehören die meisten Fleischsorten, Milch und Milchprodukte, manche Nüsse und Getreide bzw. Körner, die wenig Kalium enthalten. Zudem gelten auch die meisten verarbeiteten Nahrungsmittel als „sauer". Im Gegensatz dazu benötigen kaliumreiche, aber proteinarme Nahrungsmittel wie Obst und Gemüse zur Verdauung ein alkalisches Milieu.

Wenn man zu viele tierische Produkte und Stärkehaltiges isst, ohne mit alkalisch verstoffwechseltem oder basenbildendem Obst und Gemüse ein Gleichgewicht herzustellen, kann es zu einer sauren Stoffwechsellage im Körper kommen, ohne dass der Magen mehr Magensäure bilden kann. Die Einnahme von Verdauungsenzymen zur Ansäuerung des Magenmilieus (das sauer sein muss), wirkt sich ebenfalls nicht auf das Säure-Basen-Verhältnis im übrigen Körper aus.

Proteinhaltige, säurebildende Nahrungsmittel sind wichtig für den Aufbau des Körpers, während basenbildende für seine Entgiftung sorgen. Wir brauchen zwei Arten von Nahrungsmitteln, um richtig gesund zu sein. Ein Verhältnis von 20 Prozent säurebildenden zu 80 Prozent basenbildenden Nahrungsmitteln wird zur Herstellung eines ordnungsgemäßen Säure-Basen-Gleichgewichts vorgeschlagen. Da wir nicht alle gleich sind, ist dieses Verhältnis eventuell nicht für jedermann passend; je nachdem, ob der Körper eher aufgebaut oder gereinigt werden muss, kann es sich verschieben.

Nicht alle säurebildenden Nahrungsmittel sind gleich. Sauer verstoffwechselte Produkte aus biologischer Erzeugung wie Eier, Fleisch und tierisches Fett können nahrhaft sein, wohingegen raffinierte Mehlsorten und Zucker sowie industriell hergestellte pflanzliche Öle schädlich sind und immer eingeschränkt verwendet werden sollten. Die nahrhaften säurebildenden Nahrungsmittel benötigt man zwar, damit der Körper richtig funktioniert, doch man sollte sie einschränken, wenn man eine Entgiftung bzw. Reinigung des Körpers vornehmen möchte.

Was die Reinigung betrifft, so sind auch nicht alle basenbildenden Nahrungsmittel gleich gut geeignet. Rohes Obst und Gemüse ist stärker basenbildend als gekochtes. Mandeln und Cashewkerne gelten im

Allgemeinen als stärker basenbildend, doch möglicherweise werden sie nicht von allen Menschen vertragen. Rohes Obst, Gemüse sowie Kräuter und Gewürze haben die stärkste Entgiftungswirkung.

Man sollte ein- bis zweimal jährlich über einen Zeitraum von ein bis zwei Wochen eine Reinigungskur machen; eine langfristige Ernährung jedoch, die sich auf basenbildende Nahrungsmittel stützt und nahrhafte säurebildende ausschließt, ist für Hashimoto-Patienten nicht empfehlenswert.

Säurebildende Nahrungsmittel	*Basenbildende Nahrungsmittel*
Fleisch	Obst
Milch, Milchprodukte	Gemüse
Eier	Grüngemüse
industriell verarbeitete Nahrungsmittel	die meisten Nüsse
Fette	Samen
Zucker	Bohnen
Mehl	Kartoffeln
Gebratenes	glutenfreie Getreide

Was ist ein Entgiftungsprogramm?

Entgiftung ist ein weitgefasster Begriff, der viele verschiedene Methoden beschreibt, mit deren Hilfe die Systeme und Organe des Körpers gereinigt werden können. Zu den Entgiftungsprogrammen können Nahrungsergänzungsmittel, Kräuterarzneien, vegetarische Rohkosternährung, Fasten, Saftfasten, Probiotika, Wasserbehandlungen, Sauna, Darmspülungen (Colonhydrotherapie) und sportliche Betätigung gehören. Entgiftungsprogramme sind gegen vier verschiedene Arten von Toxinen gerichtet: Schwermetalle, chemische Toxine, verschiedene Mikroben und Nebenprodukte des Proteinstoffwechsels.

Warum sollte man entgiften?

Entgiftungsprogramme reinigen den Körper von Anhaftungen, die sich infolge unserer Ernährungsgewohnheiten, einer giftbelasteten Umwelt und eines überlasteten Entgiftungssystems angereichert haben. Die

Verfechter der Entgiftung berichten von reinerer Haut, einem Rückgang von Symptomen bei verschiedenen Krankheiten, optimierter Resorption von Vitaminen und Mineralien sowie einer besseren Darmfunktion.

Entgiftung bei Autoimmunerkrankungen

Die Entgiftung ist ein wichtiger Teil zur Wiederherstellung gesunder Schilddrüsenwerte. Die Leber ist unser wichtigstes Entgiftungsorgan, doch wegen all dieser toxischen Substanzen, denen wir täglich ausgesetzt sind, kann es zu einem regelrechten „Stau" in diesem Organ kommen – ich weiß kein besseres Wort dafür. (Dieser „Stau" ist nicht zu verwechseln mit der Stauungsleber infolge eines massiven Rückstaus von Blut innerhalb des Organs durch mangelnden venösen Abfluss – v. a. aufgrund einer Rechtsherzinsuffizienz –, die bei chronischer Stauung zur Leberzirrhose führt; Anm. d. Übers.)

Ein großartiger Einstieg in den Entgiftungsprozess ist das Meiden von Alkohol, Koffeinhaltigem, Pestiziden und Chemikalien. Manchmal können jedoch noch zusätzliche Maßnahmen notwendig sein.

Entgiftungsmethoden

Ich habe mich mit einer Reihe von Entgiftungsmethoden beschäftigt, um eine Herangehensweise zu entwickeln, die den Bedürfnissen von Hashimoto-Patienten gerecht wird.

Fasten ist eine sehr gute Entgiftungsmöglichkeit, kann aber die Nebennierenerschöpfung verschlimmern. Ballaststoffe und Gemüse, die viel Schwefel enthalten, unterstützen die Entgiftung der Leber auch, ebenso wie rohes Obst und Gemüse. Letzteres ist für Menschen mit einer massiven Verdauungsstörung jedoch keine echte Alternative. Zudem können Ballaststoffe aufgrund der bakteriellen Überwucherung des Dünndarms für viele Hashimoto-Patienten sehr unangenehm sein. Im Allgemeinen werden bei einer Diät zur Entgiftung tierische Proteine gemieden und durch Nüsse und Samen als Eiweißspender ersetzt, doch auch diese können manche Betroffene nicht gut verdauen.

Ich habe alle Produkte, die es zur Leberentgiftung auf dem Markt gibt, unter die Lupe genommen; die meisten davon sind Pulver, die zu Shakes bzw. Mixgetränken verarbeitet werden und jeweils eine Mahlzeit ersetzen sollen. Leider enthalten sie mehrheitlich Reis, Soja oder Milch und/oder Milchprodukte, was für Menschen mit Hashimoto und einer damit verbundenen Protein-vermittelten autoimmunen Darmentzündungsreaktion (PAIR) sowie Nahrungsmittelunverträglichkeiten problematisch sein kann. Dazu kommt, dass die meisten Produkte unlösliche Ballaststoffe enthalten, die von den pathogenen Bakterien vergoren werden können und so den Autoimmunprozess aufrechterhalten.

Monatelang zerbrach ich mir den Kopf, bis ich durch Zufall auf den Film *Fat, Sick and Nearly Dead* (zu Deutsch etwa: „Fett, krank und so gut wie tot") stieß. Es geht dabei um einen Mann, dessen Autoimmunerkrankung (eine chronische Nesselsucht) nach einem 60-tägigen Saftfasten zurückgeht. (Den Film kann man im Internet in englischer Sprache ansehen unter *www.rebootwithjoe.com*; Anm. d. Übers.)

Mithilfe eines Entsafters gewinnt man die Flüssigkeit aus dem Obst und Gemüse, die der Körper leicht resorbieren kann; sie enthält nur Vitamine, Mineralstoffe und Enzyme sowie einige lösliche Ballaststoffe, die Toxine binden, wohingegen die unlöslichen Ballaststoffe im sogenannten Trester zurückbleiben. Wir profitieren so am meisten von rohem Obst und Gemüse, ohne dass der Körper zusätzlichem Stress durch die Verdauung ausgesetzt ist, sondern zur Ruhe kommen und regenerieren kann.

Entgiftungsmethoden

Vitamine und Mineralstoffe, die für eine ordnungsgemäße Leberfunktion erforderlich sind, unterstützen die innerlichen Entgiftungswege des Körpers.

Entgiftende Kräuter sollen Toxine binden und zu ihrem Abbau sowie ihrer Ausscheidung beitragen. Manche Kräuter regen auch die Entgiftungsfähigkeit der Leber an und entfalten so ihre Wirkung.

Nahrungsmittel und Ernährung: Schadstofffreie Diäten verhelfen dem Körper zu einer Auszeit von Giftbelastungen durch Nahrungsmittel, und er kann die vorhandenen Rückstände angesammelter Toxine verarbeiten.

Fasten: Beim Fasten baut der Körper Fett zur Energiegewinnung ab; damit sollen im Fettgewebe deponierte Abfallstoffe beseitigt werden.

Wasserbehandlungen: Heißes Wasser und Bäder regen den Blutkreislauf über die Leber an und unterstützen das Herausfiltern zusätzlicher Giftstoffe, die auch über die Schweißbildung ausgeschieden werden.

Probiotika tragen dazu bei, die toxinbildenden schädlichen Darmbakterien zu reduzieren und die schützende Darmschleimhaut zu erhalten, die den toxischen Substanzen die Passage durch den Verdauungstrakt zur Ausscheidung ermöglicht.

Sauna: Die Hitze in der Sauna regt den Blutkreislauf und die Schweißbildung an, was zu einer wirksameren Toxinausscheidung führt.

Darmspülungen (Hydrocolontherapie): Man nimmt an, dass das Durchspülen des Darms mit Wasser und Kräutern Toxine beseitigt, die sich in der Schleimhaut ansammeln. (Bitte beachten Sie, dass diese Spülungen mit relativ hohem Wasserdruck erfolgen, daher ist bei Menschen mit entzündlichen Darmerkrankungen größte Vorsicht geboten; vor der Anwendung sollte unbedingt ein Facharzt konsultiert werden. Die Kräuterbeigabe kann bei besonders empfindlichen oder allergischen Patienten zu unerwünschten Reaktionen führen; Anm. d. Übers.)

Toxinbindung: Bei innerlicher Anwendung sollen Ballaststoffe und Tonerde Toxine und Schwermetalle im Verdauungstrakt binden und ihre Ausscheidung unterstützen.

Sportliche Betätigung: Sie fördert die Entgiftung durch Erhöhung der Durchblutung und des Lymphflusses in den körpereigenen Filtersystemen; beim Sport werden Toxine auch über den Schweiß ausgeschieden.

Adaptiert aus: *Natural Standard Database*

Obwohl der Mann in dem oben genannten Film sich durch das Saftfasten vegan ernährte, wissen wir, dass eine vegane und eine Rohkosternährung sowie eine Fastendiät für Hashimoto-Patienten nicht optimal sind. Das liegt daran, dass bei Hashimoto viele der Nährstoffe, die normalerweise aus tierischen Quellen stammen (Zink, Ferritin, Selen und Fettsäuren) nicht oder nur in ungenügenden Mengen vorhanden sind. Wir wissen auch, dass tierisches Eiweiß am schwersten zu verdauen ist und Hashimoto-Patienten wegen des niedrigen Magensäurespiegels oft Probleme damit haben.

Daher kann es für Darm und Leber sehr erholsam sein, 1–14 Tage auf tierisches Eiweiß zu verzichten und dem Körper Gelegenheit zu geben, sich vom Verdauungsprozess zu erholen. Suppen und Brühen können dem Darm Ruhe verschaffen und dazu beitragen, dass seine Schleimhaut ausheilen kann, stellen jedoch nicht unbedingt alle erforderlichen Nährstoffe bereit, die häufig in frischem Obst und Gemüse vorkommen und zur Entgiftung notwendig sind.

Die Idee: Saft- *und* Suppenfasten

Diese Fastenmethode passt zu unserem Konzept und zur Eliminationsdiät und nimmt sich gleichzeitig der durch die Resorptionsprobleme entstandenen Mangelzustände bei Hashimoto-Patienten an.

Zu Beginn isst man zwei bis drei Tage lang eine selbst gemachte sämige Brühe mit gut durchgekochten, ballaststoffarmen, pürierten Gemüsen (Karotten, Zucchini und Kürbis). Das Gemüse sollte mit reichlich Fettsäuren wie Kokosöl, Entenfett, Schmalz und Dorschleberöl zubereitet werden. Jedem Teller Suppe wird ein Esslöffel Kokosöl zugegeben.

Nach drei Tagen nehmen die Patienten, die keinen Durchfall haben, die Säfte dazu. Andernfalls muss dies um einige Wochen aufgeschoben werden. Die Säfte werden vorzugsweise auf nüchternen Magen getrunken, also noch vor dem Verzehr der Suppe. Gereinigtes Wasser und Kräutertees sind auch wohltuend und entspannend. Ebenfalls wichtig ist, jetzt mit einer Probiotika-Kur zu beginnen. Das Saftfasten ist eine ballaststoffarme Diät und führt wahrscheinlich sofort zum Absterben der Bakterien im Dünndarm.

Nach einigen Tagen, an denen man Suppen und Säfte zu sich genommen hat, lässt man die Suppen weg und geht zu einer vollständigen Saft-Reinigungskur über, die zwischen einem und sieben Tagen dauert. Danach werden die Suppen wieder eingeführt und nach und nach um Fleisch und andere schwerer verdauliche Nahrungsmittel ergänzt. Alternativ kann man die Säfte durch Smoothies aus fein pürierten rohen Gemüsen ersetzen.

Bei den Früchten sollte man auf einen geringen Fruchtzuckeranteil achten, geeignet sind z. B. Granny-Smith-Äpfel, Zitronen, Limetten und

Tomaten, die unter die Gemüsesäfte gemischt werden. Strumigene rohe Gemüsesorten sollten eingeschränkt werden.

Zu den Rezeptideen für Gemüsesäfte gehören Karotten, Sellerie, Gurke, Zucchini und grünes Blattgemüse. Man kann ein wenig Apfel zum Süßen zugeben, doch es ist wichtig, nicht zu viel Obst zu nehmen, da es sehr zuckerhaltig ist. Zitronen passen auch gut zu Säften. Auch Ingwerwurzel, Zwiebel oder Gelbwurz in geringen Mengen können hinzugefügt werden.

Rezeptideen für Säfte

Basis: Gereinigtes Wasser mit dem Saft einer Zitrone (auf Wunsch mit Stevia)

- 2 Stangen Sellerie, ½ grüner Apfel, 2 große Karotten, knapp 1,5 cm Ingwerwurzel
- ½ Gurke, 1 Tomate, 4 Karotten, knapp 1,5 cm Gelbwurz.
- 1 Bd. Petersilie, 1 Zucchini, 2 Karotten, 1 Zitrone, 5 Basilikumblätter mit Stängeln, 1 grüner Apfel

Toxinbindende Stoffe

Zitronensaft

Zitronensaft hat reinigende Eigenschaften und unterstützt die Entgiftung der Leber. Er kann morgens auf nüchternen Magen mit einer halben Tasse gereinigtem Wasser getrunken oder in den Gemüsesaft gemischt werden.

Ballaststoffe

Ballaststoffe binden Toxine und scheiden sie über den Stuhl aus; sie sind in frischem Obst und Gemüse enthalten. Inulin, Fructooligosaccharide (FOS) und Flohsamenschalen sind gesunde Ballaststoffe, die die Bindung von Toxinen unterstützen können, doch für Menschen mit einer erhöhten Durchlässigkeit des Darms verschlimmern sie unter Umständen die bakterielle Überwucherung im Dünndarm.

Bentonit (Mineralerde)

Bei innerlicher Anwendung hat Bentonit starke Reinigungs- und Adsorptionseigenschaften. Für Menschen mit gastrointestinalen Problemen ist Mineralerde sanfter und sie hat sich bereits bei Reizdarmsyndrom als hilfreich erwiesen.

Die Mineral- bzw. Tonerde wird vom Körper weder resorbiert noch durch die Darmbakterien vergoren; im Grunde genommen zieht sie Toxine wie Viren, Bakterien, Parasiten, Pestizide sowie chemische Stoffe an und bindet sie bei der Passage durch den Darmtrakt. Die toxinbehaftete Substanz wird mit der Darmperistaltik ausgeschieden. Zusätzlich zur innerlichen Einnahme kann Tonerde auch dem Badewasser zugesetzt und als Gesichtsmaske verwendet werden, da sie die Entgiftung des Körpers durch die Poren der Haut unterstützt.

In der Schwangerschaft ist Bentonit kontraindiziert. Der Abstand zwischen der Einnahme von Medikamenten und Tonerde sollte mindestens zwei Stunden betragen, da sie sonst wohl auch das Medikament bindet. Bentonit gibt es in flüssiger Form oder als Pulver. Die flüssige Variante schmeckt eventuell besser.

Supplemente für die Entgiftung

Zu den für die Leberentgiftung der Phasen I und II benötigten Nährstoffe gehören: B-Vitamine (B_2, B_3, B_5, B_6, B_{12}), Folsäure, Glutathion, Flavonoide, Magnesium, Vitamin C und die Aminosäuren Methionin, Cystein, Glycin, Taurin und Glutamin.

N-Acetyl-Cystein

N-Acetyl-Cystein, das in Glutathion umgewandelt wird, hilft nicht nur, die TPO-Antikörper durch Neutralisierung des Wasserstoffperoxids zu neutralisieren und die Darmdurchlässigkeit auszuheilen, sondern unterstützt auch die Entgiftung. In der Regel werden Dosierungen von bis zu 1,8 g (1800 mg) empfohlen.

Aminosäuren

Aminosäuren sind für den Wiederaufbau und die Heilung des Körpers notwendig. Proteine sind unsere Hauptlieferanten von Aminosäuren, doch ihr Abbau ist für den Körper belastend und schmälert die Heil- und Reinigungswirkung. In reiner Form vorliegende Aminosäuren muss der Körper nicht erst abbauen, sie sind leicht resorbierbar, schmecken allerdings abscheulich. Längeres Saftfasten ohne Proteinzufuhr kann zu einem Proteinmangel führen, und die Supplementierung mit reinen Aminosäuren, gemischt mit Cranberrysaft und Stevia oder als Nahrungsergänzungsmittel, können den Körper in seinen Aufbaubemühungen unterstützen.

Kräuter

Von einer Vielzahl von Kräutern wird berichtet, dass sie den Reinigungsprozess unterstützen; einer oder mehrere der folgenden Inhaltsstoffe können Bestand vieler im Handel erhältlicher „Produkte zur Leberentgiftung" sein – manchmal in Kombination mit den oben genannten Vitaminen oder Supplementen.

Weitere Substanzen zur Unterstützung der Leberentgiftung

- Alfalfa
- Artischocke
- Berberitze
- Boldoblätter
- Gelbwurz
- Löwenzahn
- Lezithin
- Mariendistel
- Paprika/spanischer Pfeffer
- Phosphatidylcholin
- Runkelrübe
- Schisandrabeere
- Schneeflockenstrauch
- Süßholz
- Zellulose

Chlorella und Spirulina

Manchmal werden Chlorella und Spirulina als Supplemente zur Entgiftung empfohlen, doch sie können gewisse immunstimulierende Eigenschaften haben, die Autoimmunprozesse durch das Hochregulieren von TFN-A (TH1-Ast) anstoßen oder verschlimmern können. Über genau diese Reaktion wurde auch bei *Echinacea* (Sonnenhut) berichtet. In einigen Fällen ist es nach Anwendung dieser Ergänzungsmittel zu neuen Autoimmunprozessen gekommen, daher empfehle ich sie nicht.

Aktivitäten zur Unterstützung der Entgiftung

Neben einer veränderten Ernährung und Nahrungsergänzungen gibt es verschiedene Aktivitäten, die den Entgiftungsprozess ebenfalls unterstützen können, zum Beispiel Bäder mit Bittersalz, Einläufe, Darmreinigung, Massagetherapie und Ölziehen.

Haut

Die Haut ist ebenfalls eines unserer Hauptausscheidungsorgane für Toxine. Ganz besonders das Schwitzen unterstützt die Toxinbeseitigung. Eine geringe Schweißbildung ist ein Zeichen einer Hypothyreose (wenn auch keines, über das sich viele Menschen beschweren). Da Hypothyreose-Patienten meist eine niedrigere Körpertemperatur haben, müssen sie oft selbst dafür sorgen, dass sie schwitzen, zum Beispiel durch Sport, Saunabesuche, heiße Bäder oder – und das ist mein Favorit – sogenanntes „Hot-Yoga“ (eine schweißtreibende Yogavariante). Zusätzlich kann das Bürsten der Haut die Toxinausscheidung unterstützen.

Darm

Die Ausscheidung von Giftstoffen erfolgt auch über den Gastrointestinaltrakt. Manchmal werden die Toxine bei der Entgiftung nicht wirksam aus dem Darm entfernt und es kann zu einer Art Rückstau kommen. Einläufe und Darmreinigung sind hier hilfreich, ganz besonders für Menschen, die eher zu Verstopfung neigen. Die Darmreinigung unterstützt den Entgiftungsprozess und regt die Leber zur Freisetzung von Galle an. Das ist besonders für diejenigen wichtig, die keinen regelmäßigen Stuhlgang haben.

Einläufe und Darmspülungen sind angezeigt, wenn größere Mengen von Abfallstoffen beseitigt und unangenehme Begleitsymptome bei der Entgiftung verringert werden sollen, die dann auftreten, wenn der Körper Toxine nicht schnell genug ausscheidet. Einläufe kann man zu Hause machen, Darmspülungen werden von speziell geschulten Therapeuten mit sterilem Zubehör durchgeführt.

Lymphatisches System

Das lymphatische System ist ebenfalls für den Transport von Toxinen im Körper und die Erleichterung der Ausscheidung verantwortlich. Mit Veränderungen des Lebensstils, die nahezu für jeden angenehm sind, kann man den Lymphfluss erhöhen, zum Beispiel durch Springen auf einem (Mini-) Trampolin, Massagen sowie Übungen, bei denen der Kopf nach unten zeigt wie bei meiner Lieblingsyogastellung, dem Schulterstand.

Massagetherapie

Die Massagetherapie unterstützt die Gewebereinigung und ist eine wunderbar entspannende Art der Entgiftung. Durch Massage wird die Giftfreisetzung aus dem Gewebe angeregt und die Beseitigung der Giftstoffe erleichtert. Die extrazelluläre Matrix gerät von einem gelartigen in einen eher flüssigen Zustand, was die Ausscheidung verbessert.

Denken Sie bitte daran, vor und nach einer Massage viel Wasser zu trinken, um die Ausscheidung weiter zu erhöhen und den Wasservorrat des Körpers wieder aufzufüllen.

Entgiftung von Halogenen

Halogene (Salzbildner) reichern sich eher im Körper an, wenn ein Jodmangel besteht. Wir wissen jedoch, dass Jod selbst auch Auslöser einer Hashimoto-Thyreoiditis sein und einen Autoimmunangriff aufrechterhalten kann. Im Rahmen des Abbaus von Schilddrüsenantikörpern ist eine Reduzierung der Jodzufuhr erforderlich. Sobald das geschehen ist, fangen wir langsam wieder an, Jod aufzunehmen, um die Bildung von Schilddrüsenhormonen zu erleichtern. Manche Ärzte berichten, dass es zu einer „Halogen-Entgiftung" kommen kann, wenn Jod wieder aufgenommen wird, die sich in Form von Akne, Herzklopfen und anderen Entgiftungssymptomen zeigt.

Wichtig: Erst wenn keine TPO-AK mehr nachgewiesen werden können, darf mit der Jodsupplementierung begonnen werden – aber nur sehr langsam.

Zusammenfassung des Kapitels

- Toxine sind in Nahrungsmitteln und persönlichen Pflegeprodukten enthalten.
- Quecksilber und Halogenide wie Fluorid, Bromid und Chlorid stehen mit Hashimoto und einer Funktionsstörung der Schilddrüse in Zusammenhang.
- Die Leber ist unser wichtigstes Entgiftungsorgan.
- Die Reinigung ermöglicht dem Körper, sich zu schonen und von Toxinen zu befreien.

Teil III

Wieder gesund werden

„Mir geht es jeden Tag
besser und besser und besser."

Emile Coué

17. Es geht aufwärts

Bei der Überwindung von Hashimoto muss man immer bedenken, dass es viele Jahre dauert, bis sich die Krankheit entwickelt, und es einer Verkettung einer Reihe unglücklicher Umstände bedarf. Daher ist nicht zu erwarten, dass man im Handumdrehen wieder gesund werden kann. Die Genesung von Hashimoto ist ein Marathon, kein Kurzstreckenlauf, und die Dinge, die Sie in Ihrem Leben verändern, führen allmählich dazu, dass Sie gesünder werden und besser im Gleichgewicht sind. Es ist wichtig, sich eine positive Perspektive zu bewahren und keine negativen Gefühle aufkommen zu lassen, die sich verheerend auf den Darm und die Funktion der Nebennieren auswirken – zwei der Organe, die einen Autoimmunprozess am meisten begünstigen!

Eingangs haben wir drei Methoden zur Behandlung von Hashimoto besprochen – die Beseitigung der Auslöser, das Ersetzen der aufgebrauchten Nährstoffe und die Wiederherstellung der Darmfunktion.

Die Beseitigung der Auslöser: Es dauert seine Zeit, bis man die Auslöser entdeckt und beseitigt hat. Und was für den einen ein Auslöser ist, ist für den anderen vielleicht keiner. Dieses Buch beruht auf der gegenwärtigen Forschung, dennoch können weitere Auslöser und Faktoren fehlen, die ebenfalls zu einer Hashimoto-Thyreoiditis beitragen. Es kann Tage bis Monate dauern, um Auslöser wie Infektionen, Jod, Gluten, Nahrungsmittelunverträglichkeiten, Fluoridhaltiges und andere Giftstoffe zu beseitigen.

Nährstoffverarmung: Bis der Spiegel der Vitamine und Nährstoffe wieder aufgebaut ist, können wenige Monate bis ein Jahr vergehen.

Darmfunktion: Die Beseitigung der Überwucherung mit Bakterien sowie Candida, die Wiederherstellung einer gesunden Darmflora und die Stabilisierung der Nebennierenfunktion können sechs Monate bis zwei Jahre in Anspruch nehmen.

In der Zwischenzeit sind der Ersatz der Schilddrüsenhormone sowie die Immunmodulation gute Alternativen, mit denen Sie die Schilddrüse vor weiterer Schädigung bewahren können.

Nun kennen Sie alle Informationen und von der Fülle schwirrt Ihnen vielleicht der Kopf. Wie können Sie all das einsetzen, damit es Ihnen besser geht? Ich empfehle Ihnen, mit der Aufstellung Ihrer gesundheitlichen Zeitachse zu beginnen; das hilft bei der Identifizierung Ihrer potenziellen Auslöser. Im nächsten Schritt können Sie entweder eine Liste aller Maßnahmen erstellen, die Sie ergreifen, oder die Tagebücher und Untersuchungsergebnisse heranziehen, um Ihre Fortschritte zu verfolgen. Anhand dieser Unterlagen können Sie entscheiden, welche Untersuchungen und Maßnahmen hilfreich sein und umgesetzt werden können.

Wenn Sie wie hier beschrieben vorgehen, erfassen Sie vier Bereiche: Ernährung, Nahrungsergänzungen, Veränderungen der Lebensweise und Medikamente, sofern erforderlich.

Es gibt Sie nicht zweimal

Der Gedanke der biologischen Individualität beruht darauf, dass jeder Mensch biologisch einmalig ist oder, einfach ausgedrückt, jeder Mensch ist anders. Daher ist es möglich, dass manche Strategien, die bei einem Patienten zur Besserung führen, bei einem anderen eine Verschlechterung bewirken können. Es ist also wichtig, dass Sie Ihren Weg zur Gesundheit sehr aufmerksam verfolgen und den Überblick über Ihre eigenen Fortschritte behalten.

Wie erkennen Sie eine Veränderung als Fortschritt?

Das Führen eines Tagebuchs, die Untersuchungsergebnisse und die Verfolgung Ihrer Symptome helfen Ihnen zu erkennen, ob Ihr Weg zur Gesundheit in die richtige Richtung führt.

Ausgleichende Maßnahmen

Wie Ihnen vielleicht aufgefallen ist, können viele der Ergänzungsmittel, die die Nebennieren (Tragant, DHEA, Süßholzwurzel) und die Schilddrüse (Selen, Glutathion, Seealgen) unterstützen, tatsächlich den TH1-Ast stärken, der das immunologische Ungleichgewicht aufrechterhält.

Möglicherweise werden durch solch ein Ungleichgewicht diese Nährstoffe verbraucht, was zu einer Funktionsstörung der Schilddrüse und der Nebennieren führt; und sind die Nährstoffe dann vollständig aufgebraucht, brennt dieser Ast aus. Indem wir die Schilddrüse und die Nebennieren unterstützen, unterstützen wir – wenn auch unbeabsichtigt – ebenso diesen überaktiven Ast.

Eine Infektion mit Candida oder Parasiten verschiebt das Immunsystem hin zur vermehrten Bildung von TH2-Zellen, durch Viren und Gram-negative Bakterien kommt es zur Bildung zusätzlicher TH1-Zellen. Beseitigt man also eine Candida- oder Parasiteninfektion, kann es zu einer Verschiebung des Immunsystems hin zu TH1 kommen, wenn eine chronische Virusinfektion oder die Besiedelung mit Gram-negativen Bakterien vorliegen.

Bei dem Versuch, einen Teil des Systems in Ordnung zu bringen, muss man sich immer dieses Gleichgewicht vor Augen halten, damit man dem anderen Teil dadurch keinen Schaden zufügt. Wenn der Antikörpertiter steigt oder neue Symptome auf eine TH1-Dominanz schließen lassen, kann es hilfreich sein, mit einigen TH2-stimulierenden Substanzen zu beginnen, um das Gleichgewicht wiederherzustellen.

Wenn der Autoimmunprozess aufflammt – Unverträglichkeitsreaktion oder Heilkrise?

Eine (Jarisch-) Herxheimer-Reaktion tritt auf, wenn schädliche Bakterien beim Absterben schneller Toxine freisetzen als der Körper sie ausscheiden kann.

Die Reaktion kann auftreten, wenn man seine Ernährung verändert, zum Beispiel Zucker, Stärke oder Ballaststoffe weglässt (was manchmal als Aushungern der pathogenen Bakterien bezeichnet wird), und den Anteil an fermentierten Nahrungsmitteln erhöht, die nützliche Bakterien enthalten und dadurch die pathogenen verdrängen. Sie kann sich aber auch nach Beginn der Einnahme von Probiotika, Verdauungsenzymen, Antibiotika sowie Antimykotika entwickeln.

Folgende Symptome können auftreten: Apathie/Teilnahmslosigkeit, Konzentrationsschwierigkeiten, Heißhunger auf Süßes, Durchfälle, Ausschläge, Reizbarkeit, Gasbildung, Blähbauch, Kopfschmerzen, Übelkeit, Erbrechen, verstärkte Symptome des Autoimmunprozesses und Stauungen.

Sie verschwinden meist innerhalb weniger Tage wieder; in manchen Fällen wurde auch von einer mehrwöchigen Dauer berichtet. Wenn sie infolge der oben erwähnten Maßnahmen auftreten, gehen sie im Allgemeinen mit einer Heilkrise einher. Man kann diese Zeit einfach durchstehen oder unterstützend Darmspülungen machen (hier sei nochmals auf die bereits erwähnten Vorsichtsmaßnahmen verwiesen; Anm. d. Übers.), die Haut bürsten, Entgiftungsbäder und Anatabin (Naturstoff aus der Tabakpflanze) und Kurkumin einnehmen.

Unverträglichkeiten gehen ebenfalls mit einigen dieser Symptome einher, sie treten jedoch als Reaktionen auf Nahrungsmittel auf, ohne dass solche Maßnahmen ergriffen wurden. Treten die Symptome nach der Einnahme von Substanzen auf, die im Kapitel über die Unverträglichkeiten genannt wurden, sollte man seinen Verdacht besonders auf diese richten.

Ein Autoimmunprozess kann wieder aufflammen, wenn man das Immunsystem mit der falschen Maßnahme ins Gleichgewicht zu bringen versucht oder wenn die Balance in nur einem Teil des Systems wiederhergestellt wird. Sehen Sie sich bitte die Naranjo-Skala zur Kausalitätsevaluierung in Kapitel 19 an, um herauszufinden, welche Maßnahme wahrscheinlich zu einem unerwünschten Ereignis führt; diese sollte dann gestoppt werden. Das Aufflammen des Autoimmunprozesses spricht gut auf Akupunktur oder ausgleichende Nahrungsergänzungen an.

Ihre neue Lebensweise – eine Herausforderung?

Die entsprechenden Veränderungen der Lebensgewohnheiten bei Hashimoto und auch bei anderen Autoimmunerkrankungen stecken noch in den Kinderschuhen. Diese Forschung ist noch nicht sehr bekannt und wird von der Schulmedizin und unserer Gesellschaft selten vorbehaltlos akzeptiert.

Freunde und Familie, selbst Ihre Ärzte reagieren eventuell mit Skepsis auf Ihre Ankündigung, dass Sie sich nicht mehr „amerikanisch" oder nach westlichem Standard ernähren möchten, weil Sie versuchen wollen, Ihre Autoimmunerkrankung zum Stillstand zu bringen. Die Vorstellung, so viele Gewohnheiten zu ändern und auf so manches Lieblingsgericht verzichten zu müssen, kann auch für Sie zunächst eine Überforderung bedeuten.

Ich bin mir im Klaren darüber, dass Veränderungen der Lebensweise immer eine Herausforderung darstellen. Es ist ganz gewiss sehr viel einfacher, täglich eine Tablette zu schlucken als die Ernährung umzustellen, Stress zu reduzieren und Sport zu treiben. Aber ziehen Sie auch diese Statistik in Ihre Überlegungen mit ein:

In den USA sind 50 Millionen Menschen von einer Autoimmunerkrankung betroffen – das sind sage und schreibe 20 Prozent der Bevölkerung!

Und wie man in den Wald hineinruft, so schallt es heraus: Unsere Gesellschaft, unser medizinisches System und unsere Ernährung sind also darauf ausgelegt, unter dem Strich 50 Millionen Menschen mit einer Autoimmunerkrankung zu produzieren. Doch Sie haben die Wahl: Machen Sie es wie die anderen und erzielen Sie dieselben Ergebnisse – oder geben Sie bei Ihrer Erkrankung einem anderen Ansatz eine Chance?

Es gibt Hilfe!

Leider glauben die meisten Schulmediziner, dass es außer der Verordnung von Schilddrüsenhormonen und der Überwachung des TSH nichts gibt, was sie für Hashimoto-Patienten tun könnten. Diese Ärzte können Sie zwar auf die richtigen Medikamente einstellen, aller Wahrscheinlichkeit nach sind sie Ihnen jedoch keine große Hilfe im Hinblick auf Veränderungen Ihrer Lebensweise, zum Beispiel beim Thema Ernährung und Nahrungsergänzungen.

Trotzdem sollten Sie alle drei Monate Ihren Arzt aufsuchen, um die Schilddrüsenwerte und den Zustand Ihrer Schilddrüse überprüfen zu lassen. Die Ärzte können z. B. feststellen, ob Ihre Schilddrüsenfunktion sich so weit erholt hat, dass Sie die Medikamente reduzieren können. Weiterhin empfehle ich Ihnen, mit einem Facharzt zusammenzuarbeiten, der in Fragen der Ernährung und in funktioneller Medizin gut bewandert ist.

Sie sollten ein Behandlerteam aus folgenden Spezialisten in Betracht ziehen:

- Ärzte, die funktionelle Medizin praktizieren, sind darin ausgebildet, den Körper ganzheitlich zu behandeln und Maßnahmen zur Veränderung der Lebensweise zu integrieren.
- Chiropraktiker verstehen außergewöhnlich viel von der Physiologie des Menschen und manche betreiben eine fortgeschrittene Ernährungsschulung.

- Naturheilkundlich orientierte Ärzte konzentrieren sich auf die angeborenen Selbstheilungskräfte des Körpers, die sich oft durch die Ernährung stärken lassen.
- Apotheker, die Medikamente auf Rezept selbst herstellen (Stichwort: Compounding Pharmacy) sind insbesondere in den Bereichen der Wiederherstellung des hormonellen Gleichgewichts und der Ernährungstherapie besonders gut ausgebildet.
- Akupunkteure betreiben eine alte Heilkunst, die dazu betragen kann, das immunologische Gleichgewicht wiederherzustellen.
- Ernährungsberater, vor allem ganzheitlich orientierte Fachleute, können bei der Ausarbeitung eines therapeutischen Ernährungskonzepts behilflich sein, das auf Ihre individuellen Bedürfnisse abgestimmt ist.

Das Internet sowie die Gelben Seiten sind gute Anhaltspunkte, um die entsprechenden Therapeuten in Ihrer Umgebung zu finden.

Zusammenfassung: Hashimoto zum Stillstand bringen

Neben einer richtigen Diagnose und der entsprechenden Verordnung von Medikamenten, gehe ich folgendermaßen vor, um eine Genesung von Hashimoto herbeizuführen:

1. Wir beginnen mit der Beseitigung von Substanzen, die Ihre Schilddrüse reizen und sie zur Aussendung eines Stresssignals veranlassen können. Jod, Fluoride und Toxine können aufgrund einer oxidativen Schädigung zur Schilddrüsenentzündung führen und eine Stressreaktion auslösen, die vom Immunsystem aufgegriffen wird.
   Gluten und Nahrungsmittelunverträglichkeiten fördern die Durchlässigkeit der Darmwand, sodass unser Immunsystem die körpereigenen Zellen nicht mehr als körpereigen erkennen kann. Schlechtverdaute Nahrung füttert die schlechten Bakterien und verstärkt ihre Aktivität. Stress schwächt die Schilddrüse, indem er sich auf die Nebennieren auswirkt und er kann die Verbreitung schädlicher Bakterien unterstützen. Wir stärken die Nebennieren, indem wir den Blutzuckerspiegel ausgleichen und Stress reduzieren. Die Nebennieren sprechen außerdem gut auf Adaptogene an.

2. Als zweite Maßnahme bringen wir die Durchlässigkeit der Darmwand mithilfe einer auf das Leaky-Gut-Syndrom speziell abgestimmten Ernährung, selbst gekochten Brühen und der Zufuhr von Glutamin in Ordnung.
3. Nun werden die verloren gegangenen Nährstoffe ersetzt, um den Körper zu stärken, damit er wieder in einen Zyklus des Wohlbefindens zurückkehrt. Dazu gehören auch Schilddrüsenhormone!
4. Anschließend siedeln wir wieder eine nützliche Darmflora an, um die pathogenen Bakterien zu verdrängen. Probiotika und rohe, milchsauer vergorene Nahrungsmittel sind die Mittel der Wahl.
5. Zu guter Letzt bringen wir unser Immunsystem und seine angeborene Entgiftungsfähigkeit wieder ins Gleichgewicht.
   Die Supplemente Anatabin (Naturstoff aus der Tabakpflanze) und Kurkumin sind dafür geeignet. Grüne Säfte, Smoothies und Gemüse sollen den Körper in eine mehr basische Stoffwechsellage bringen, damit die alkalische Phosphatase optimal funktionieren und das Endotoxin aus den pathogenen Bakterien wirksamer entgiften kann.

Der gesamte Ansatz lässt sich unter den „5 Goldenen Regeln“ zusammenfassen, nach denen sich auf funktionelle Medizin spezialisierte Therapeuten richten und die ich für Hashimoto-Patienten maßgeschneidert habe. Sie finden sie auf der gegenüberliegenden Seite.

Die „5 Goldenen Regeln" bei Hashimoto

1. *Störfaktoren beseitigen*
   - Jod
   - Infektionen
   - Fluorid
   - Toxine
   - Verdauungsstörungen
   - Nahrungsmittelunverträglichkeiten
   - Stress
2. *Geeignete Maßnahmen ergreifen*
   - Ernährungstherapie
   - Brühe
   - Glutamin
3. *Mangelzustände beheben*
   - B_{12}
   - Zink
   - Selen
   - Ferritin
   - Weitere Mängel an Vitaminen und Mineralstoffen
   - Schilddrüsenhormone
   - Verdauungsenzyme
4. *Gute Darmbakterien ansiedeln*
   - Probiotika
   - fermentierte Nahrungsmittel
5. *Für ausgeglichene Systeme sorgen*
   - Nebennieren-Adaptogene
   - Anatabin / Kurkumin / Omega-3-Fettsäuren
   - Grüne Säfte, Smoothies, Gemüse

„Wer Medizin nimmt und die Ernährung vernachlässigt, verschwendet die Kunst seiner Ärzte."

Chinesisches Sprichwort

18. Die Ernährung bei Hashimoto-Thyreoiditis

Wie ernährt man sich richtig, um eine Hashimoto-Thyreoiditis zum Stillstand zu bringen?

Diese Frage ist ziemlich schwer zu beantworten, und leider ist die Ernährung die einzige Wissenschaft, bei der mehrere Antworten richtig und falsch sein können. Mit anderen Worten, es führen viele Wege zum Ziel. Was für den einen Medizin ist, kann für den anderen Gift sein.

Wie wir wissen, sind die drei Faktoren des Autoimmunprozesses der Schilddrüse:

1. die Gene,
2. der oder die Auslöser und
3. die Durchlässigkeit der Darmwand.

Die Gene selbst können wir zwar nicht ändern, doch wir können beeinflussen, wie sie sich ausprägen, indem wir die Auslöser beseitigen und die Barrierestörung des Darms beseitigen. Manche Menschen müssen hierfür nur eine übermäßige Jodaufnahme verringern und Gluten meiden (eine Hauptursache für die erhöhte Darmdurchlässigkeit). Bei anderen Betroffenen hingegen bedarf es vielleicht einer Veränderung der Lebensweise in größerem Stil; dazu gehören eine umfassende Ernährungsumstellung und Maßnahmen gegen Parasiten-, Bakterien- und Vireninfektionen sowie gegen umweltbedingte Auslöser. Zugleich müssen unverträgliche Nahrungsmittel gemieden, der Blutzuckerspiegel ausgeglichen sowie heilend wirkende Nahrungsmittel ergänzt und Stress abgebaut werden.

Wir alle sind verschieden und selbst wenn wir von der gleichen Krankheit betroffen sein mögen, sind unter Umständen unterschiedliche therapeutische Maßnahmen erforderlich.

Es wurde schon von vielen Diätformen oder Ernährungsweisen berichtet, die die Hashimoto-Thyreoiditis und/oder andere Autoimmunerkrankungen zum Stillstand bringen können; dazu gehören die glutenfreie und die jodfreie Ernährung, die Feingold-Diät, die Spezielle Kohlenhydratdiät (SCD), die GAPS-Diät, die Steinzeit-Diät, die Paläo-Ernährung bei Autoimmunerkrankungen, die sojafreie Ernährung, die Ernährung ohne Milch und Milchprodukte, die FODMAP-arme Diät, die Body-Ecology-Diät und die Elementardiät.

Der rote Faden, der sich durch all diese unterschiedlichen Diätformen und Ernährungsweisen zieht, ist das Meiden verschiedener Nahrungsmittel, die zu Reaktionen führen. Fester Bestandteil der meisten dieser Ernährungsweisen sind tierische Proteine, denn diese weisen eine höhere Nährstoffdichte auf als Produkte, die zur westlichen Standardernährung gehören, und es wird auf industriell verarbeitete Nahrungsmittel verzichtet. Empfohlen wird bei vielen heilungsfördernde Nahrungsmittel wie milchsauer Vergorenes oder Gelatine empfohlen.

Berichten zufolge ist es zwar äußerst hilfreich, sich bei Autoimmunerkrankungen und chronischen Krankheiten vegan oder vegetarisch zu ernähren; nach meinen Recherchen gibt es jedoch keine Patienten, die infolge einer veganen Ernährung von Hashimoto genesen sind. Selbst strenge, ernährungsbewusste Veganer haben weiterhin mit einer niedrigen Körpertemperatur, Hypothyreose und anderen Hashimoto-Symptome zu kämpfen.

Dazu kommen Berichte vieler ehemaliger Veganer, dass ihre Hashimoto-Symptome besser wurden, als sie ihre Ernährung nach dem Paläo-Prinzip ausrichteten. Aufgrund dessen glaube ich, dass tierische Proteine bei der Genesung von Hashimoto-Patienten eine wichtige Rolle spielen.

Dennoch kommt es, obwohl Fleisch und Fette wichtig für die Genesung sind, zu einer Übersäuerung im Körper, wenn man sich ausschließlich darauf beschränkt, und damit wird der Heilungsprozess behindert. Daher sollte die Ernährung ausgewogen sein und viel nährstoffreiches Gemüse enthalten (ein Vorschlag wäre ein Verhältnis von 20 Prozent Fleisch zu 80 Prozent Gemüse).

Darüber hinaus können eine vegane und eine Rohkosternährung die Reinigung und Entgiftung sehr gut unterstützen, ganz besonders bei Menschen, die anhaltende Probleme mit der Proteinverdauung haben. Zu diesem Zweck kann man sie einige Tage bis Wochen durchführen; in dieser Zeit sollte man B_{12} und Eisen bzw. Ferritin supplementieren, um einem Mangel vorzubeugen.

Eine weitere Alternative ist die sogenannte „halbvegane" oder „morgenvegane" Methode, bei der man sich morgens und mittags hauptsächlich vegan (Nüsse, Samen, Gemüse) ernährt, aber am Abend eine fleischhaltige Mahlzeit zu sich nimmt.

Und was ist jetzt richtig für mich?

Es ist zwar sehr schwer, vorherzusagen, welche Methode für wen geeignet ist, doch bei Menschen mit Magen-Darm-Problemen (Reizdarmsyndrom, GERD, Magenschmerzen, Nahrungsmittelunverträglichkeiten), die Antibiotika und/oder orale Verhütungsmittel wie die Pille nehmen und sich kohlenhydratreich ernähren, dauert der Heilungsprozess länger und es müssen mehr Veränderungen in der Lebensweise vorgenommen werden.

Veränderliche Größen wie Unter- oder Normalgewicht sowie ein Auftreten der ersten Symptome in jungen Jahren (< 30), können auch bedeuten, dass umfassendere und komplexere Maßnahmen erforderlich sind.

Gibt es die ideale Ernährungsweise überhaupt?

Die Durchlässigkeit der Darmwand kann durch eine bakterielle Überwucherung des Dünndarms, eine Fehlbesiedlung des Darms (Dysbiose), Candida, Parasiten oder Unverträglichkeitsreaktionen auf Nahrungsmittel verursacht werden – in vielen Fällen auch durch einen Teufelskreis aus mehreren Ursachen.

Bei der Planung von Ernährungsrichtlinien für die Genesung von einer Hashimoto-Thyreoiditis sollten viele individuelle Faktoren berücksichtigt werden, zum Beispiel die individuell verschiedenen Reaktionen auf Nahrungsmittel, die Zusammensetzung der Darmflora, eventuelle Blutzuckerschwankungen, Nährstoffverluste, mögliche Infektionen und inwieweit die oder der Betroffene in der Lage ist, die aufgenommenen Nährstoffe zu verdauen und zu resorbieren. Hier kann sich die Zusammenarbeit mit einem auf Schilddrüsen- und andere Autoimmunerkrankungen spezialisierten Ernährungsfachmann zur Entwicklung eines individuellen Ernährungsplans als äußerst hilfreich erweisen.

Die Eckpfeiler eines heilungsfördernden Ernährungsplans

1. Berücksichtigung der individuellen Situation des Patienten
2. Meiden von krankheitsauslösenden und -verstärkenden Nahrungsmitteln
3. Ergänzung des Speiseplans um heilungsfördernde Nahrungsmittel
4. Zufuhr von Nährstoffen bei Mangelerscheinungen

Die im Folgenden beleuchteten Ernährungsweisen kann man sich für die Genesung zunutze machen, man muss sie jedoch nicht dauerhaft umsetzen. Für manche Menschen kann eine vorübergehende teilweise Einschränkung bei ansonsten gesunder Ernährung – zum Beispiel Obst und Ballaststoffe – notwendig sein.

Überlegungen zur individuellen Gestaltung von Ernährungsrichtlinien

Das Handicap bei einer FODMAP-armen Ernährung und der Steinzeit-Diät ist, dass sie die individuelle Situation der Betroffenen nicht berücksichtigen. Der eine kommt mit Milch und Milchprodukten vielleicht sehr gut zurecht, während der andere ganz fürchterlich darauf reagiert. Diese Ernährungsempfehlungen sollten daher nur als Richtlinie dienen, aus der sich ein individuell abgestimmter Ansatz zur Genesung von einer autoimmunen Schilddrüsenerkrankung entwickelt.

Die Spezielle Kohlenhydratdiät (SCD), die GAPS- und die Body-Ecology-Diät sind Programme, deren Schwerpunkt auf der „Versiegelung" der Darmschleimhaut liegt. Hier werden zuerst die unverträglichen Substanzen gemieden und dann nährstoffreiche Nahrungsmittel und Probiotika ergänzt, damit sich die Verdauung wieder normalisieren kann.

Die Programme beginnen mit einer Einführungsphase. Stellen Sie sich das Vorgehen wie bei Säuglingen vor, deren Darm noch empfindlicher ist; bei ihnen leitet man den Übergang zu fester Nahrung auf ähnliche Weise ein.

Man beginnt mit leicht verdaulichen Brühen, Suppen und Breien. Im weiteren Verlauf kommen weich gekochtes Fleisch und Gemüse, gekochtes bzw. gedünstetes Obst, Obstsäfte und schließlich rohes Obst und Gemüse dazu, wobei etwa alle vier Tage etwas Neues eingeführt wird. Die GAPS-Diät beginnt ballaststoffarm, um den pathogenen Bakterien den Nährboden zu entziehen.

Selbst mit einer entsprechenden Diät und Probiotika verändert sich die Darmflora nur ganz allmählich, es kann bis zu zwei Jahre dauern, bis die pathogenen Bakterien durch die normale Flora ersetzt sind. GAPS-Diät und SCD müssen noch ein weiteres Jahr nach Auftreten der letzten Symptome fortgesetzt werden, dann erst werden neue Nahrungsmittel in den Speiseplan integriert.

Man muss auch berücksichtigen, inwieweit Nährstoffe verdaut und assimiliert werden können. Manche Menschen benötigen hierfür eventuell Verdauungsenzyme. In weit fortgeschrittenen Krankheitsfällen kann die Darmflora bereits so angegriffen sein, dass sogar eine vorübergehende ballaststofffreie Ernährung erforderlich ist, da Ballaststoffe die pathogenen Bakterien anfüttern (FODMAP-arme Diät, ballaststoffarme Diät, GAPS-Methode, Elementardiät).

Die bakterielle Überwucherung des Dünndarms (auch mit dem englischen Akronym SIBO für *Small Intestine Bacterial Overgrowth* bezeichnet) kann Ursache einer verschobenen Autoimmunreaktion und verantwortlich für eine Hashimoto-Thyreoiditis und Nahrungsmittelunverträglichkeiten sein.

GAPS, SCD, Elementardiät, FODMAP-arme Diät, Body-Ecology-Diät und die neue, derzeit im Trend liegende Paläo-Ernährung sind Beispiele für hilfreiche Maßnahmen, um der bakteriellen Überwucherung des Darms durch „Aushungern" pathogener Bakterien Herr zu werden und die Wiederansiedlung „guter" Bakterien zu fördern. Sowohl Ballaststoffe als auch Obst können zur Überwucherung beitragen und ihr Verzehr muss unter Umständen auch eingeschränkt werden.

Wahrscheinlich ist die Entwicklung von IgG-/IgA-Intoleranzen gegenüber zahlreichen Nahrungsmitteln dem Leaky-Gut-Syndrom geschuldet. Eine „Baby-Diät" in Verbindung mit heilungsfördernden Nahrungsmitteln und Nahrungsergänzungen kann erforderlich sein, um eine weitere Reizung der festen Zellverbindungen der Darmwand („tight junctions") zu verhindern. Das Mittel der Wahl ist in diesem Fall, mit leicht verdaulichen Nahrungsmitteln zu beginnen (wie man das bei Babys macht), und im weiteren Verlauf auf schwerer verdauliche überzugehen. Währenddessen wird auch die Supplementierung mit Vitaminen und Mineralstoffen empfohlen, da der Körper sie wahrscheinlich aus der Nahrung nicht resorbieren kann. (Eliminations-/Einführungsdiät).

Wer eine Protein-Resorptionsstörung aufgrund von Magensäuremangel hat, dem kann eine vorübergehende Proteinkarenz guttun (tierisches Eiweiß ist am schwersten verdaulich), zum Beispiel durch das reinigende Saftfasten, die Elementardiät oder eine andere Art der Reinigung. Zu jedem proteinhaltigen Nahrungsmittel sollten auch Verdauungsenzyme eingenommen werden.

Auf den folgenden Seiten erhalten Sie einen Überblick über die am besten geeigneten Ernährungsmaßnahmen. Wir beginnen mit denjenigen, die uns die meisten Veränderungen in der Lebensweise abverlangen, und schließen mit den Formen, die die wenigsten Veränderungen erfordern.

Die Elementardiät

Als Elementardiät bezeichnet man eine Flüssigernährung, die keine unverdaulichen Substanzen wie Ballaststoffe enthält und deren Hauptnährstoffe in einer Form vorliegen, in der sie kaum oder gar nicht verdaut werden müssen und vollständig resorbiert werden.

Die Elementardiät ist ballaststoffarm und besteht aus freien Aminosäuren und Fett in flüssiger Form. Anstelle von Nahrungsmitteln macht man sich Aminosäuren, Glukose, Fett und Vitamin- sowie Mineralstoffsupplemente zunutze. Klassischerweise dient die Elementardiät zur Regeneration bei schwer mangelernährten Menschen, bei Darmentzündungen und Durchfall.

Diese Art der Ernährung führt zu einer verminderten Sekretion von Bauchspeichel und Magensaft, wodurch Magen und Pankreas sich von der aktiven Verdauungsleistung erholen können und eine Ausheilung sowie ein Rückgang der Entzündungen möglich wird. Infolge der sehr geringen Ballaststoffmengen ist die Peristaltik im Magen-Darm-Trakt verlangsamt, was die Heilung beschleunigt. Hinzu kommt, dass der Körper durch die freien Aminosäuren seine eigenen Proteine schonen kann, was ebenfalls zu einer schnelleren Heilung führt.

Eine Elementardiät kann äußerst hilfreich sein, um den heilungsfördernden Ernährungsprozess für die Schilddrüse anzuschieben. Innerhalb von zwei Wochen kommt es zu einer Veränderung der bakteriellen Flora. Eine aktive Verdauungsleistung des Körpers ist nicht erforderlich und die pathogenen Bakterien werden nicht angefüttert! Klinische Studien ergaben, dass diese Diät bei Patienten mit Reizdarmsyndrom innerhalb von zwei Wochen zu einem Rückgang der bakteriellen Überwucherung des Dünndarms und folglich zu einer erheblichen Besserung der Symptome führt.

Ihre Grenzen bestehen darin, dass Aminosäuren sehr teuer sind und ziemlich schlecht schmecken, wenn sie nicht entsprechend angeboten werden. Menschen berichten, dass ihnen davon übel wird und die Lösung in die Atemwege, d. h. den „falschen Hals" gelangt, wenn sie sich nach dem Trinken zu schnell hinlegen.

Die im Handel befindlichen Rezepturen enthalten eine Menge Ingredienzien, die Menschen mit Hashimoto möglicherweise nicht vertragen, sowie viele Kohlenhydrate, die den Blutzucker in die Höhe treiben und der Nebennierenfunktion schaden können. Außerdem wird vielen handelsüblichen Elementardiäten Jod zugesetzt.

Einige Kritiker dieser Diätform stellten auch fest, dass die Symptome nach einer gewissen Zeitspanne, die zwischen Monaten und Jahren liegt, wiederkehren. Ich vermute, dass dies einer gewissen Nachlässigkeit geschuldet ist, wenn die Patienten allzu früh wieder in alte Ernährungsmuster zurückfallen. Wurde jedoch im Anschluss an eine Elementardiät eine getreidefreie FODMAP-arme Diät oder SCD-Diät durchgeführt, konnte das zu einer dauerhaften Remission führen.

Monosaccharidhaltige Diäten

Sie weisen eine gut fundierte Erfolgsbilanz bei Verdauungsproblemen auf. Dabei werden für einen längeren Zeitraum Kohlenhydrate aus Disacchariden und Polysacchariden weggelassen.

Kohlenhydrate sind Zuckermoleküle, die durch die Anzahl der miteinander verbundenen Zuckermoleküle klassifiziert werden. Monosaccharide bestehen aus einem einzelnen Zuckermolekül, sie werden vom Dünndarm schnell resorbiert und stehen zur Ernährung des Körpers zur Verfügung. Disaccharide bestehen aus zwei, Polysaccharide aus vielen miteinander verbundenen Zuckermolekülen. Polysaccharide und Disaccharide sind zu groß, um vom Dünndarm resorbiert zu werden, sie müssen dafür zu Monosacchariden abgebaut werden.

Arten von Kohlenhydraten

Monosaccharide: Einfachzucker
- Glukose
- Fruktose
- Galaktose

Kommen in Obst, Gemüse, Honig vor; müssen zur Resorption von den Bürstenenzymen nicht weiter abgebaut werden.

Disaccharide: zwei miteinander verbundene Zuckermoleküle
- Laktose
- Sukrose (Rohrzucker)
- Maltose
- Isomaltose

Kommen in Milch- und Milchprodukten (Laktose) sowie in Haushaltszucker durch Aufspaltung von Polysacchariden vor (Maltose und Isomaltose); müssen zur Resorption von den Bürstenenzymen abgebaut werden.

Polysaccharide: Mehrfachzucker
- Amylose
- Amylopektin

Kommen in Kartoffeln, Reis, Weizen und Mais vor; müssen zur Resorption von den Bürstenenzymen abgebaut werden.

Spezielle Kohlenhydratdiät (SCD)

Die älteste und am besten bekannte Monosaccharid-Diät ist die Spezielle Kohlenhydratdiät. Ursprünglich wurde sie in den 1920er-Jahren von dem Arzt Sidney Haas konzipiert. Sie wurde gegen Zöliakie eingesetzt, geriet jedoch ins Hintertreffen, als Gluten als Auslöser feststand. Doch sie erlebte ein Comeback, als Elaine Gottschall, Biochemikerin und Mutter einer Tochter, der mit dieser Diät geholfen wurde, ein Buch veröffentlichte: *Breaking the Vicious Cycle* (zu Deutsch etwa: „Den Teufelskreis durchbrechen“; nicht in deutscher Sprache erhältlich).

Gottschall trat für eine „Spezielle Kohlenhydrat-Diät“ (SCD) ein, bei der Stärke (Kohlenhydrate aus langen Zuckerketten) wie sie in Bohnen, Kartoffeln und den meisten Getreiden vorkommen, gemieden werden.

Menschen mit Verdauungsproblemen haben eine geschwächte Darmflora. Die Theorie hinter der Diät ist, dass Rohrzucker und andere

Mehrfachzucker unter normalen Umständen von den Bürstensaumenzymen zu den Einfachzuckern Glukose und Fruktose abgebaut werden; bei einer beeinträchtigten Darmflora ist das jedoch nicht der Fall. Stattdessen sind die Villi (Ausstülpungen der Dünndarmschleimhaut) so geschädigt, dass die Moleküle nicht abgebaut werden können. Da der Körper nur Einfachzucker resorbieren kann, bleiben sie im Darm liegen und werden zu Nahrung für die pathogene Darmflora, was zu Gasbildung, Toxinbildung und weiteren pathogenen Bakterien führt, zu jenem „Teufelskreis“ also, über den wir hier bereits mehrfach gesprochen haben.

Bei der SC-Diät werden Polysaccharide und Disaccharide (Stärke) etwa ein Jahr lang gemieden und und es wird selbst gemachter laktosefreier Joghurt empfohlen. Nach dieser Zeit regenerieren sich die Villi und die Verdauungsfunktion ist wiederhergestellt. Dann kann man die während der Diät verbotenen Nahrungsmittel wieder zu sich nehmen. Der Übergang zur „Normalkost“ erfolgt dadurch, dass man mit leicht verdaulichen Nahrungsmitteln beginnt und mit der Zeit auf schwerer verdauliche übergeht.

Erlaubte Nahrungsmittel bei SCD: Fleisch, Nüsse, die meisten Gemüse, milchsauer vergorene Nahrungsmittel, Samen, Eier, gut eingeweichte Bohnen, die meisten Obstsorten.

Verbotene Nahrungsmittel bei SCD: Zucker, Stärke, Maisstärke, Backpulver, Schokolade, Pektin, Kartoffeln, Ahornsirup, Melasse, Reis, Weizen und alle Getreidesorten (Mais, Reis usw.)

Die gesamte Liste der bei dieser Diät erlaubten und verbotenen Nahrungsmittel gibt es (leider nur in englischer Sprache) im Internet unter: *www.breakingtheviciouscycle.info/legal/listing/*

SCD soll bei Menschen mit Reizdarmsyndrom, Morbus Crohn, Zöliakie sowie anderen Verdauungsproblemen wirksam helfen. Außerdem gibt es eine adaptierte modifizierte Version der Diät zur Behandlung von Verhaltensstörungen und Autoimmunerkrankungen, die als GAPS-Dität bekannt ist.

Die GAPS-Diät

Die „Darm-Psyche-Syndrom-Diät“ (GAPS) von Dr. Natasha Campbell-McBride ging aus der Speziellen Kohlenhydratdiät hervor. Dr. Campbell-McBride modifizierte sie, um ihrem Sohn zu helfen.

Die GAPS-Diät beginnt mit einer Heilphase, die sich durch Meiden aller reizenden Nahrungsmittel und Bereitstellung von Bausteinen zur Zellreparatur – einschließlich Aminosäuren, Mineralstoffen, Fetten und fettlöslichen Vitaminen – auf das „Ausheilen und Abdichten" der Darmschleimhaut konzentriert. Im Laufe des Diätprogramms werden auch fermentierte Nahrungsmittel und Probiotika in niedriger Dosierung eingesetzt.

Zur Heilphase gehören selbst gemachte Brühen, Suppen, tierisches Fett, weich gekochtes Fleisch sowie gekochtes und püriertes Gemüse (Zucchini, Karotten, Kürbis), während schwer verdauliche Nahrungsmittel wie Getreide, Milch und Milchprodukte, Ballaststoffe, Bohnen, rohes Obst und Gemüse sowie Nüsse gemieden werden müssen.

Die Heilphase wird solange fortgesetzt, bis alle gastrointestinalen Symptome verschwunden sind. Obwohl Dr. Campbell-McBride keine speziellen Richtlinien bezüglich der Dauer dieser Phase vorgibt, da die Ergebnisse individuell unterschiedlich sein können, wäre ein guter Zeitraum für die Regenerierung des Darms mit etwa zwei bis sechs Wochen anzusetzen.

Danach werden die Nahrungsmittel im Rahmen einer Einführungsphase wieder in den Speiseplan aufgenommen, wobei mit den am leichtesten verdaulichen begonnen wird. Laut Dr. Campbell-McBride kann die Zeit bis zur Ausheilung unterschiedlich lang sein und bei manchen Menschen dauert es sieben Monate, bis sie wieder alle Nahrungsmittel der vollständigen GAPS-Diät vertragen. Die vollständige GAPS-Diät, die sich nicht sehr von der Paläo- und der SCD-Diät unterscheidet, wird ein bis zwei Jahre fortgesetzt, bevor andere Nahrungsmittel wieder verzehrt werden können.

Dr. Campbell-McBride berichtet, dass das Auslassen der Heilphase sowie das zu frühe Wiedereinführen von Nahrungsmitteln zu Schwierigkeiten beim Ausheilen und fortgesetzten Nahrungsmittelreaktionen führen kann.

Heilphase:

- Eintopfgerichte, Suppen, fermentierte Nahrungsmittel, Knochenbrühe, Gelatine
- Fleisch: weich gekochtes Fleisch (alle Arten; vorzugsweise) biologischer Herkunft
- Gemüse: nur ballaststoffarm, weich gekocht, püriert

Einführungsdiät:
Allmähliches Einführen von Nahrungsmitteln, begonnen wird mit den am leichtesten verdaulichen.

1. Weich gekochtes Gemüse und Fleisch
2. Weiches Gemüse und Obst wie Avocados, Bananen
3. Weiche Eier
4. Nussbrot
5. Nussbutter, eingeweichte Nüsse
6. Rohes Obst, Gemüse

Die Paläo-Diät

Die vollständige SC-Diät und die GAPS-Diät ähneln sehr der bekannten Paläo-Diät, die sich aktuell zunehmender Beliebtheit erfreut. Die Theorie hinter der vollwertigen, kohlenhydratarmen Steinzeit-Ernährung ist, dass das menschliche Verdauungssystem gar nicht genügend Zeit hatte, um mit dem rasanten Fortschritt in der Landwirtschaft Schritt zu halten und weder an landwirtschaftliche Produkte, geschweige denn an industriell verarbeitete Nahrungsmittel angepasst ist.

Man geht davon aus, dass sich die Jäger und Sammler in der Steinzeit – daher der Name dieser Ernährungsform – von Nüssen, Samen, Fleisch, Eiern, Gemüse und Obst ernährt haben. Diese Ernährungsweise enthält weder industriell verarbeitete Nahrungsmittel noch Getreide. Eier, Milch, Milchprodukte und Süßkartoffeln sind bei den Anhängern der Paläo-Ernährung umstritten. Zu den Grundbestandteilen zählen also Fleisch, Eier, Nüsse, Samen, Gemüse und Obst.

Es gibt viele köstliche Rezepte und einige Kochbücher für die „Paläo-Küche". Die meisten Menschen sollten jedoch viele der gesunden Paläo-Nahrungsmittel – ähnlich wie bei GAPS und SCD – nur allmählich in ihren Speiseplan einführen, anstatt gleich „in die Vollen" zu gehen. Eine ballaststoffreiche Ernährung kann für viele Hashimoto-Patienten zu schwer verdaulich sein. Die Paläo-Ernährung wird auch gerne als die „große Schwester" der SCD bezeichnet.

Heilernährung bei Autoimmunprozessen im Darm

Dr. Kharrazian, der Autor von *Schilddrüsenunterfunktion und Hashimoto anders behandeln* (VAK, 2014) empfiehlt eine der SCD oder GAPS ähnliche Ernährungsweise bei Hashimoto. Auf seiner Webseite beschreibt er eine spezielle Diät, die zur Ausheilung eines Autoimmunprozesses im Darm beträgt und über einen Zeitraum von bis zu 60 Tagen durchgeführt werden sollte; erst anschließend werden verschiedene Nahrungsmittel wieder eingeführt. Das sind die Richtlinien:

Erlaubte Nahrungsmittel:
- Biologisch angebautes Gemüse
- Fermentierte Nahrungsmittel
- Fleisch aus biologischer Aufzucht
- Biologisch angebautes Obst mit niedrigem glykämischen Index
- Kokos
- Braune Shirataki-Nudeln (glutenfrei)
- Kräuter und Gewürze

Zu meidende Nahrungsmittel:
- Gluten
- Milch, Milchprodukte
- Eier
- Soja
- Pilze
- Alkohol
- Bohnen und Hülsenfrüchte
- Gemüse aus der Familie der Nachtschattengewächse
- Zucker (auch Honig und Agavendicksaft)
- Nahrungsmittel in Dosen, industriell verarbeitet
- Kaffee
- Nahrungsmittel mit hohem glykämischen Index
- Getreide (auch Buchweizen und Reis)
- Nüsse und Samen

Diätformen gegen Krankheitserreger

FODMAP

Die FODMAP-arme Diät ist eine Maßnahme, die wegen ihrer potenziellen Wirksamkeit bei Reizdarmsyndrom (RDS) unter Ernährungsfachleuten und den Vertretern des etablierten Gesundheitswesens Aufmerksamkeit erregt. FODMAP ist ein Akronym und steht für fermentierbare Oligo-, Di- und Monosaccharide und Polyole (engl. „Fermentable

Oligo-, Di- and Monosaccharides and Polyols“) und beschreibt die Arten von Kohlenhydraten, die Darmbakterien vergären können.

Das Reizdarmsyndrom geht mit Veränderungen der Mikroflora und einer Resorptionsstörung einher, und bei FODMAP kommt es bei Patienten nur in dem Maße zu Symptomen, wie die Resorption gestört ist. Nicht alle FODMAP-Nahrungsmittel lösen bei allen Patienten Symptome aus. Wahrscheinlich spielen nur diejenigen eine Rolle, die schlecht resorbiert werden.

FODMAP in Zwiebeln, Bohnen und Knoblauch werden immer schlecht resorbiert und führen bei allen Menschen zu Gasbildung, selbst bei gesunden. Wer jedoch mit pathogenen Bakterien zu tun hat, leidet aufgrund der toxischen Nebenprodukte unter zusätzlichen Symptomen. Ein Vorschlag, der bei 75 Prozent derjenigen, die sich daran halten, zu einer Besserung der RDS-Symptomatik führt, ist, weniger FODMAP zuzuführen.

RDS geht mit einer anormalen Darmflora einher und diese kann sich durch die Dinge, die wir zu uns nehmen, um ein Vielfaches verschlechtern. Durch die FODMAP-arme Diät wird versucht, der pathogenen Darmflora den Nährboden zu entziehen. Antibiotika sowie Formen der Elementardiät werden ebenfalls zur Beseitigung der pathogenen Bakterien eingesetzt.

Eine FODMAP-arme Ernährungsweise unterscheidet sich von der SCD und beinhaltet Kartoffeln, glutenfreie Getreide und Zucker. Ausgeschlossen sind manche Obstsorten, die übermäßig viel Fruktose und Polyole enthalten, Fruchtsäfte, Honig, manche Gemüse (Avocado, Aubergine, Zwiebel usw.) aufgrund ihres Fruktangehalts sowie Pilze. (Fruktane sind nahezu vollständig aus D-Fruktose-Einheiten aufgebaut; Anm. d. Übers.) Im Internet kann man sich zum Thema FODMAP und RDS weiter informieren.

Die FODMAP-arme Diät gestattet manche Obstsorten, es wird aber empfohlen, nicht zu viel davon zu essen, hier zählen Bananen, Heidelbeeren, Boysenbeeren (Kreuzung aus Brombeere, Himbeere und Loganbeere; Anm. d. Übers.), Cranberrys, Trauben, Grapefruit, Honigmelone. Erlaubt sind Kiwi, Zitrone, Limette, Orange, Himbeere und Erdbeeren.

Erlaubte Gemüse sind Karotten, Sellerie, Endivie, Ingwer, grüne Bohnen, Kopfsalat, Oliven, Pastinaken, Kartoffeln, Kürbis, rote Paprika,

Fruktose	*Laktose*	*Fruktane*	*Galaktane*	*Polyole*
Apfel	Milch	Artischocken	Bohnen	Apfel
Mango	Eiscreme	Spargel	Kichererbsen	Aprikose
Birne	Joghurt	Rote Bete	Kidneybohnen	Avocado
Dosenfrüchte	Käse	Brokkoli	Linsen	Brombeeren
Wassermelone		Rosenkohl	Sojabohnen	Kirschen
Maissirup mit besonders hohem Fruktosegehalt		Rot-, Weißkohl		Pfirsich
Trockenobst		Auberginen		Birne
Honig		Fenchel		Pflaume
Maissirup		Knoblauch		Zwetschge
		Lauch		Wassermelone
		Okra		Blumenkohl
		Zwiebeln		grüne Paprika
		Weizen		Pilze
		Brot		Mais
		Kekse		Sorbitol
		Nudeln		Mannitol
		Chicorée		Xylitol
		Inulin		

Zu meidende Substanzen bei einer FODMAP-armen Ernährungsweise

Spinat, Riesenkürbis, Süßkartoffeln, Tomaten, Rüben, Zucchini sowie die meisten Kräuter.

Glutenfreie Getreide und Körner wie Reis, Hafer, Polenta, Quinoa, Flohsamen, Sorghumhirse, Tapioka und Pfeilwurz sind erlaubt. Die meisten Milcharten und Milchprodukte sind nicht erlaubt, es sei denn, sie sind laktosefrei. Süßungsmittel wie Zucker und Ahornsirup sind in geringen Mengen erlaubt.

Die Anti-Candida-Diät

Eine Anti-Candida-Diät ist glutenfrei, fruktosearm und beinhaltet keine Milch und Milchprodukte; sie ist gegen die Überwucherung mit dem fakultativ pathogenen Pilz *Candida albicans* gerichtet. Dieser Pilz kann auch bei Hashimoto-Patienten vorliegen.

Während die moderne Medizin systemische Candida-Infektionen für umstritten halten mag, gibt es einige Hinweise darauf, dass der fakultativ pathogene Pilz Candida bei manchen Menschen, insbesondere bei Patienten mit einem geschädigten Immunsystem, den Darm überwuchert.

Die Body-Ecology-Diät

Hierbei handelt es sich um eine spezielle Art der Anti-Candida-Diät zur Wiederherstellung des immunologischen Gleichgewichts, die insbesondere für Hashimoto-Patienten hilfreich sein kann.

Während die beiden Diäten GAPS und SCD getreidefrei sind und großzügig bemessene Mengen an Nüssen, Obst und Obstsäften beinhalten, gehören zur Body-Ecology-Diät einige gut gewässerte leicht verdauliche Getreide; Obst und Nüsse werden eingeschränkt, um die pathogenen Hefen und Bakterien „auszuhungern". Zudem werden Nahrungsmittel bevorzugt, die für ein basisches Milieu sorgen, sodass die alkalische Phosphatase die Gram-negativen Bakterien besser entgiften kann. Auf meinem Genesungsweg war diese Diät für mich äußerst hilfreich.

Fruktosearme Diät

Forscher der University of California in San Francisco äußern in dem am 1. Februar 2012 in der Zeitschrift *Nature* veröffentlichten Artikel „The Toxic Truth about Sugar" (zu Deutsch etwa: „Die giftige Wahrheit über Zucker") die Ansicht, dass Zucker als Droge wie Alkohol und Tabak betrachtet werden sollte.

Die Autoren gehen sogar noch weiter und schlagen die Besteuerung zuckerhaltiger Nahrungsmittel sowie eine begrenzte Abgabe an Kinder unter 17 Jahren vor. Alle diese Vorsichtsmaßnahmen sollten dazu dienen, die Verfügbarkeit von Zucker einzuschränken und den Verzehr gesunder Nahrungsmittel zu fördern.

Die Autoren Lusting, Schmidt und Brinds erklärten, Zucker sei mehr als nur „leere Kalorien" wie manche Menschen behaupten; dem übermäßigen Zuckergenuss seien vielmehr zahlreiche Krankheiten in unserer Gesellschaft geschuldet. In den letzten 50 Jahren habe sich der Zuckerkonsum verdreifacht, und dieser Umstand sei verantwortlich für eine Pandemie von Fettleibigkeit, Stoffwechselveränderungen und Bluthochdruck. Zucker trage zu vermehrten Todesfällen durch Diabetes, Herzkrankheiten, Herzinfarkten, Bluthochdruck, Fettstoffwechselstörungen, Fettleibigkeit und Krebs bei. Zucker sei entzündungsfördernd und führe zu einer Nährstoffverarmung. Die Forschung hat gezeigt, dass Zucker – ebenso wie Alkohol, Morphium oder Heroin – die Belohnungszentren im Gehirn aktivieren kann.

Ich selbst kann bescheinigen, dass ich zwei Wochen lang unter Entzugssymptomen wie Kopfschmerzen, Reizbarkeit und Teilnahmslosigkeit litt, als ich meinen gewohnten Zuckerkonsum mit einem „kalten Entzug", also von jetzt auf gleich, beendete.

Nach Aussage der Amerikanischen Herzgesellschaft konsumiert der durchschnittliche erwachsene Amerikaner 22 Teelöffel, der durchschnittliche Teenager dagegen 34 Teelöffel Zucker täglich. Laut US-Landwirtschaftsministerium liegt der amerikanische Pro-Kopf-Verbrauch von Zucker bei knapp 71 kg im Jahr.

Obwohl Zucker in natürlichen Nahrungsmitteln wie Obst und Getreide vorkommt, stammt der meiste in den USA verzehrte Zucker aus industriell verarbeiteten Nahrungsmitteln.

Der Zuckerstoffwechsel

Die von Ernährungswissenschaftler und Projektleiter Dr. phil. Peter J. Havel von der University of California in Davis durchgeführte Studie zeigte, dass Fruktose und Glukose vom Körper in unterschiedlicher Weise verstoffwechselt werden.

Haushaltszucker oder Sucrose (Rohrzucker) ist ein Disaccharid, das zu 50 Prozent aus Glukose und zu 50 Prozent aus Fruktose besteht. Der Maissirup mit hohem Fruktosegehalt ist zwar auch ein Disaccharid, das in vielen Nahrungsmitteln – von Erfrischungsgetränken bis Müslis – verwendet wird, doch er besteht aus 55 Prozent Fruktose und 45 Prozent Glukose.

Glukose ist ein Einfachzucker (Monosaccharid); er ist ein Produkt der Fotosynthese und die primäre Energiequelle in jeder Körperzelle. Nur 20 Prozent der Glukose werden in der Leber verstoffwechselt, 80 Prozent werden von anderen Organen genutzt. Überschüssige Glukose wird in Glykogen umgewandelt und in der Leber oder im Muskel für den Energiebedarf des Körpers zur erneuten Umwandlung in Glukose gespeichert. Steigt der Blutzuckerspiegel an, wird vom Pankreas Insulin freigesetzt, das die Glukose als Energielieferant in jede Zelle schleust.

Fruktose

Fruktose ist ebenfalls ein Monosaccharid, ihre natürlichen Quellen sind Obst, Gemüse, Zuckerrohr und Honig. Sie kann in Nahrungsmitteln als freie Fruktose oder zusammen mit Glukose als Sukrose (Saccharose) vorliegen. Die Fruktose wird zu 100 Prozent in der Leber verstoffwechselt.

Nach Auffassung von Dr. Lusting ist Fruktose ein „chronisches, dosisabhängiges Lebertoxin", und im Gegensatz zur Glukose wird zusätzliche, das heißt im Übermaß aufgenommene Fruktose als Fett gespeichert. Forscher machen geltend, dass übermäßiger Fruktosekonsum zu einer Vergiftung der Leber führen kann, ähnlich der, die man bei der alkoholischen Leberkrankheit beobachtet.

In einer Studie wurden fettleibige Männer und Frauen, die 25 Prozent ihrer Kalorien über Getränke zuführten, die entweder mit Glukose oder Fruktose gesüßt waren, über einen Zeitraum von zehn Wochen beobachtet. In beiden Gruppen kam es zur Gewichtszunahme, doch die Fettverteilung war unterschiedlich. In der Fruktosegruppe sammelte sich das Fett am Bauch, in der Glukosegruppe verteilte es sich unter der Haut (subkutan) über den ganzen Körper.

Bauchfett gilt als hoher Risikofaktor für Herzerkrankungen und Diabetes. Und überdies hatte die Fruktosegruppe höhere Gesamtcholesterin- und LDL-Werte (das „böse" Cholesterin) sowie im Vergleich zur Glukosegruppe häufiger eine Insulinresistenz.

Vielen Hashimoto-Patienten kommt die Einschränkung der Fruktosezufuhr und eine kohlenhydratarme oder kohlenhydratfreie Ernährung sehr zugute. Ein Übermaß an Fruktose kann für die Leber belastend sein, die pathogenen Bakterien und Hefen werden angefüttert und jagen den Blutzuckerspiegel in die Höhe.

Da bei SCD und GAPS Obst im Allgemeinen nicht eingeschränkt wird, bediente ich mich nach Beginn der Diät weiterhin beim Obst recht großzügig – und mein Heilungsprozess kam zum Stillstand. Da Proteusbakterien Fruktose vergären, lieferte ich ihnen im Grunde mehr als genug Nahrung, obwohl ich so viele Dinge mied und die Diät hundertfünfzigprozentig einhielt. Für mich kam der bahnbrechende Durchbruch mit der verringerten Zufuhr von Fruktose; das half mir, die Blutzuckerschwankungen, die Fehlbesiedlung des Darms und die Angstzustände zu überwinden.

Wie viel Fruktose ist zu viel?

Der bekannte naturheilkundliche Arzt Dr. Mercola rät, den Fruktosekonsum bei den meisten Menschen auf 25 mg täglich zu begrenzen. Für diejenigen, die zu einer Risikogruppe gehören oder bereits krank sind, wäre es klug, ihn auf 10 bis 15 mg täglich zu senken.

Wie viel Fruktose steckt in Ihren Nahrungsmitteln?

Nahrungsmittel	*Portionsgröße*	*Fruktose (in Gramm)*
Limetten	1 mittelgroße	0
Zitronen	1 mittelgroße	0,6
Cranberrys	1 Tasse	0,7
Passionsfrucht	1 mittelgroße	0,9
Pflaume	1 mittelgroße	1,2
Guave	2 mittelgroße	2,2
Dattel	1 mittelgroße	2,6
Cantaloupe-Melone	1/8 einer mittelgroßen Melone	2,8
Himbeeren	1 Tasse	3,0
Clementinen	1 mittelgroße	3,4
Kiwi	1 mittelgroße	3,4
Brombeeren	1 Tasse	3,5
Sternfrucht	1 mittelgroße	3,6
Kirschen (süß)	10 Stück	3,8
Erdbeeren	1 Tasse	3,8
Kirschen (sauer)	1 Tasse	4,0
Ananas	1 Scheibe	4,0
Honig	1 Teelöffel	4,0
Grapefruit	½ mittelgroße	4,3
Boysenbeeren	1 Tasse	4,6

Nahrungsmittel	*Portionsgröße*	*Fruktose (in Gramm)*
Mandarine	1 mittelgroße	4,8
Nektarine	1 mittelgroße	5,4
Pfirsich	1 mittelgroßer	5,9
Orange	1 mittelgroße	6,1
Papaya	½ mittelgroße	6,3
Honigmelone	⅛ einer mittelgroßen Melone	6,7
Banane	1 mittelgroße	7,1
Heidelbeeren	1 Tasse	7,4
Datteln (Medjoul)	1 mittelgroße	7,7
Apfel	1 mittelgroßer	9,5
Kakifrucht	1 mittelgroße	10,6
Wassermelone	1/16 einer mittelgroßen	11,3
Birne	1 mittelgroße	11,8
Rosinen	¼ Tasse	12,3
Trauben	1 Tasse	12,4
Mango	½ mittelgroße	16,2
Aprikosen, getrocknet	1 Tasse	16,4
Feigen, getrocknet	1 Tasse	23

Adaptiert nach *www.mercola.com*

Natürliche Süßungsmittel wie Agavendicksaft, Honig usw. enthalten ebenfalls Fruktose, daher dürfen sie nur eingeschränkt verwendet werden. Dr. Mercola empfiehlt stattdessen Stevia oder Glukose, die als Dextrose im Handel ist.

Wer gesund bleiben will, sollte also um Haushaltszucker einen Bogen machen. Wer vermutet, dass er unter einer bakteriellen Infektion oder einer Überwucherung mit Candida leidet, muss seinen Fruktosekonsum (Obst und Honig), Nüsse und Backwaren sechs bis zwölf Wochen lang einschränken, um die pathogenen Erreger auszuhungern.

Ballaststoffarme Diät

Der Schwerpunkt der ballaststoffarmen Diät liegt auf leicht verdaulichen Nahrungsmitteln und auf einer entschleunigten Darmpassage. Diese Diät wird bei Divertikulitis, Morbus Crohn, Colitis ulcerosa und Darmentzündung eingesetzt.

Zu den ballaststoffarmen Nahrungsmitteln gehört weich gekochtes Fleisch. Auch die meisten Gemüse werden weich gekocht und nur wenige roh gegessen. Säfte sind erlaubt, allerdings nur ohne Fruchtfleisch. Alle samenhaltigen Gemüse wie Beeren oder Tomaten sollten gemieden werden; Popcorn ebenfalls.

Rohes Gemüse	Gekochtes/ Entsaftetes Gemüse	Obst	Protein	Fett
Kopfsalat Gurken Zwiebeln Zucchini	gelbe Zucchini Spinat Kürbis Aubergine Kartoffeln grüne Bohnen Brechbohnen Spargel Rote Bete Karotten	Apfelmus Fruchtsaft (ohne Fruchtfleisch) reife Bananen Cantaloupe Melonen Papaya Pfirsich Pflaumen	Gekochtes Fleisch (zart und weich, nicht zäh) Eier	Butter Öle sämige Soßen

Erlaubte Nahrungsmittel der ballaststoffarmen Diät

Bei der ballaststoffarmen Basisdiät sind auch Brot, Milch und Milchprodukte erlaubt, Letztere werden für Hashimoto-Patienten nicht empfohlen. Wurstwaren, Nussbutter mit Nussstückchen, Nüsse, Bohnen, Tofu und Erbsen sind zu meiden. Stark gewürztes Essen, stückige Würzsoßen und Schokolade auch nicht. Die gesamte Ballaststoffzufuhr sollte auf 10–15 g täglich begrenzt werden.

Diäten, die symptomauslösende Nahrungsmittel meiden

Eine Diät, die darauf abzielt, symptomauslösende Nahrungsmittel zu meiden, ist oft sehr hilfreich, um eine Autoimmunerkrankung zum

Stillstand zu bringen, allerdings funktioniert das auch nur so lange, wie man sie befolgt.

Es gibt Berichte über eine Ernährung ohne Milch und Milchprodukte, Gluten, Eier, Jod, Nachtschattengemüse und andere Nahrungsmittel, die die Ausheilung einer Hashimoto-Thyreoiditis unterstützen. Manchen Betroffenen geht es vielleicht schon besser, wenn sie nur Gluten meiden, anderen kommen besser ohne Milch und Milchprodukte zurecht und wieder andere müssen viele verschiedene Nahrungsmittel weglassen.

Am besten ist es, die auslösenden Nahrungsmittel mithilfe einer Eliminationsdiät herauszufinden, anstatt sich blind auf eine dieser Diätformen einzulassen. Hinzu kommt, dass es bei den meisten Betroffenen vielleicht nur zu einer Besserung und nicht zu einer Ausheilung kommt, wenn das jeweilige Konzept nicht mit nährstoffreichem Essen und Probiotika kombiniert wird, um die Durchlässigkeit der Darmwand zu beseitigen.

Empfehlenswerte Nahrungsmittel

Im Zusammenhang mit einer Diät denken wir im Allgemeinen daran, was wir nicht essen dürfen. Der andere Schwerpunkt einer Ernährungsform zu Heilzwecken ist jedoch das, was wir hinzunehmen. Man kann es dabei bewenden lassen, verschiedene verdächtige Nahrungsmittel zu meiden und weiterhin unter einem Mangel an „guten“ Bakterien und Nährstoffen zu leiden, sodass die Schilddrüse und der Darm (indem ein hoher Prozentsatz des Immunsystems angesiedelt ist), nicht ausheilen können.

Diätprogramme, deren Schwerpunkt nur auf dem Vermeiden liegt, sind nicht so erfolgreich wie Programme, bei denen berücksichtigt wird, was ersetzt werden muss, um die optimale Funktionsweise beziehungsweise optimale Funktionswerte wiederherzustellen.

Zu einer Heilernährung bei Hashimoto gehören unbedingt Knochen- und Fleischbrühen, Gelatine, Protein, gesättigte Fette und fermentierte Nahrungsmittel, damit die Darmschleimhaut wiederhergestellt wird. Fleisch, Leber und Gemüsesäfte helfen, die verloren gegangenen Nährstoffe wiederaufzufüllen. Fermentierte Nahrungsmittel wie milchsauer vergorener Kohl (Sauerkraut), Kokoskefir (fermentiertes Kokoswasser) und Gemüse sollten im Mittelpunkt dieser Ernährung stehen. Zur Förderung eines heilsamen basischen Milieus sollte ausreichend Gemüse gegessen werden.

Wenn Sie sich aus diesem Buch nur eine Maßnahme heraussuchen müssten, um sie auszuprobieren, würde ich Ihnen empfehlen, Gemüse, das auf traditionelle Art fermentiert wurde, in Ihren Speiseplan aufzunehmen. Damit dringen Sie am besten zur Grundursache vor – der gestörten Darmflora.

Bevor es Kühlschränke gab, zählte man bei der traditionellen Nahrungszubereitung auf das Fermentieren von Gemüse, damit es nicht verdarb. In den meisten Kulturen ernährten sich die Menschen die meiste Zeit des Jahres von fermentiertem Gemüse. Es steckte voller „guter" Lactobazillen, die sich symbiotisch entwickelt haben, um uns gesund zu erhalten. Nach Meinung von Dr. Mercola enthält Sauerkraut vielleicht eine Billion nützliche koloniebildende Einheiten von Keimen pro Portion im Vergleich zu den 10 Milliarden, die in einer normalen Kapsel eines hoch dosierten teuren Probiotikums enthalten sind.

Zum Fermentieren werden die Gemüse geschnitten und mit Meersalz bestreut, manchmal werden auch Wasser oder Starterkulturen zugegeben. Dann werden sie für eine bis zwei Wochen in Einweckgläser oder andere Behälter gefüllt und luftdicht verschlossen. Die gesunden Bakterien, die sich normalerweise auf dem Gemüse befinden, vergären es, wodurch ein charakteristischer saurer Geschmack entsteht. Ist der Gärungsprozess abgeschlossen, beginnen diese Bakterien abzusterben. Durch Kühlung wird der Gärungsprozess verlangsamt, daher müssen vergorene Nahrungsmittel im Kühlschrank aufbewahrt werden, damit die „guten" Bakterien erhalten bleiben.

Fermentiertes Gemüse ist nicht dasselbe wie das Sauerkraut aus dem Supermarkt, das Essig enthält und pasteurisiert wurde, damit es frei von jeglicher nützlichen Mikroflora ist. *Wild Fermentation* (zu Deutsch etwa: „Wilde Fermentation") von Sandor Katz und *The Body Ecology* von Donna Gates sind ausgezeichnete Bücher mit Rezepten für vergorene Gemüse. (Leider sind beide nur in englischer Sprache erhältlich; Anm. d. Übers.) Zusätzlich ist es Ihnen vielleicht möglich, rohes, mit lebenden Kulturen fermentiertes Gemüse beim Bauern, im Naturkostladen oder in Genossenschaftsläden zu kaufen. Ich beziehe mein Sauerkraut voller nützlicher Mikroorganismen immer vom gleichen Bauernhof.

Fermentiertes Kokosfleisch und Kokoswasser sind ebenfalls köstliche Alternativen.

Das Buch *Digestive Wellness* von Dr. Liz Lipski (zu Deutsch etwa: „Wellness für das Verdauungssystem", leider nur in englischer Sprache erhältlich) ist sehr empfehlenswert.

Empfehlungen

Der umfassendste ernährungstherapeutische Ansatz wäre der folgende:

1. 1 bis 2 Wochen lang Elementardiät, dann
2. 1 bis 4 Wochen ballaststoffarme, FODMAP-arme Diät zur Ausheilung des Darms (GAPS Heilernährung/Einführung), gefolgt von einer
3. Einführungsdiät, bei der alle vier Tage ein bei SCD oder GAPS erlaubtes Nahrungsmittel hinzukommt und die Symptome beobachtet werden,
4. 1 bis 2 Jahre lang eine vollständige modifizierte Paläo-Diät, SCD oder GAPS, und schließlich die
5. Wiedereinführung von Getreide mit geringer Allergenpotenz.

Die Elementarphase bestünde hauptsächlich aus flüssiger Ernährung unter Hinzunahme von Vitamin-, Mineralstoff- und Probiotika-Supplementen. Da es zu Gewichtsverlust kommen kann, ist diese Diät für Menschen mit Untergewicht eher nicht geeignet.

In der zweiten Phase kommen Suppen mit püriertem ballaststoffarmem Gemüse, weich gekochtem Fleisch, Säfte (überwiegend aus Gemüse), Gelatine, fermentiertes Kokoswasser und Probiotika dazu.

In der dritten Phase wird mit festeren Nahrungsmitteln begonnen, eventuell werden Verdauungsenzyme für die Proteinverdauung bei Fleischmahlzeiten zugegeben.

Allgemeine Empfehlungen für eine Ernährung zur Ausheilung des Darms

Beginnen Sie mit weich gekochten Nahrungsmitteln, die am leichtesten verdaulich sind: Suppen, gesottene, gekochte, pürierte Gemüse, Fleisch. Sobald Sie diese Nahrungsmittel vertragen, können Sie etwas roh püriertes Gemüse dazunehmen, dann leicht verdauliche Nahrungsmittel wie Avocado. Machen Sie auf diese Weise weiter mit geschältem rohem Obst bzw. Gemüse und schließlich mit ungeschältem Gemüse.

Alle gekochten Nahrungsmittel sollten weich gekocht sein und idealerweise alle paar Tage rotiert werden (das heißt, Sie essen sie nicht täglich, sondern in einem bestimmten Rhythmus, zum Beispiel jeden vierten Tag; Anm. d. Übers.). Gehen Sie erst zur nächsten Stufe über, wenn Sie keinen Durchfall und keine Blähungen mehr haben. Ein Vorschlag ist, pro Stufe eine Woche zu veranschlagen, wobei der Zeitraum je nach den Bedürfnissen des Betreffenden selbstverständlich manchmal länger oder kürzer sein kann.

Rohkost tut den meisten Menschen zwar sehr gut, doch ein Leaky-Gut-Syndrom muss zuerst ganz ausgeheilt sein, bevor Sie mit dem Verzehr beginnen. Gekochtes Gemüse ist leichter verdaulich, püriertes auch.

Hinzu kommt, dass Ballaststoffe wohl als gesund gelten, jedoch sehr schwer verdaulich sind. Der menschliche Organismus bildet keine Zellulase, das Enzym, das Ballaststoffe aufspaltet und ist diesbezüglich auf die „guten" Bakterien angewiesen. Das kann bei einer Dysbiose und/oder Überwucherung des Darms problematisch sein, da Ballaststoffe von den pathogenen Bakterien vergoren werden und es zu Nebenwirkungen und einem immunologischen Ungleichgewicht kommt.

Der Übergang zum „normalen" Essen

Mit Ausnahme der Body-Ecology-Diät, GAPS, SCD und Paläo-Diät sind die meisten in diesem Abschnitt besprochenen Ernährungsformen ernährungstherapeutische Maßnahmen und nicht für eine Fortsetzung über einen langen Zeitraum konzipiert. Nach einer Dauer von drei Monaten bis zwei Jahren kann der Betreffende unter Umständen wieder auf eine weniger restriktive Ernährung übergehen.

Ich glaube fest an Ernährungsweisen, die auf traditionell fermentierten Nahrungsmitteln beruhen wie die von der Weston-A.-Price-Stiftung propagierte und die Body-Ecology-Diät. Die Monosaccharid-Varianten wie GAPS, Paläo-Diät und SCD sind ebenfalls hilfreich, solange sie durch asureichend Gemüse ausgeglichen werden. Meine Urgroßmutter „Babcia Kasia", die auf einem Bauernhof in Polen lebte und die meiste Zeit ihres Lebens alle ihre Nahrungsmittel selbst traditionell zubereitete, war lebenssprühend und im Vollbesitz ihrer Kräfte, bis sie hochbetagt in ihren 90ern friedlich einschlief. Eine gute Faustregel kann sein: Was Ihre Urgroßmutter nicht essen würde, sollten Sie wahrscheinlich auch nicht essen. Und für alle Bewohner der westlichen Industrieländer gilt: Sie müssen eventuell noch weiter zurückgehen als bis zu Ihrer Urgroßmutter.

Rezepte und viele weitere Quellen gibt es im Internet. Es lohnt sich auch, sich in Buchhandlungen nach geeigneter Literatur umzusehen. Wer englisch liest, kann den „Companion Guide" herunterladen unter: *www.thyroidrootcause.org/guide*

Zusammenfassung des Kapitels

- Sie sollten Ihre individuellen Unverträglichkeiten durch eine auf Sie abgestimmte Eliminationsdiät herausfinden.
- Modifizierte Arten der Monosaccharid-Diät sind zur Ausheilung des Darms hilfreich.
- Die Elementardiät ist hilfreich bei einer bakteriellen Überwucherung des Darms.
- Zur Ausheilung müssen tierisches Protein, Knochenbrühe, Fette und fermentierte Nahrungsmittel ergänzt werden.
- Fermentierte Gemüse sind sehr wichtig.
- Und noch einmal: Fermentierte Gemüse sind sehr wichtig!

„Um uns zu verändern,
müssen wir krank und müde
und der Krankheit müde sein."
Autor unbekannt

19. Nahrungsergänzungen

Zusätzlich zur Ernährung können Nahrungsergänzungen Ihren Genesungsweg unterstützen, insbesondere, wenn Ihre Verdauung ernsthaft gestört ist und Sie daher nicht genügend Nährstoffe aus der Nahrung aufnehmen können. Später können Sie sie unter Umständen wieder absetzen, sobald Ihre Verdauungsprobleme behoben sind und Sie sich ausgewogen ernähren.

„Langsam, aber stetig"

Man sollte immer nur mit einer Nahrungsergänzung in geringer Dosierung beginnen. Vitamine und Kräuter sind sicher nicht ganz unbedenklich, auch wenn sie „natürlichen Ursprungs" sind. (Sie wissen ja, auch Arsen ist eine natürliche Substanz!) Sie sollten also mit der Einnahme eines einzigen, niedrig dosierten Supplements beginnen, anstatt gleich mit der vollen Dosis sechs verschiedener Nahrungsergänzungen gleichzeitig einzusteigen. So können Sie zum Beispiel 200 µg Selen einnehmen und einige Tage beobachten, wie Sie es vertragen, bevor sie sich entschließen, die Dosis auf 400 µg zu erhöhen. Wenn Sie merken, dass Sie auch 400 µg vertragen, können Sie mit einem weiteren Supplement beginnen.

Durch diese Methode erhöht sich die Wahrscheinlichkeit, Nebenwirkungen abzufangen, bevor sie sich zu stark ausprägen, und sie hilft Ihnen dabei, die verantwortliche Substanz herauszufiltern, ohne dass Sie die Einnahme aller anderen Nahrungsergänzungen unterbrechen müssen und das Vorankommen verzögert wird.

Als klinische Pharmazeutin arbeite ich gerne mit der sogenannten Naranjo-Kausalitätsskala; sie hilft mir zu bestimmen, ob eine bestimmte Substanz eine Nebenwirkung verursacht oder nicht.

Die modifizierte Naranjo-Kausalitätsskala	*Ja*	*Nein*	*Weiß nicht*
Gibt es frühere Berichte über diese Reaktion?	+1	0	0
Trat die Reaktion nach Verabreichung der verdächtigten Substanz ein?	+2	−1	0
Ließ die Reaktion nach, als die Substanz abgesetzt oder ein Gegenmittel/Antidot gegeben wurde?	+1	0	0
Trat die Reaktion bei Wiederansetzen der Substanz erneut auf?	+2	0	0
Gibt es andere mögliche Ursachen für diese Reaktion?	−1	+2	0
Trat die Reaktion nach unbeabsichtigtem Kontakt mit der Substanz auf?	+1	−1	0
Kam es bei Erhöhung der Dosis zu einer schwereren oder bei Verringerung der Dosis zu einer leichteren Reaktion?	+1	−1	0
Hatten Sie bei einer früheren ähnlichen Maßnahme eine ähnliche Reaktion?	+1	0	0
Gab es dafür eine Bestätigung durch einen objektiven Nachweis (Laborergebnis, Blutdruck)?	+1	0	0

Schlüssel: >8 = eindeutig, 4–7 = glaubhaft, 1–3 = möglich, 0 = zweifelhaft
Adaptiert aus: *The Naranjo Causality Scale, 1981*

Nicht alle Nahrungsergänzungen sind gleich!

Die Produzenten von Vitaminen und Nahrungsergänzungen unterliegen bei der Herstellung und der Kennzeichnungspflicht nicht denselben strengen Anforderungen wie dies im Arzneimittelbereich der Fall ist. Das führt dazu, dass in manchen Supplementen die auf dem Etikett angegebenen Bestandteile gar nicht oder in zu hoher oder zu niedriger Dosierung enthalten sind. In manchen Fällen können sie auch Substanzen enthalten, die gar nicht angegeben sind. Hinzu kommt, dass viele der bei den Eigenmarken von Drogerien verwendeten Trägerstoffe Überempfindlichkeitsreaktionen auslösen sowie eine ordnungsgemäße Resorption der Wirkstoffe verhindern können.

Von Zeit zu Zeit tauchen auch Berichte über die Toxizität von schlecht überwachten Nahrungsergänzungen auf, und viele der im Umlauf befindlichen Produkte sind schlicht das Geld nicht wert und gesundheitlich wirkungslos.

Es kommt auf die Rezeptur an

Für Mineralstoffsupplemente gibt es verschiedene Rezepturen. Zink steht zum Beispiel als Zinkoxid, Zinkzitrat, Zinkgluconat und Zinkpicolinat zur Verfügung. In der Picolinatform ist die Bioverfügbarkeit von Zink- und Chromsupplementen am besten. Die Einnahme mit Nahrung (also zum Essen) und mit Vitamin C erhöht die Resorption ebenfalls. Dasselbe gilt für Ferritin. Es sollte ebenfalls nach den Mahlzeiten zusammen mit Vitamin C eingenommen werden.

Ich habe selbst viele verschiedene Produkte ausprobiert; diejenigen, die ich nachfolgend empfehle, nehme ich selbst ein.

Country Life stellt Produkte her, die weder Gluten noch Milch und Milchprodukte, Soja, Mais, Hefe und Zucker enthalten. Ich nehme Selen (L-Selenmethionin, 200–400 µg), Biotin (5000 µg) und Vitamin D_3 (5000 IE) von diesem Hersteller ein.

Ortho Molecular Produsts: Nur in Apotheken erhältlich, größtenteils hypoallergen. Das ist der einzige Hersteller, der alkoholfreie Süßholztropfen vertreibt, die ich jeden Morgen verwende.

Standard Process: Dieser Hersteller für Vollwerternährung vertreibt seine Produkte nur an Fachleute im Gesundheitswesen. Obwohl die Produkte nicht als gluten- und milcheiweißfrei zertifiziert sind, weil Weizenkeime als Ausgangsbasis für andere Produkte verwendet werden, reagiere ich auf das Produkt Drenatrophin PMG nicht und habe daher keine Bedenken. Die meisten dieser Nahrungsergänzungen stammen aus Vollwertnahrungsquellen, deren Bioverfügbarkeit meiner Meinung nach am besten ist. Die Firma arbeitet jedoch weiter daran, die Produkte ohne Gluten, Milcheiweiß und Soja herzustellen.

Rock Creek Pharmaceuticals: Anatabin-Lutschtabletten sind ein unter dem Namen Anatabloc vertriebenes Nahrungsergänzungsmittel. Diese Nahrungsergänzungen sind frei verkäuflich, ihr Herstellungsprozess und die klinische Forschung haben jedoch Arzneimittelqualität. (Achtung: In Deutschland verlangen Apotheken für aus den USA bezogene Nahrungsergänzungen in der Regel ein ärztliches Rezept; Anm.

d. Übers.) Für Personen, die eventuell die Originalrezeptur mit Pfefferminze nicht vertragen, empfehle ich die nichtaromatisierte Variante. Die Firma entwickelt derzeit zusätzlich hypoallergene Produkte.

Pure Encapsulations: Die meisten der Produkte dieses Herstellers, zum Beispiel alle Nahrungsergänzungen, sind rein, hypoallergen und enthalten weder Gluten, noch Milcheiweiß oder andere Trägerstoffe, die zu Unverträglichkeiten führen oder die Resorption stören können. Bei der Herstellung gelten sehr hohe Qualitätsstandards, die Kontrolle ist engmaschig und jedes Produkt durchläuft ein ausgedehntes Testprogramm, wozu die Überprüfung des Wahrheitsgehalts der Angaben auf dem Etikett, die Wirkungsstärke und die Substanzreinheit durch externe Prüflabors gehört. Produkte von Pure Encapsulations sind (auch in Deutschland) über Apotheken, aber auch über das Internet zu beziehen.

Ich nehme Betain mit Pepsin, N-Acetyl-Cystein, L-Glutamin, Vitamin B_{12}, Daily Stress Formula (Nebennierenadaptogene), Zinkpicolinat und Kurkumin mit Piperin ausschließlich von dieser Firma ein. Pure Encapsulations stellt auch Aminosäuren, Nachtkerzenöl, Verdauungsenzyme, Lebertran und viele andere qualitativ hochwertige Produkte her. Wenn ich auswärts esse, nehme ich vorsorglich auch ein Ergänzungsmittel für die Verdauung ein, falls ich versehentlich mit Gluten und/oder Milch und Milchprodukten in Kontakt komme. Es verringert meine Reaktionen auf Gluten sowie Milch und Milchprodukte, schaltet sie aber nicht aus.

Probiotika

Als Pharmakologin rate ich meinen Kunden immer: „Fangen Sie klein an und machen Sie langsam weiter“, wenn sie mit Supplementen beginnen. Das gilt ganz besonders für Probiotika, da sie zu einer erheblichen Herxheimer-Reaktion führen können. Von der absterbenden pathogenen Flora, die von den „guten“ Bakterien der Probiotika verdrängt wird, werden Endotoxine freigesetzt, die weitere Entzündungen und autoimmun bedingte Schäden nach sich ziehen. Da der Spiegel der alkalinen Phosphatase bei Hashimoto-Patienten anfangs meist niedrig ist, kann schon der tägliche, durch die normale Lebensdauer bedingte Anfall von Endotoxinen nicht bewältigt werden, umso weniger dann die massiven Mengen, die freigesetzt werden, wenn die Bakterien mit hoher Geschwindigkeit abzusterben beginnen.

Dennoch enthalten die meisten in Reformhäusern und Naturkostläden erhältlichen Probiotika nur die Erhaltungsdosen an nützlichen Bakterien, die zu gering sind, um sich heilend auf die Darmflora auswirken zu können. Ein besonders teures hochwirksames Probiotikum mag vielleicht aus 10 Milliarden Kolonien bildender Einheiten (CFU) bestehen, doch die minimale therapeutische Dosis zur Beeinflussung der Darmflora liegt bei 60 Milliarden.

Erwachsenen würde ich empfehlen, mit 10 Milliarden zu beginnen und die Dosis alle paar Tage zu steigern, bis es zur Herxheimer-Reaktion kommt.

Ich habe viele verschiedene Probiotika ausprobiert und manche davon waren reine Geldverschwendung. Für eine deutliche Veränderung der Darmflora empfehle ich:

- Probiotic-5, eine qualitativ hochwertige, viele Stämme enthaltende Probiotika-Linie mit 10 Milliarden CFU, sowie Probiotic 50B, eine 50 Milliarden CFU-Dosis von *Pure Encapsulations*. Diese wären ein guter Anfang, reichen vielleicht aber noch nicht ganz aus. Je nachdem wie hoch der Grad der Darmdysbiose ist, kratzen die 60 Milliarden eventuell noch nicht einmal an der Oberfläche.
- VSL 3 ist ein Probiotikum von *Sigma-Tau*, mit vielen Stämmen in therapeutischer Dosis und Arzneimittelqualität. Die Verbesserung der bakteriellen Flora und die Prognose bei Colitis ulcerosa und Reizdarmsyndrom sind untersucht. VSL 3 enthält 450 Milliarden CFU pro Dosis. Um auf diese Menge zu kommen, müsste man 45 Kapseln der in Reformhäusern und Naturkostläden verkauften Produkte zu sich nehmen. (Geht man von rund 40 Euro für 60 Kapseln aus, würden Sie alle vier Tage etwa 120 Euro ausgeben!) (Die Preise sind von Dollar in Euro umgerechnet und entsprechen dem bei uns tatsächlich zu zahlenden Preis sicher nicht in dieser Höhe; Anm. d. Übers.)

Manchmal muss vielleicht sogar im CFU-Billionenbereich supplementiert werden. Das ergibt durchaus Sinn, sind doch im Darm etwa 100 Billionen Bakterien, Hefen und andere Mikroben angesiedelt. Für ein ordnungsgemäß funktionierendes Immunsystem muss eine ausgeglichene Darmflora zu etwa 85 Prozent aus nützlichen und zu 15 Prozent aus pathogenen Bakterien bestehen.

Man hat festgestellt, dass der menschliche Darm zwischen 7 und 50 Prozent Gram-negative Bakterien beherbergt. Es ist nicht klar, wie viele CFU an nützlichen Bakterien man benötigt, um 1 CFU an pathogenen Bakterien zu verdrängen. Die Zufuhr von 1 Billion CFU an nützlichen Bakterien hört sich nach viel an, mag jedoch angesichts der 16–50 Billionen an pathogenen Keimen, die bei einer Darmdysbiose vorliegen können, verschwindend gering erscheinen.

Probiotische Supplemente scheinen sich nicht dauerhaft in unserem Darm anzusiedeln und werden als übergangsweise beschrieben. Die VSL 3-Stämme, zum Beispiel, leben bis zu drei Wochen im Darm, bis „Verstärkung" in Form von zusätzlichen Probiotika nachgeschoben werden muss. Achtung: Viele Probiotika werden mit Gluten, Milch und Milchprodukten sowie Soja hergestellt.

Nützliche Bakterienarten in rohen milchsauer vergorenen Gemüsen enthalten Berichten zufolge Billionen von CFU pro Dosis und, obwohl sie eigentlich keine Nahrungsergänzungen sind, sind sie tatsächlich die Superstars bei der Bewältigung der Dysbiose und sollten vor allem anderen Bestandteil des Therapieplans sein.

Der größtmögliche therapeutische Nutzen aus Nahrungsergänzungen

Als Pharmazeutin und Patientin weiß ich, dass es sehr schwierig ist, sich an einen Medikamenten- bzw. Ergänzungsmittelplan zu halten. Compliance-Studien zeigen, dass ein von einem Fachmann empfohlenes Präparat dem Patienten in vielen Fällen aus mehreren Gründen nicht hilft – hauptsächlich, weil er nicht ausreichend informiert wird –, obwohl wir sehr genau wissen, wie eine Krankheit zu behandeln ist!

1. Der Patient besorgt sich das Präparat gar nicht.
2. Der Patient besorgt das falsche Präparat, nimmt die falsche Dosis oder das falsche Medikament oder Supplement.
3. Der Patient besorgt zwar das richtige Präparat, nimmt es aber falsch ein.
4. Der Patient besorgt das richtige Präparat und weiß, wie es einzunehmen ist, vergisst aber, es einzunehmen, und nimmt es nur sporadisch.

(Kennen Sie diesen alten Witz? Ein Mann geht zum Arzt und sagt, die Zäpfchen, die er ihm verschrieben habe, wirkten nicht gegen seine Verstopfung. Verdutzt fragt ihn der Arzt: „Wie nehmen Sie sie denn ein?" Der Patient antwortet: „Ich schlucke sie natürlich, was würde man sonst mit ihnen machen?")

Sie können Hunderte von Euros für wirklich großartige Präparate ausgeben, aber wenn Sie sie nicht richtig (oder gar nicht) einnehmen, könnten Sie das Geld auch gleich aus dem Fenster werfen.

Manche Medikamente und Ergänzungsmittel werden zusammen mit anderen Ergänzungsmitteln oder Nahrungsmitteln nicht resorbiert. Bei anderen ist es genau umgekehrt, sie werden dann besser resorbiert. Wieder andere müssen vielleicht mehrmals täglich zu unterschiedlichen Zeiten genommen werden, weil sie müde oder wach machen.

Insbesondere bei Schilddrüsenhormonen gibt es eine Reihe von Einschränkungen: Sie müssen auf nüchternen Magen, eine halbe Stunde vor dem Essen eingenommen werden, und der Abstand zur Einnahme von Eisen, Kalzium und Magnesium (die die Hormonresorption vermindern können) muss mindestens vier Stunden betragen.

Bis es Ihnen wieder besser geht, nehmen Sie unter Umständen viele Ergänzungsmittel ein. Da kann es schwierig sein, den Durchblick zu behalten. Für mich war es auf jeden Fall schwierig. Ich lege Ihnen die Anschaffung einer Tablettenbox sehr ans Herz. Die stapelbaren mag ich am liebsten, ich kann sie in meine Tasche stecken, wenn ich Ergänzungsmittel in die Arbeit oder für unterwegs mitnehmen muss. Die Einnahme der Supplemente mit einer Gewohnheit (wie Zähneputzen, Tee kochen) zu verbinden, die Sie bereits haben, kann auch hilfreich sein. Sie können sich auch von Ihrem Handy oder Smartphone an die Einnahme erinnern lassen. In den USA gibt es sogar kostenlose Apps der Pharmaindustrie für das Smartphone.

So könnte ein Einnahmeplan aussehen

Morgens (auf nüchternen Magen)

Im Bad, in der Nähe der Zahnbürste, direkt vor dem Zähneputzen nehmen

- Schilddrüsenhormone (am besten 30 Minuten vor dem Essen)
- Selen 200–400 µg
- Vitamin E 400 IE
- Süßholz Tropfen
- Nebennieren-Adaptogene

Im Kühlschrank, neben Ihren Frühstückssachen

- Probiotika

Zum Frühstück (neben dem Teekocher)
- Betain mit Pepsin (nach einer proteinhaltigen Mahlzeit)
- Glutaminpulver: 5 g im Tee (hat keinen Eigengeschmack)

Mittags (am besten zum Essen)
Packen Sie die Supplemente zu Ihrem Vesper dazu. Anmerkung: Erst nach dem Essen einnehmen. NAC verursacht auf leeren Magen Magenschmerzen.
- Zinkpicolinat 25–50 mg
- B-Komplex
- N-Acetyl-Cystein (NAC) 1,8 g
- Betain mit Pepsin
- Ferritin (nur wenn der Abstand zu den morgens eingenommenen Medikamenten vier Stunden oder mehr beträgt)
- Fischöl
- Biotin 5000 µg
- Vitamin D_3 5000 IE

Abends (am besten zum Essen)
- Betain mit Pepsin
- Ferritin (wenn der Abstand zu den mittags eingenommen Medikamenten vier Stunden oder mehr beträgt)
- Haben Sie mittags die Einnahme vergessen, können Sie sie abends nehmen, die B-Vitamine können jedoch anregend wirken.

Vor dem Schlafengehen (kann beruhigend wirken)
- Magnesium

Leitfaden für Nahrungsergänzungen

Anmerkung: Diese Angaben wurden nicht von der amerikanischen Zulassungsbehörde geprüft. Die angegebenen Präparate dienen weder zur Diagnose, Behandlung oder Heilung noch zur Verhütung einer Krankheit.

Name	*Erklärung*	*Nebenwirkungen*	*Anmerkungen*
Nebennieren-Adaptogene	Unterstützt die Nebennierenfunktion		Es gibt verschiedene Rezepturen; Inhaltsstoffe auf Unverträglichkeiten überprüfen
Anatabin	Alkaloid aus dem Tabak, zur Entgiftung von Lipopolysacchariden; hemmt Entzündungen	Kann sich auf Leberwerte auswirken; sollte überwacht werden; Vorsicht bei Unverträglichkeit von Nachtschattengewächsen	3–4 x tägl. einnehmen
Vitamin B_{12}	Richtige Entwicklung der Villi; Proteinverdauung und vieles andere	Hellgelbe Verfärbung des Urins	Sublinguales (unter die Zunge zu gebendes) B_{12} kann besser resorbiert werden, speziell bei gastrointestinalen Problemen
Betain mit Pepsin	Unterstützt die Proteinverdauung	Brennen im Hals; nicht bei Geschwüren einnehmen!	Zu proteinhaltigen Mahlzeiten einnehmen
Chrom	Notwendiger Nährstoff für die Schilddrüsenfunktion	Kann zu Benommenheit/Schläfrigkeit führen	
Kurkumin	Hemmt Entzündungen		Sehen Sie sich nach resorbierbaren Rezepturen um
Vitamin D, 5000 IE	Hemmt Entzündungen, Autoimmunprozesse		Idealerweise über die Sonne, Supplemente können sekundär sein. Spiegel kann bestimmt werden
Vitamin E, 400 IE	Antioxidans; Synergist von Selen; verbessert die Haut	Kann blutverdünnende Wirkung haben	
Glutamin	Unterstützt die Wiederherstellung der Darmschleimhaut	Unruhe	

Name	*Erklärung*	*Nebenwirkungen*	*Anmerkungen*
Ferritin	Eisenmangel; niedriger Ferritinspiegel; Haarausfall	Kann Verstopfung verursachen	Vier Stunden Abstand zu Schilddrüsenmedikamenten; sollte nach Mahlzeiten genommen werden; mit Vitamin C, Säurebildung fördert die Resorption. Vorsicht vor Überdosierung!
N-Acetyl-Cystein	Unterstützt die Wiederherstellung der Darmschleimhaut; Antioxidans; Leberfunktion; unterstützt die Beseitigung pathogener Bakterien	Magenschmerzen bei Einnahme auf nüchternen Magen	Zu den Mahlzeiten nehmen!
Süßholz	Antivirale Eigenschaften; hilft bei Nebennierenerschöpfung den Cortisolspiegel zu „strecken"	Kann den Blutdruck erhöhen; nicht bei Bluthochdruck einnehmen	
Magnesium	Unterstützt die Wiederherstellung des DHEA-Spiegels	Durchfall, Schläfrigkeit	Verarmung durch Fluorid; die meisten Menschen haben einen Mangel
Omega 3 oder Lebertran/ Dorschleberöl	Hemmt Entzündungen; verbessert den Zustand der Haut	Kann blutverdünnende Wirkung haben	Achten Sie auf Rezepturen ohne Quecksilber
Probiotika	Laktobazillusmangel; LB unterstützt mit Enzymen die Verdauung, verbessert die Immunfunktion, gleicht die pathogene Flora aus	Übelkeit, Erbrechen, Herxheimer-Reaktion	Probiotika-Spiegel kann durch Stuhltests bestimmt werden (umfassende Verdauungsstuhlanalyse, DANN-Stuhlanalyse [GI-Effects])

Name	*Erklärung*	*Nebenwirkungen*	*Anmerkungen*
Proteolytische Enzyme (Systemisch)	Vermindern zirkulierende Immunkomplexe von Proteinen, die zu Antigenen werden können	keine	Zwischen den Mahlzeiten einnehmen
Saccaramyces boulardii	Erhöht SIgA; unterstützt die Beseitigung pathogener Bakterien aus dem Körper	Mit anderen Probiotika kombinieren; muss eventuell höher dosiert werden als auf der Packung angegeben	
Selen, 200 µg	Antioxidans; senkt TPO-AK; unterstützt die Umwandlung von T_4 in T_3; wird aus Multivitaminpräparaten und Paranüssen nicht richtig resorbiert	Berichte über Toxizität bei übermäßig hohen Dosen; Knoblauchgeruch ist ein Zeichen dafür	Jodmangel muss sicher ausgeschlossen werden; kann Hypothyreose verschlechtern, wenn es bei offenkundigem Jodmangel gegeben wird; auf nüchternen Magen zusammen mit Vitamin E nehmen
Zink	Zur Umwandlung von T_4 in T_3 erforderlich; Mangel aufgrund von Resorptionsstörung bei Hashimoto und Zöliakie, im großen Blutbild als niedriger Spiegel der alkalischen Phosphatase zu sehen	Kann in Dosen über 30 mg/tgl. zu Kupfermangel führen Selbsttest auf Flüssigkeitsmangel: Haben Sie genügend Speichel im Mund? Zinkpicolinat wird am besten resorbiert; zu den Mahlzeiten mit Vitamin C einnehmen	

„Die wissenschaftliche Methode umfasst folgende Schritte ... Sie stellen eine Frage, betreiben Forschung, stellen eine Hypothese auf, überprüfen Ihre Hypothese, analysieren die Daten und ziehen eine Schlussfolgerung."

20. Testmöglichkeiten

Laboruntersuchungen, das Überwachen von Symptomen und Basaltemperatur sowie das Führen eines Tagebuchs helfen Ihnen festzustellen, um welche Probleme es sich bei Ihnen handelt und wie sie anzugehen sind. Blutwerte geben Aufschluss darüber, ob Ihre Maßnahmen greifen und welches die passende individuelle Vorgehensweise ist.

Schilddrüse

Die Werte von TSH, freiem T_3 und freiem T_4 helfen bei der Entscheidung, ob die Dosierung der Medikamente angepasst werden muss. (Anm. d. Verlages: Der TSH-Wert kann alleine keinen Aufschluss über die korrekte Einstellung der Schilddrüsenwerte geben, er muss immer in Zusammenhang mit ft_3 und ft_4 gesehen werden, die jedoch nicht Teil des kleinen Blutbildes sind, sondern gesondert in Auftrag gegeben werden müssen.) Die Überwachung der TPO-AK-Titer im Abstand von ein bis drei Monaten zeigt den Fortschritt durch die ergriffenen Maßnahmen.

Nahrungsmittelunverträglichkeiten

Diese Untersuchungen werden von vielen Labors angeboten. Von Fachleuten habe ich ganz unterschiedliche Meinungen darüber gehört. Ich selbst habe beste Erfahrungen mit dem ALCAT-Test gemacht (englisch: **A**ntigen **L**eukocyte **C**ellular **A**ntibody **T**est, es handelt sich um einen Leukozytenaktivierungstest auf Immunstimulanzien; Anm. d. Übers.).

Darmfunktion

Der Stuhl sagt eine Menge über den Zustand des Darms aus. Einer der umfassendsten und modernsten Tests ist die sogenannte DANN-Stuhlanalyse (englisch: GI-Effects), die genetische Stuhl- und Verdauungsanalyse. Dieser Test untersucht mittels DNS-Analyse Bakterien, Hefepilze (wie *Candida albicans*) und Parasiten. Darüber hinaus erfolgt eine Überprüfung der freundlichen Darmflora (Probiotika wie Laktobazillen, Bifidobakterien, *E.-coli*-Stämme und auch anaerobe Stämme). Zusätzlich ist ein Sensibilitätstest enthalten; hierbei wird die Wirksamkeit von Medikamenten und auch pflanzlichen Wirkstoffen gegenüber den bei Ihnen gefundenen Keimen überprüft.

Nebennieren

Die Überprüfung der Nebennierenfunktion erfolgt aus dem Speichel, der über den Tag gesammelt wird. Dieses sogenannte Tagesprofil kann sehr hilfreich sein, um das Stadium der Nebennierenerschöpfung festzustellen. Es kann dabei auch ein Mangel an sekretorischem IgA (SIgA) festgestellt werden.

Nährstoffe

Ein Nährstoffmangel kann im Blut festgestellt werden, die speziellen Nährstoffe wie Ferritin, Vitamin B_{12} usw. müssen eigens angefordert werden. Eine Haarmineralanalyse gibt Auskunft über Nährstoffe und Schwermetalle.

Varianten und Mutationen des MTHFR-Gens

Manche Hashimoto-Patienten haben eine genetische Veranlagung, aufgrund derer sie Folsäure nicht ordnungsgemäß aktivieren können. Sie kommt bei bis zu 55 Prozent der europäischen Bevölkerung vor und scheint bei Hypothyreotikern häufiger anzutreffen zu sein. Das beteiligte Gen ist das MTHFR-Gen (Methylentetrahydrofolat-Reduktase-Gen), das mittels Gentest ermittelt werden kann. Dieses Gen codiert für das Enzym Methylentetrahydrofolat-Reduktase, das die Umwandlung der Aminosäure Homocystein in den Proteinbaustein Methionin katalysiert.

Bei Menschen mit einer geringen MTHFR-Enzymaktivität kann ein erhöhter Homocysteinspiegel vorliegen, der mit Entzündungen und

Herzerkrankungen sowie potenziell mit einer gestörten Entgiftungsfähigkeit einhergeht. Ein Mangel an Folat, Vitamin B_6 und B_{12} steht ebenfalls mit erhöhten Homocysteinwerten in Zusammenhang.

Träger des MTHFR-Gens haben oft einen Folsäuremangel, können aber die in den meisten günstigen Nahrungsergänzungen enthaltene und den industriell verarbeiteten Nahrungsmitteln zugefügte Folsäure nicht verstoffwechseln. Manche Wissenschaftler glauben sogar, diese Art der Folsäure könne sich im Körper anreichern und toxisch wirken. Studien mit Folsäuresupplementen haben ein erhöhtes Krebsrisiko gezeigt ... ein Grund mehr, industriell verarbeitete Nahrungsmittel vom Speiseplan zu streichen und Ihr Multivitaminpräparat zu entsorgen!

Folat ist in der aktivierten Form in „echten" Nahrungsmitteln wie Spargel, Spinat und Rinderleber enthalten; diese Menge reicht aber unter Umständen nicht aus. Die Vitamine B_6 und B_{12} kommen hauptsächlich in Fleisch vor. Betain, auch unter dem Namen Trimethylglyzin bekannt, unterstützt ebenfalls die Verstoffwechselung von Homocystein. Betain kommt in Vollkorn wie Quinoa (das manche Menschen vielleicht nicht essen können), Roter Bete und Spinat vor.

Menschen, die von dieser MTHFR-Mutation betroffen sind und einen hohen Homocysteinspiegel haben, kann die Einnahme der aktivierten Form von Folsäure – d. h. von Folat – sowie von B_6 und B_{12} guttun. Diese Stoffe verbergen sich hinter den Bezeichnungen Methylfolat (auch unter dem Namen 5-MTHF bekannt), Pyridoxyl-5-Phosphat (P5P) beziehungsweise Methylcobalamin.

Alle Untersuchungen auf einen Blick

Die *kursiv gesetzten* Untersuchungen möchte ich Ihnen besonders ans Herz legen. Viele davon können Sie bei Ihrem Haus- oder Facharzt machen lassen, die Ihnen auch sagen können, welche Ihre Krankenversicherung übernimmt; den einen oder anderen können Sie eventuell auch selbst in Auftrag geben. Die anderen Untersuchungen sind optional und können für manche Patienten hilfreich sein, sind aber nicht für alle erforderlich.

Schilddrüsenfunktionstests

TSH
TPO-Antikörper
Thyreoglobulin-Antikörper
Freies T_4
Freies T_3
Reverses T_3

Mangelzustände

Alkalische Phosphatase
Vitamin B_{12}
großes Blutbild mit Differentialblutbild
Ferritin
Verdauungsenzyme
Mineralstoffanalyse
Haarmineralanalyse
MTHFR-Mutation
Homocystein

Immunfunktion

Vitamin-D-Spiegel
Verhältnis TH1/TH2
TH1-/TH2-Stimulanstest

Infektionen

Antikörper gegen Viren, Bakterien, Parasiten
Umfassender Stuhltest (einschließlich Yersinien)

Darmfunktion

H2-Atemtest auf Glukose zum Ausschluss einer Dünndarm-überwucherung
Laktulose-Mannitol-Test auf Durchlässigkeit der Darmwand
Umfassender Stuhltest

Nebennierenfunktion

Nüchternblutzucker
Nebennierenprofil aus dem Speichel
Nebennieren-Antikörper

Auslöser

Persönliche Zeitschiene
Beurteilung der Jodzufuhr
Jodausscheidung im Urin

Unverträglichkeiten

Eliminationsdiät
IgA-Mangel bei Nahrungsmittelunverträglichkeiten
IgG-Mangel bei Nahrungsmittelunverträglichkeiten
ALCAT

Toxine

Leberfunktionstest
Beurteilungen
Haarmineralanalyse

Arbeiten Sie mit Ihrem Behandler zusammen, damit die richtigen Laboruntersuchungen für Ihre Therapie durchgeführt werden. Sorgen Sie *immer* dafür, dass Sie eine Kopie Ihrer Werte erhalten, damit Sie das Geschehen selbst verfolgen und selbst nachforschen können. (Insbesondere gesetzlich versicherte Patienten bekommen ihre Werte nicht automatisch ausgehändigt; fordern Sie eine Kopie an; Anm. d. Übers.)

Sie können natürlich auch selbst bei Labors Untersuchungen anfordern und durchführen lassen. Bitte beachten Sie, dass die Ergebnisse oft an Ihren Behandler geschickt werden. (Die folgenden Adressen wurden von Übersetzerin und Verlag für den deutschsprachigen Raum ausgewählt und entsprechen nicht den Angaben im amerikanischen Original.)

IFU, Institut für Functional Medicine und Umweltmedizin
Buttlarstraße 4a
34466 Wolfhagen
Tel.: 0 56 92 / 99 77 90
Fax: 0 56 92 / 99 77 922
Internet: *www.umweltmedizin.org*

Labor Drs. Hauss
Postfach 1207 (oder Kieler Straße 71)
24332 Eckernförde
Tel.: 0 43 51 / 71 26 81
Internet: *www.hauss.de*

Ganzimmun
Hans-Böckler-Straße 109
55128 Mainz
Tel.: 0 61 31 / 720 50
Fax: 0 61 31 / 720 51 00
Internet: *www.ganzimmun.de*

Lab4more GmbH
Augustenstraße 10
80333 München
Tel.: 0 89 54 / 32 170
Fax: 0 89 54 / 32 17 55
Internet: *www.lab4more.de*

LADR GmbH
Lange Str. 65
76530 Baden-Baden
Tel:. 0 72 21 / 2 11 70
Fax: 0 72 21 / 21 17 77
Internet: *www.ladr.de*

Labor Dr. Reising-Ackermann und Partner
Strümpellstraße 40
04289 Leipzig
Tel.: 0 341 / 656 51 00
Fax: 0 341 / 656 54 00
Internet: *www.labor-ackermann.de*

Anhang

Meine persönliche Zeitschiene

- Sie beginnt im Alter von 3 Jahren, am 29. April 1986, mit der Katastrophe von Tschernobyl in der Ukraine; (ich lebe damals in Grenznähe zur Ukraine und erhalte Jodtabletten).
- 1994: Einsetzen der Menstruation, Mutter besorgt wegen meines Untergewichts und der vergrößerten Schilddrüse; Termin bei einem polnischen Endokrinologen. Die Untersuchung ergibt eine „euthyreote“ Schilddrüse (d. h. normale Werte).
- 1996–2000: Highschool (in den USA), voller Energie (umtriebig), benötige nur sechs bis acht Stunden Schlaf, kein Mittagsschlaf o. Ä. Gehöre zu den besten Schülern, viele Freizeitaktivitäten, Teilzeitjob, selten krank, außer Bronchitis im ersten Studienjahr. Beginne zu rauchen, fünf Zigaretten täglich, immer noch sehr dünn, nehme in regelmäßigen Abständen ein Aufbaupräparat ein, um mein Gewicht zu halten.
- 2000: Studienbeginn an der University of Illinois; wiederkehrende Halsinfektionen mit Streptokokken, Behandlung mit Antibiotika. Einnahme der „Pille“ wegen starker Menstruationsbeschwerden.
- April / Mai 2001: Energiemangel, Halsschmerzen und geschwollene Lymphknoten. Diagnose der Uniklinik Streptokokkenangina, direkt vor den Semesterabschlussprüfungen. Tägliches Schlafpensum: mindestens 16 Stunden; depressiv gestimmt, entscheidungsunfähig, Konzentrationsstörungen. Später mit Mononukleose (EBV) diagnostiziert, nachdem ich über einen geschwollenen Lymphknoten links am Hals mit gelegentlichen stechenden Schmerzen klage. Nie ganz vom erhöhten Schlafbedürfnis erholt, benötige immer noch mind. 10 Stunden, kann mich nur schlecht konzentrieren. Auf knapp 42 kg abgemagert (erstmalige Grippeimpfung in dem Jahr).
- 2002–2003: Schwerer, explosionsartiger Durchfall nach sojahaltigem japanischen Nudelgericht am Abend zuvor. Muster wiederholt sich über knapp ein Jahr hinweg, praktisch jeden 2. Tag, meist nach dem Essen. Habe immer ein „Notfallset“ dabei (Immodium, Pepto-Bismol [gegen Reisedurchfall], Baby-Feuchttücher). Diagnose: Reizdarmsyndrom; Gespräch mit Apothekerin über meine morgendlichen Shakes,

sie rät mir, „Sojalecithin“ zu meiden. Rückgang der Durchfälle, dennoch gelegentliche Episoden (einmal pro Woche bis einmal pro Monat).

- September 2005: Antibiotika- und Antimykotika-Behandlung wegen Infektionen.
- März 2006: Abschluss des Pharmaziestudiums, Verlobung, Umzug in einen anderen Bundesstaat. Beginn schwerer Angstzustände durch die vielen Veränderungen, die großen Stress auslösten. Meiden von sogenannten „Energy Drinks“, die Situation entspannt sich leicht.
- August 2006: Umzug nach Phoenix in Arizona, ich lebe zum ersten Mal allein, kannte niemanden. Ich stelle fest, dass mein Haar struppig wird und sich schwer bürsten lässt; schiebe es auf das Wasser.
- 2006: Bin müde, aber glücklich; die Müdigkeit ist körperlicher Ursache. Alles „normal“.
- 2006: Antibiotika wegen Akne.
- 2007: Ich lese „The Abs-Diet“ und beginne als Vorbereitung auf die Hochzeit Molkeprotein-Shakes zu trinken.
- Januar 2008: Schwere Infektion mit Husten und Schmerzen in der Brust, frei verkäufliche Hustenmedikamente helfen nicht, dann Einnahme eines Codein-haltigen Präparates, Diagnose: Virusinfektion.
- 2008: wiederkehrende Infektionen, Behandlung mit verschiedenen Antibiotika.
- März 2008: Infektion ausgeheilt, dennoch anhaltender Husten, unkontrollierbar, mit Augentränen und Petechien am Hals (stecknadelkopfgroße Hauteinblutungen), manchmal bis zum Erbrechen. Wache nachts auf, ringe nach Luft, huste im Gespräch mit anderen und beim Essen. Probiere alle frei verkäuflichen Hustenmedikamente, Antihistaminika usw. aus. Klinikaufenthalt, es werden Allergien und postnasales Drip-Syndrom (Überproduktion von Schleim im Bereich der Nase und Nasennebenhöhlen, der von dort aus in den hinteren Rachenraum fließt; Anm. d. Übers.) diagnostiziert. Habe nicht das Gefühl, allergisch zu sein, sondern Asthma in Verdacht, da Mutter und Tante im Alter zwischen 20 und 30 Jahren an Asthma erkrankten. Probeweise Einnahme von Singulair zusammen mit anderen Medikamenten, es hilft nur begrenzt.
- Juli 2008: Neuer Hausarzt wegen des chronischen Hustens. Röntgenaufnahme der Brust (ohne Befund); Allergietests usw. TSH mit 4,5

leicht erhöht (lt. Aussage des Arztes alles normal). Chronischer Husten sei Allergien geschuldet, er empfiehlt einen Luftreiniger.

- August 2008: Wegen Allergietests Termin bei Allergologin (Test positiv auf Hunde). Ärztin äußert Verdacht auf GERD, Überweisung an einen Gastroenterologen zu einer Untersuchung mittels Bariumbrei-Schluck. Diagnostiziert ebenfalls Allergien und veranlasst einen Schilddrüsen-Antikörperrest; Titer bei mehr als 2000, TSH und freies T4 nach den alten Referenzbereichen „normal“. Befund: „Hashimoto-Risiko“, leider keine weiteren Erklärungen dazu.
- September 2008: Gastroenterologe diagnostiziert (stummen) Reflux, weil ich keine Symptome habe. Ich nehme Antiallergika (Singulair) und etwas gegen den Reflux (PPI, Protonenpumpenhemmer) bis Dezember, obwohl ich außer chronischem Husten weder Symptome in der einen noch in der anderen Richtung habe. Anhaltender Husten, es kommen nun Refluxsymptome dazu (Aufstoßen, Brennen, Brustschmerzen).
- Januar 2009: Setze PPI und Antiallergikum ab, beginne auf eigene Faust mit Pepcid und meide Bohnen, Tomatensaft, Zitronen und Orangen. Symptome bessern sich zu 80 Prozent, gelegentlich habe ich jedoch noch Hustenanfälle. Zur Symptomerleichterung nehme ich ab und zu ein Antazidum. Habe das Gefühl, als sei der Würgereflex überempfindlich.
- März 2009: Beginn heftiger stechender Schmerzen in den Ohren, Hustenanfall beim Reinigen des linken Ohres (grotesk); fragte mich, ob Tonsillensteine für den Würgereflex und das Husten mitverantwortlich waren. Termin beim HNO, der die Mandeln entfernen will, aber nicht sagen kann, woher die stechenden Ohrenschmerzen kommen.
- Juni 2009: Reise nach Polen und Deutschland. Köstliches Essen, „vergifte“ mich leider mehrmals täglich damit; Symptome: Ausschlag, Lippenbrennen, Allergien, Reflux.
- Juli / August 2009: Diffuser Haarausfall; jedes Mal, wenn ich mit der Hand durch das Haar fahre, es wasche und berühre, ist viel mehr Haar im Waschbecken! (Inzwischen wahrscheinlich 60–70 Prozent weniger Haare als früher.)
- September 2009: Jährliche Untersuchung beim Hausarzt, TSH liegt bei 7,95 (T4 normal). Diagnose: Hashimoto-Thyreoiditis, subklinische Hypothyreose, Verdacht auf Mitralklappenprolaps, Herzgeräusch. Überweisung zum Kardiologen und Endokrinologen.

Danksagung

Zu allererst möchte ich meinem liebevollen Ehemann Michael danken, der mich während dieses ganzen Prozesses unterstützt hat. Danke, mein Schatz, dass Du bei mir geblieben bist, als ich aufgedunsen, schlecht gelaunt und träge war. Danke für Deine Extraportion Wärme, als ich erbärmlich fror. Und danke, dass Du alle meine neuen Diätversuche mitgemacht hast. Vor allem aber danke ich Dir für Deine Liebe und dafür, dass Du meine sich ständig ändernden Theorien zur Gesundheit meiner Schilddrüse angehört hast. Ich bin so froh, dass ich Dich habe und liebe Dich unendlich!

Meiner brillanten Mutter, der besten Ärztin, die ich je hatte, danke ich dafür, dass sie immer an mich geglaubt und so viele gute Ideen beigesteuert hat. Wir verbrachten zahllose Stunden damit, uns gegenseitig immer wieder neue Gesundheitstheorien zuzuspielen, und wir haben beide sehr davon profitiert. Danke, dass Du mich immer wieder darin bestärkt hast, weiterzumachen.

Meinem Vater und meinem Bruder danke ich für ihre Unterstützung; ich danke Euch für die Mühe, die ihr Euch gegeben habt, damit es mir besser geht.

Meine wunderbaren Freundinnen April und Wendy, Euch danke ich für Eure Ermunterung, Unterstützung und Bereitschaft, Euch alle meine alternativen Theorien anzuhören.

Ich bin dankbar dafür, dass ich im digitalen Zeitalter lebe. Die Geschichten von Menschen, die Ähnliches durchmachen, geben Hoffnung und bestärken einen. Danke, dass Ihr mir Eure Geschichten erzählt habt!

Und nicht zuletzt möchte ich all den wunderbaren Ärzten in der Klinik danken, denen ich begegnen durfte. Jeder hat eines oder mehrere Teile zu diesem Puzzle beigesteuert und mir Anleitungen für das nächste Ziel auf meiner „Reise" gegeben. Ganz besonders danke ich Dr. med. Dr. phil. Elena Koles, meiner Hausärztin, die mir dabei zur Seite stand und mich ermutigte, aktiv an meiner Gesundheit mitzuwirken.

Literaturangaben

Kapitel 1

1. Gärnter R, Gasnier BC, Dietrich JW, Krebs B, Angstwurm MW. Selenium supplementation in patients with autoimmune thyroiditis decreases thyroid peroxidase antibodies. concentrations. J Clin Endocrinol Metab. 8. April 2002; 87(4): 1687–91.
2. Mcdermott M.T., Ridgway C.: Subclinical hypothyroidism is mild thyroid failure and should be treated. J Clin Endocrinol Met 86. (10): 4585–4590. 2001.
3. Sategna-Guidetti C, Volta U, Ciacci C, Usai P, Carlino A, De Franceschi L, Camera A, Pelli A, Brossa C. Prevalence of thyroid disorders in untreated adult celiac disease patients and effect of gluten withdrawal: an Italian multicenter study. Am J Gastroenterol. März 2001; 96(3): 751–7.
4. http://www.thyroid-info.com/topdrs/california2.htm, abgerufen am 1. 5. 2013.

Kapitel 2

1. Davies, TF. Pathogenesis of Hashimoto's thyroiditis (chronic autoimmune thyroiditis) Ross, DS. UpToDate.
2. 2012 Clinical Practice Guidelines for Hypothyroidism in Adults: Verfügbar unter: http://aace.metapress.com/content/b67v7mk73g3233n2/fulltext.pdf
3. Ahad F, Ganie SA. Iodine metabolism and Iodine deficiency disorders revisited. Indian J Endocrinol Metab. Jan–März 2010; 14(1): 13–17.
4. Müssig K, Kühnle A, Säuberlich AL, Weinert C, Ethofer T, Saur R, Klein R, Häring HU, Klingberg S, Gallwitz B, Leyhe T. Thyroid peroxidase antibody positivity is associated with symptomatic distress in patients with Hashimoto's thyroiditis. Brain behave Immun. 2012 May; 26(4):559–63. Doi: 10.1016/j.bbi.2012.01.006.Epub 2012 Jan. 21.
5. Neck Check Card. Abgerufen unter healingdeva.com/NeckChekCard.pdf am 22. 1. 13
6. The Merck Manual of Medical Information - Second Home Edition, S. 948, herausgegeben von Mark H. Beers. Copyright © 2003 Merck & Co., Inc., Whitehouse Station, NJ. Abrufbar unter: http://www.merck.com/mmhe/sec13/ch163a.html, abgerufen am 29. März 2013.
7. Carta MG, Loviselli A, Hardoy MC, Massa S, Cadeddu M, Sardu C, Carpiniello B, Dell'Osso L, Mariotti S. The link between thyroid autoimmunity (anti-thyroid peroxidase autoantibodies) with anxiety and mood disorders in the community: a field of interest for public health in the future. BMC Psychiatry. 18. Aug. 2004; 4:25.
8. Takasu N et al. Test for recovery from hypothyroidism during thyroxine therapy in Hashimoto's thyroiditis. Lancet, 3. Nov. 1990; 336(8723): 1084–6.

9. Cooper R, Lerer B. The use of thyroid hormones in the treatment of depression. Harefuah. Aug. 2010; 149(8): 529–34, 550, 549.
10. Barbesino BM, et al. Drugs affecting thyroid function. Thyroid. Jul 2010; 20(7): 763–70.
11. Gaynes BM et al. The STAR*D study: Treating depression in the real world. Cleveland Clinic Journal of Medicine. 75(1), Jan. 2008, 57–66.
12. Nanan R, Wall JR. Remission of Hashimoto's Thyroiditis in a twelve-year-old girl with thyroid changes documented by ultrasonography. Thyroid 20(10), 2010.
13. What is Thyroiditis? American Thyroid Association. Abgerufen 1.5.2013 unter http://thyroid.org/what-is-thyroiditis/
14. Akamizu T, Amino N, De Groot L. Chapter 8-Hashimoto's Thyroiditis. Abgerufen am 1. 4. 2012 unter www.thyroidmanager.org
15. Ross DS. Thyroid Hormones Synthesis and physiology. UpToDate; 2013.
16. Klein ZR, Sargent JD, Larsen PR, Waisbren SE, Haddow JE, Mitchell ML. Relation of severity of maternal hypothyroidism to cognitive development of offspring. J Med Screen, 2001; 8(1): 18–20.
17. Sarkar, D. Recurrent pregnancy loss in patients with thyroid dysfunction. Indian J Endocrinol Metab. Dez. 2012; 16 (Suppl 2).
18. Khalid AS, Joyce C, O'Donoghue K. Prevalence of subclinical and undiagnosed overt hypothyroidism in a pregnancy los clinic. Ir Med J. Apr 2013; 106(4): 107–10.

Kapitel 3

1. Tirosint website www.tirosint.com/, abgerufen am 22. 2. 13.
2. Thyrolar Website www.thyrolar.com, abgerufen am 20. 1. 13.
3. Ito S, Tamura T, Nishikawa M. Effects of desiccated thyroid, prednisolone and chloroquine on goiter and antibody titer in chronic thyroiditis. Metabolism 17:317, 1968.
4. Jonklaas J, Talbert RL. Chapter 84. Thyroid Disorders. In: Talbert RL, DiPiro JT, Matzke GR, Posey LM, Wells BG, Yee GC, Hrg. Pharmacotherapy: A Pathophysiologic Approach. 8. Ausg. New York: McGraw-Hill; 2011.
5. Takasu N, Komiya I, Asawa T, Nagasawa Y, Yamada T. Test for recovery from hypothyroidism during thyroxine therapy in Hashimoto's thyroiditis. Lancet. 3. Nov. 1990; 336(9723): 1084–6.
6. Haskell, ND. Hope for Hashimoto's, Advancing Medical Care Inc. 2011.
7. http://www.21centurymed.com/?page_id=474, abgerufen 1. 5. 2013.
8. http://www.clinicaltrials.gov/ct2/results?term=NCT01739972&Search=Search.
9. Brownstein D. Overcoming Thyroid Disorders, 2. Ausg. Medical Alternative's Press. 2008.

10. 2012 Clinical Practice Guidelines for Hypothyroidism in Adults: Verfügbar über http://aace.metapress.com/content/b67v7mk73g3233n2/fulltext.pdf
11. Mcdermott M.T., Ridgway C.: Subclinical hypothyroidism is mild thyroid failure and should be treated. J Clin Endocrinol Met 86. (10): 4585–4590. 2001.
12. http://www.npthyroid.com
13. Hoang TD, et al. Desiccated thyroid extract compared with levothyroxine in the treatment of hypothyroidism: a randomized, double-blind, crossover study. J Clin Endocrinol Metab. Mai 2013; 98(5):1982–90.

Kapitel 4

1. Fasano A. Leaky Gut and autoimmune disease. Clin Rev Allergy Immunol. Feb. 2012; 42(1): 71–8.
2. Fasano A. Zonulin and Its Regulation of Intestinal Barrier Function: The Biological Door to Inflammation, Autoimmunity, and Cancer. Physiol Rev. Bd. 91. Jan. 2011. 151–175.
3. Ahad F, Ganie SA. Iodine metabolism and Iodine deficiency disorders revisited. Indian J Endocrinol Metab. Jan.-März 2010; 14(1): 13–17.
4. Strieder TGA, Tijssen JPG, Wenzel BE, Endert E, Wiersinga WM. Prediction of Progression to Overt Hypothyroidism oder Hyperthyroidism in female relatives of patients with autoimmune thyroid diseases using the Thyroid Events Amsterdam (THEA) Score. Arch Intern Med/Bd. 168 (Nr. 15), Aug. 11/25, 2008.
5. Suen RM, Gordon S. A Critical Review of IgG Immunoglobulins and Food Allergy-Implications in Systemic Health. Us BioTek Laboratories, 2003.
6. Davies TF. Pathogenesis of Hashimoto's thyroiditis (chronic autoimmune thyroiditis) Ross, DS. UpToDate.
7. https://www.standardprocess.com/Products/Standard-Process/Thytrophin-PMG, abgerufen am 1.5.2013.

Kapitel 5

1. Nanan R, Wall JR. Remission of Hashimoto's Thyroiditis in a twelve-year-old girl with thyroid changes documented by ultrasonography. Thyroid 20(10), 2010.

Kapitel 6

1. Cohen S. Drug Muggers. Rodale. 2011.
2. Nutrient Depletions in Natural Standard: the authority on integrative medicine [database on the Internet]. Cambridge (MA): Natural Standard; 2012 [zitiert

am 5. Dezember 2012]. Verfügbar über: http://www.naturalstandard.com. Subskription erforderlich.

3. Shrader SP, Diaz VA. Kap. 88. Contraception. In: Talbert RL, DiPiro JT, Matzke GR, Posey ML, Wells BG, Yee CG, Hrg. Pharmacotherapy: A Pathophysiologic Approach. 8. Ausg. New York: McGraw-Hill; 2011. www.accesspharmacy.com.millennium.midwestern.edu/content.aspx?aID=7993297. Abgerufen am 4. Mai 2013.
4. Daher R, Yazbeck T, Bou Jaoude J, Abboud B. Consequences of dysthyroidism on the digestive tact and viscera. World J Gastroenterol 2009; 15(23): 2834–2838. Verfügbar unter: URL: http://www.wjgnet.com/1007–9327/15/2834.asp
5. Wada L, King JC. Effect of low zinc intakes on basal metabolic rate, thyroid hormones and protein utilization in adult men. J Nutr 1986; 116: 1045–53.
6. Sategna-Guidetti C, Volta U, Ciacci C, Usai P, Carlino A, De Franceschi L, Camera A, Pelli A, Brossa C. Prevalence of thyroid disorders in untreated adult celiac disease patients and effect of gluten withdrawal: an Italian multicenter study. Am J Gastroenterol. März 2001; 96(3): 751–7.
7. Dietary Supplement Fact Sheet: Selenium. National Institute of Health. Office of Dietary Supplements. http://ods.od.nih.gov/factsheets/Selenium-Health Professional/, abgerufen am 1. 8. 12.
8. FAO Document Repository-Selenium. Verfügbar unter http://www.fao.org/docrep/004/Y2809E/y2809e01.htm. Abgerufen am 2. 8. 12.
9. Longnecker MP, Taylor PR, Levander OA, Howe M, Veillon C, McAdam PA, Patterson KY, Holden JM, Stampfer MJ, Morris JS, et al. Selenium in diet, blood, and toenails in relation to human health in a seleniferous area. Am J Clin Nutr. Mai 1991; 53(5): 1288–94.
10. Balazs C, Kaczur V. Effect of Selenium on HLA-DR Expression of Thyrocytes. Autoimmune Dis. 2012; 2012: 374635 PMCID: PMC3286896.
11. Hope for Hashimoto's
12. Gärtner R, Gasnier BC, Dietrich JW, Krebs B, Angstwurm MW. Selenium supplementation in patients with autoimmune thyroiditis decreases thyroid peroxidase antibodies concentrations. J Clin Endocrinol Metab. Apr. 2002; 87(4):1687–91.
13. (Fan AM, Kizer KW: Selenium-Nutritional, toxicologic, and clinical aspects. West J Med Aug 1990; 153:160–167).
14. Negro R. Selenium and thyroid autoimmunity. Biologics, Juni 2008, 2(2): 265–273 PMC2721352.
15. Xu J, Liu XL, Yang XF, Guo HL, Zhao LN, Sun XF. Supplemental selenium alleviates the toxic effects of excessive iodine on thyroid. Biol Trace Elem Res. Jun. 2011; 141(1–3): 110–8. Epub 2. Juni 2010.
16. Contempre B, Dumont JE, Ngo B, Thilly CH, Diplock AT, Vanderpas J. J Clin Endocrinol Metab. Jul 1991; 73(1):213–5. Effect of selenium supplementation

in hypothyroid subjects of an iodine and selenium deficient area: the possible danger of indiscriminate supplementation of iodine-deficient subjects with selenium.

17. Chang JC, Gutenmann WH, Reid CM, Lisk DJ. Selenium content of Brazil nuts from two geographic locations in Brazil. Chemoshpere. Feb. 1995; 30(4): 801–802.
18. Tolonen M, Taipale M, Viander B, Pihlava JM, Korhonen H, Ryhänen EL. Plant-derived biomolecules in fermented cabbage. J Agric Food Chem. 6. Nov. 2002; 50(23): 6798–803.
19. Fort, P (04/1990). „Breast and soy-formula feedings in early infancy and the prevalence of autoimmune thyroid disease in children." Journal of the American College of Nutrition (0731–5724), 9(2), 164.
20. Medeiros-Neto, Geraldo (03/2012). „Approach to and treatment of goiters". The Medical clinics of North America (0025–7125), 96(2), 351.
21. Doerge DR, Chang HC. Inactivation of thyroid-peroxidase by soy isoflavones, in vitro and in vivo. J Chromatogr B Analyt Technol Biomed Life Sci 2002; 777:269–79.

Kapitel 7

2. Jod. Inchem. http://www.inchem.org/documents/jecfa/jecmono/v024je11.htm, abgerufen am 1. 8. 12
3. Iodine Content of Foods. http://foodhealth.info/iodine/, abgerufen am 1.8.12
4. Abraham, G.E., MD, Facts about Iodine and Autoimmune Thyroiditis. The Original Internist, Bd. 15, Nr. 2, S. 75–76. Juni 2008.
5. Dietary Supplement Fact Sheet: Iodine. National Institute of Health. Office of Dietary Supplements. http://ods.od.nih.gov/factsheets/IodineHealth Professional/, abgerufen am 1.8.12.
6. Zimmermann, MB. Iodine deficiency. Endocr Rev. Jun 2009; 30(4): 376–408. Epub 21. Mai 2009.
7. Reinhardt W., Luster M., Rudorff KH, Heckmann C, Petrasch S, Lederbogen S, et al. Effect of small doses of iodine on thyroid function in patients with Hashimoto's thyroiditis residing in an area of mild iodine deficiency. Eur J Endocrinol. 1998; 139: 23–8. doi: 10.1530/eje.0.1390023. [PubMed] [Cross Ref].
8. Heydarian P, Ordookhani A, Azizi F. Goiter rate, serum thyrotropin, thyroid autoantibodides and urinary iodine concentration in Tehranian adults before and after national salt iodization. J Endocrinol Invest. 2007; 30: 404–10. [PubMed].
9. Doufas AG, Mastorakos G, Chatziioannou S, Tseleni-Balafouta S, Piperingos G, Boukis MA, et al. The predominant form of non-toxic goiter in Greece is

now autoimmune thyroiditis. Eur J Endocrinol. 1999; 140: 505–11. doi: 10.1530/eje.0.1400505. [PubMed] [Cross Ref].

10. Lind P, Kumnig G, Heinisch M, Igerc I, Mikosch P, Gallowitsch HJ, et al. Iodine supplementation in Austria: methods and results. Thyroid. 2002; 12: 903–7. doi: 10.1089/105072502761016539. [PubMed] [Cross Rev].
11. Stazi AV, Trinti B. [Selenium deficiency in celiac disease: risk of autoimmune thyroid diseases] Minerva Med. Dez. 2008; 99(6): 643–53.
12. Murray CW, Egan SK, Kim H, Beru N, Bolger PM. US Food and Drug Administration's Total Diet Study: dietary intake of perchlorate and iodine. J Expo Sci Environ Epidemiol. Nov. 2008; 18(6): 571–80. Epub 2. Jan. 2008.
13. Zaletel K, Gaberscek S, Pirnat E, Krhin B, Hojker S. Ten-year follow-up of thyroid epidemiology in Slovenia after increase in salt iodization. Croat Med J. Oktober 2011; 52(5): 615–621.
14. Yoon S, Choi S, Kim D. Kim J, Kim K, Ahm C, Cha B, Lim S, Kim K, Lee H, Huh K. The Effect of Iodine Restriction on Thyroid Function in Patients with Hypothyroidism Due to Hashimoto's Thyroiditis. Yonsei Medical Journal, Bd. 44, 2. Nov. S. 227–235; 2003.
15. Xue H, Wang W, Li Y, Shan Z, Li Y, Teng X, Gao Y, Fan C, Teng W. Selenium upregulates CD4(+)CD25(+) regulatory T cells in iodine-induced autoimmune thyroiditis model of NOD.H–2(h4) mice. Endocr J. 2010; 57(7): 595–601. Epub 27. Apr. 2010.
16. NR Rose, L Rasooly, AM Saboori, and CL Burek. Linking iodine with autoimmune thyroiditis. Environ Health Perspect. Oktober 1999; 107 (Erg. 5): 749–752. PMCID 1566262 (about T cell proliferation).
17. Haskell, ND. Hope for Hashimoto's, Advancing Medical Care Inc. 2011.
18. Mazziotti G, Premawardhana LDKE, Parkes AB, Adams H, Smuth PPA, Smith DF, Kaluarachi WN, Wijeyaratne CN, Jayasighe A, de Silva DGH, Lazarus JH. Evolution of thyroid autoimmunity during iodine prophylaxis - the Sri Lankan experiences. European Journal of Endocrinology (2003) 149; 103–110.
19. Taskforce for Iodinization.
20. Laurberg P, Cerqueira C, Ovesen L, Rasmussen LB, Perrild H, Andersen S, Pedersen IB, Carlé A. Iodine intake as a determinant of thyroid disorders in populations. Best Pract Res Clin Endocrinol Metab. Feb. 2010; 24(1): 13–27.
21. Zava TT, Zava DT. Assessment of Japanese iodine intake based on sweaweed consumption in Japan: A literature-based analysis. Thyroid Research 2011, 4: 14.
22. Large Differences in Incidences of Overt Hyper- and Hypothyroidism Associated with a Small Difference in Iodine Intake: A Prospective Comparative Register-Based Population Survey. J Clin Endocrinol Metab. 2002; 87: 4462–4469.
23. Chistiakov DA. Immunogenetics of Hashimoto's thyroiditis. J Autoimmune Dis. 2005; 2: 1.

24. http://www.centrum.com/centrum-adults-under-50tablets, abgerufen am 3.10.12.
25. www.penncancer.org/pdf/education/LowIodineDiet.pdf, abgerufen am 3.10.12.
26. Low Iodine Diet Cookbuch. 2010 ThyCa: Thyroid Cancer Survisor's Association, Inc. Verfügbar unter http://thyca.org/Cookbook.pdf, abgerufen am 4. 10.12.
27. http://thyroid.about.com/gi/o.htm?zi=1/XJ&zTi=1&sdn=thyroid&cdn=health&tm=13&f=12&su=p284.13.342.ip_&tt=2&bt=1&bts=1&zu=http%3A//www.thyroid-info.com/articles/brownstein-hormones.htm
28. Pedersen IB, Knudsen N, Jorgensen T, Perrild H, Oversen L, Laurberg P. Large Differences in Incidences of Overt Hyper- and Hypothyroidism Associated with a Small Difference in Iodine Intake: A Prospective Comparative Register-Based Population Survey. The Journal of Clinical Endocrinology & Metabolism, 1.10.2002, Bd 87, Nr. 10, 4462–4469.
29. Okamura K, Ueda K, Sone H, Ikenoue H, Hasuo Y, Sato K, Yoshinary M, Fujishima M. A sensitive thyroid hormone assay for screening a thyroid functional disorder in elderly Japanese. J Am Geriatr Soc. 1989; 37: 317–322.

Kapitel 8

1. Maes M, Mihaylova I, Leunis JC. In chronic fatigue syndrome, the decreased levels of omega–3 polyunsaturated fatty acids are related to lowered serum zinc and defects in T cell activation. Neuro Endocrinol Lett. Dez. 2005; 26(6): 745–51.
2. Simopoulos AP. The importance of the ratio of omega-6/omega-3 essential fatty acids. Biomed Pharmacother. Okt. 2002; 56(8): 365–79.

Kapitel 9

1. Davies T, Ross D, Mulder JE. Pathogenesis of Hashimoto's Thyroiditis (chronic autoimmune thyroiditis). UptoDate.
2. Morohoshi K, Takahashi Y, Mori K. Viral infection and innate pattern recognition receptors in induction of Hashimoto's thyroiditis. Disvoc Med Dez. 2011; 12(67): 505–11.
3. Penna G et al. Vitamin D Receptor Agonists in the Treatment of Autoimmune Diseases: Selective Targeting of Myeloid but Not Plasmacytoid Dendritic Cells. J Bone Miner Res 2007; 22: V69-V73.
4. Diagnosis of Parasitic Diseases. Centers for Disease Control. Verfügbar unter: www.cdc.gov/parasites/references_resources/diagnosis.html, abgerufen am 8.2.13.
5. Parasite detected in a patient suffering with Hashimoto's. Abgerufen am 8.2.13 unter http://www.drhagmeyer.com/hypothyroidism/thyroid-disease-parasites-are-often-found-can-this-be-part-of-your-problem/

6. Keynan Y, et al. The Role of Regulatory T Cells in Chronic and Acute Viral Infections. Clin Infect Dis. (2008) 46 (7): 1046–1052.
7. Maes M, Twisk FN, Kubera M, Ringel K, Leunis JC, Geffard M. Increased IgA responses to the LPS of commensal bacteria is associated with inflammation and activation of cell-mediated immunity in chronic fatigue syndrome. J Affect Disord. Feb. 2012; 136(3): 909–17 2.
8. Hierholzer JC, Kabara JJ. In vitro effects of monolaurin compounds on enveloped RNA and DNA viruses. Journal of Food Safety, 4:1, 1982.
9. http://www.umm.edu/altmed/articles/intestinal-parasites-000097.htm
10. Maes M, Leunis JC. Normalization of leaky gut in chronic fatigue syndrome (CFS) is accompanied by a clinical improvement: effects of age, duration of illness and the translocation of LPS from gram-negative bacteria. Neuro Endocrinol Lett. Dez. 2008; 29(6): 902–10.
11. Okeniyi JA, Ogunlesi TA, Oyelami OA, Adeyemi LA. Effectiveness of dried Carica papaya seeds against human intestinal parasitosis: a pilot study. J Med Food. 2007; 10(1): 194–6.
12. „Incidences of antibodies to Yersinia enterocolitica: high incidence of serotype O5 in autoimmune thyroid disease in Japan"; Asari S, Amino N, Horikawa M, Miyai K; Central Laboratory for Clinical Investigation, Osaka University Medical School, Japan.
13. „Association of Parvovirus B19 Infection and Hashimoto's Thyroiditis in Children"; Hartwig W. Lehmann, Nicola Lutterbüse, Annelie Plentz, Ilker Akkurt, Norbert Albers, Berthold P. Hauffa, Olaf Hiort, Eckhard Schoenau, Susanne Modrow. Viral Immunology. September 2008; 21(3): 379–384. doi: 10.1089/vim.2008.0001.
14. Caselli E, Zatelli MC, Rizzo R. Benedetti S, Martorelli D, et al. (2012) Virologic and Immunologic Evidence Supporting an Association between HHV–6 und Hashimoto's Thyroiditis. PLoS Pathog 8(10)
15. Lin JC. Antiviral Therapy for Epstein-Barr-Virus-Associated Diseases. Tzu Chi Med J 2005; 17:1–10.
16. Sisto M, et al. Proposing a relationship between Mycobacterium avium subspecies paratuberculosis infection and Hashimoto's thyroiditis. Scandinavian Journal of Infectious Diseases, 2010; 42: 787–790.
17. Guarneri F, at al. Bioinformatics Support the Possible Triggering of Autoimmune Thyroid Diseases by Yersinia enterocolitica Outer Membrane Proteins Homologous to the Human Thyreotropin Receptor. THYROID. Band 21, Nr. 11, 2011.
18. Blanco JL, Garcia ME. Immune response to fungal infections. Veterinary Immunology and Immunopathology 125 (2008) 47–70.
19. Amin OM, Amin KO. Herbal Remedies for Parasitic Infections. Explore! Band 8, Nummer 6, 1998. Ergänzung abgerufen unter www.parasitetesting.com/ am 8.2.13

20. Albert PJ, Proal AD, Marshall TG. Vitamin D: the alternative hypothesis. Autoimmunity Reviews, 2009.
21. Hasham MS. Intestinal parasitic infections and micronutrient deficiency: a review. Medical Journal of Malaysia (0300–5283), 59(2), 284.
22. thyroid.about.com/library/weekly/aa042301.htm, abgerufen am 11.10.12
23. http://www.siboinfo.com, abgerufen am 13.10.12
24. Brownstein D. Overcoming Thyroid Disorders, 2. Ausgabe. Medical Alternative's Press. 2008.
25. Greenstein RJ, Su L, Brown ST. The Thioamides Methimazole and Thiourea Inhibit Growth of M. avium Subspecies paratuberculosis in Culture. PLoS One 14. Jun. 2010: 5(6):e11099.
26. Sands J, et al. Extreme sensivity of enveloped viruses, including Herpes Simplex, to long chain unsaturated monoglycerides and alcohols, Antimicrobal Agents and Chemotherapy. 15; 1: 67–73, 1979.
27. Pender MP. CD8+ T-cell deficiency, Epstein-Barr virus infection, Vitamin D deficiency, and steps to autoimmunity: A unifying hypothesis. Autoimmune diseases, Band 2012, Artikel ID 189096.
28. Penna G, Amuchastegui S, Laverny G, Adorini L. Vitamin D Receptor Agonists in the Treatment Diseases; Selective Targeting of the myeloid but not plasmacytoid dendric cells. J Bone Miner Res 2007; 22: V69-V73.

Kapitel 10

1. Nanba T, Watanabe M, Inoue N, Iwatani Y. Increases of the Th1/Th2 Cell Ratio in Severe Hashimoto's Disease and in the Proportion of TH17 Cells in Intractable Graves' Disease. Thyroid. Mai 2009; 19(5): 495–501.
2. Phenekos C, Vryonidou A, Gritzapis AD, Baxevanis CN, Goula M, Papamichail M. Th1 und Th2 serum cytokine profiles characterize patients with Hashimoto's thyroiditis (Th1) and Graves' disease (Th2). Neuroimmunomodulation. 2004; 11(4): 209–13.
3. Wilder RL. Adrenal and gonadal steroid hormone deficiency in the pathogenesis of rheumatoid arthitis. J Rheumatol Suppl. März 1996; 44: 10–2.
4. Hirose Y, Murosaki S, Yamamoto Y, Yoshikai Y, Tsuru T. Daily Intake of Heat-Killed Lactobacillus plantarum L–137 Augments Acquired Immunity in Healthy Adults. J Nutr. 136: 3069–3073, 2006.
5. Issazadeh-Navikas S, Teimer R, Bockermann R. Influence of Dietary Components on Regulatory T Cells. MOL MED 18: 95–110, 2012.
6. Wong CP, Nguyen LP, Noh SK, Braya TM, Bruno RS, Ho E. Induction of regulatory T cells by green tea polyphenol EGCG. Immunol Lett (2011), doi: 10.1016/j.imlet.2011.04.009.

7. Lactobacillus Plantarum: The Key Benefits of this „Superstar" Probiotic & How to Get It In Your Diet. Body Ecology. Verfügbar unter http://bodyecology.com/articles/lactobacillus_plantarum_benefits.php, abgerufen am 1.11.12.
8. Fang SP, Tanaka T, Tago F, Okamoto T, Kojima S. Immunomodulatory effects of gyokuheifusan on INF-gamma/IL–4 (Th1/Th2) balance in ovalbumin (OVA)-induced asthma model mice. Biol Pharm Bull. Mai 2005; 28(5): 829–33.
9. Giron-Gonzalez JA, Moral FJ, Elvira J, Garcia-Gil D, Guerrero F, Gavilan, Escobar L. Consistent production of a higher TH1:TH2 cytokine ratio by stimulated T cells in men compared with women. European Journal of Endocrinology (2000) 143: 31–36.
10. Gonzalez S, Alcaraz MV, Cuevas J, Perez M, Jaen P, Alvarez-Mon M, Villarubbia VG. An extract of the fern Polypodium leucotomos (Difur) modulates Th1/Th2 cytokines balance in vitro and appears to exhibit anti-angiogenic activities in vivo: pathogenic relationships and therapeutic implications. Anticancer Res. Mai-Juni 2000; 20(3A): 1567–75.
11. Fraternale A, Paoletti MF, Casabianca A, Oiry J, Clayette P, Vogel JU, Cinatl J Jr, Palamara AT, Sgarbanti R, Garaci E, Millo E, Benatti U, Magnani M. Antiviral and immunomodulatory properties of new pro-glutathione (GSH) molecules. Curr Med Chem. 2006; 13(15): 1749–55.
12. Fraternale A, Paoletti MF, Casabianca A, Oiry J, Clayette P, Vogel JU, Cinatl J Jr, Palamara AT, Sgarbanti R, Garaci E, Millo E, Benatti U, Magnani M. Antiviral and immunomodulatory properties of new pro-glutathione (GSH) molecules.
13. Is Your Immune System Out of Whack? Find Out How to Avoid Dietary Triggers That May Be Causing Serious Health Problems! Body Ecology. Verfügbar unter: http://bodyecology.com/articles/immune-system-dietary-triggers-health-problems.php , abgerufen 1.11.12.
14. Kidd, P. Th1/Th2 Balance: The Hypothesis, its Limitations, and Implications for Health and Disease. Alternative Medicine Review. Band 8, Nummer 3. 223–246. 2003.
15. Th1 vs Th2 And Autoimmunity. Ankylosing Spondylitis Research Diet. Abgerufen am 1.11.12 unter: http://sites.google.com/site/cureankylosingspondylitis/research/th1-vs-th2-and-autoimmunity.
16. Maureen W. Groer and Mitzi W. Davis. Cytokines, Infections, Stress, and Dysphoric Moods in Breastfeeders and Formular feeders. Journal of Obstetric, Gynecologic, and Neonatal Nursing. 35, 599–607; 2006.
17. Abdullah M, Chai PS, Loh CY, Chong MY, Quay HW, Vidyadaran S, Seman Z, Kandiah M, Seow HF. Carica papaya increases regulatory T cells and reduces IFN- +CD4+ T cells in healthy human subjects. Mol Nutr Food Res. Mai 2011; 55(5): 803–6. doi: 10.1002/mnfr.201100087, Epub 24.3.2011.

18. Horrigan LA, Kelly JP, Connor TJ. Immunomodulatory effects of caffeine: friend or foe? Pharmacol Ther. Sept. 2006; 111(3): 877–92. Epub 15.3.2006.
19. John O Clark, MD, Gerard E. Mullin, MD. A Review of Complementary and Alternative Approaches to Immunomodulation.
20. Chistiakov DA. Immunogenetics of Hashimoto‘s thyroiditis. Journal of Autoimmune Diseases. 2005, 2:1.
21. Xie LD, Gao Y, Li MR, Lu GZ, Huo XH. Distribution of immunoglobulin G subclasses of anti-thyroid peroxidase antibody in sera from patients with Hashimoto‘s thyroiditis with different thyroid functional status. Clinical and Experimental Immunology, 2008. 154: 172–176.
22. Ganesh BG, Bhattachrya P, Gopisetty A, Prabhakar BS. Role of Cytokines in the Pathogenesis and Suppression of Thyroid Autoimmunity. Journal of Interferon and Cytokine Research. 2001; 31: 10: 721–731.
23. Sanna Filén S. Lahesmaa R. GIMAP Proteins in T-Lymphocytes, Journal of Signal Transduction, Bd. 2010, Artikel ID 268589, 10 Seiten, 2010
24. Hygiene Hypothesis. Abgerufen am 1. 11. 12 unter: http://www.hygiene-hypothesis.com/
25. Zaletel K, Gaberscek S. Hashimoto‘s Thyroiditis: From Genes to Disease. Current Genomics, 2011, 12, 576–588.
26. Nanba T, Watanabe M, Inoue N, Iwatani Y. Increases of the Th1/Th2 Ratio in Severe Hashimoto‘s Disease in the Proportion of Th17 Cells in Intractable Graves‘ Disease. Thyroid 19, 5, 2009.
27. CliffsNotes.com. Humoral and Cell-Mediated Immune Responses. 7. Nov. 2012. http://www.cliffsnotes.com/study_guide/topicArticleId-277792, articleId-277723.html
28. http://chriskresser.com/basics-of-immune-balancing-for-hashimotos, abgerufen am 8.11.2012.
29. http://digitalnaturopath.com/cond/C104673.html, abgerufen am 8.11.12
30. http://www.easyhealthzone.com/autoimmuno-diseases-s/30.htm, abgerufen am 8.11.12.
31. Peterson JD, Herzenberg LA, Vasquez K, Waltenbaugh C. Glutathione levels in antigen-presenting cells determine whether Th1 od Th2 response patterns predominate. Proc Natl Acad Sci USA, 17. März 1998; 95(6): S. 3071–6.
32. www.lowdosenaltrexone.org, abgerufen am 8. 11. 12.
33. http://www.precisionnutrition.com/rr-green-tea-hazards, abgerufen am 8.11.12.
34. http://wellnessalternatives-stl.blogspot.com/2012/05/am-i-th1-or-th2-or-th17.html, freischaltet am 8.11.12.
35. http://www..youtube.com/watch?v=LSYED–7riNY&feature=related, abgerufen am 8.11.12.

36. http://articles.mercola.com/sites/articles/archive/2009/03/14/Clearing-Up-Confusion-on-Vitamin-D--Why-I-Dont-Recommend-the-Marshall-Protocol.aspx
37. Shoji J, Inada N, Sawa M. Antibody array-generated cytokine profiles of tears of patients with vernal keratoconjunctivitis or giant papillary conjunctivitis. Jpn J Ophthalmol Mai-Juni 2006; 50(3): 195–204.
38. Tamer G, Arik S, Tamer I, Coksert D. Relative Vitamin D Insufficiency in Hashimoto's thyroiditis. Thyroid 21(8), 2011.
39. Sherry et al. Sickness behavior induced by endotoxin can be mitigated by the dietary soluble fiber, pectin, through up-regulation of IL–4 and Th2 polarization. Brain Behav Immun. Mai 2010; 24(4): 631–640.
40. Anatabine Investigator's Information. Rock Creek Pharmaceuticals. Juni 2012. www.anabloc.com, abgerufen am 15.3.13.
41. Gui J, Xiong F, Li J, Huang G. Effects of Acupuncture on Th1, Th2 Cytokines in Rats of Implantation Failure. Evidence-Based Complementary and Alternative Medicine Volume 2012 (2012).
42. XIE Changcai, XU Nenggui, DU Yixu. Effect of Acupuncture on Th1/Th2 Cytokine Balance in Guinea Pigs with Allergic Reaction Typ IV. Journal of New Chinese Medicine, 5 (2008).
43. Jurenka JS. Anti-inflammatory Properties of Curcumin, a Major Constituent of Curcuma longa: A Review of Preclinical and Clinical Research. Altern Med Rev 2009; 14(2): 141–153
44. Fujinami RS, von Herrath MG, Christen U, Whitton JL. Molecular mimicry, bystander activation or viral persistence: infection and autoimmune disease, Clinical microbiology reviews, Jan. 2006, S. 80–94.
45. Vojdani, Lambert J. The Role of Th17 in Neuroimmune Disorders. Target for CAM Therapy. Part II. Evidence-Based Complementary and alternative medicine. Band 1; 2011.
46. Shi Y er al. Differentiation Imbalance of Th1/T17 in Peripheral Blood mononuclear cells might contribute to pathogenesis of Hasimoto's thyroiditis. Scandinavian Journal of immunology. 72, 250–255.
47. Patarka R. Cytokines and chronic fatigue syndrome. Ann N Y Acad Sci. März 2001; 933: 185–200.

Kapitel 11

1. Ulluwishewa, et al. Regulation of Tight Junction Permeability by Intestinal Bacteria and Dietary Components. The Journal of Nutrition. 23.3.2011.
2. Maes M, et al. Increased serum IgA and IgM against LPS of enterobacteria in chronic fatigue syndrome (CFS): Indication for the involvement of gram-negative enterobacteria in the etiology of CFS and for the presence of an

increased gut-intestinal permeability. Journal of Affective Disorders 99 (200&) 237–240.

3. Maes M, Coucke F, Leunis JC. Normalization of increased translocation of endotoxin from gram-negative enterobacteria (Leaky gut) is accompanied by a remission of chronic fatigue syndrome. Neuro Endocrinol Lett. 2007; 28(6): 739–744.
4. Maes M, Leunis JC. Normalization of leaky gut in chronic fatigue syndrome (CFS) is accompanied by a clinical improvement: effects of age, duration of illness and the translocation of LPS from gram-negative bacteria. Neuro Endocrinol Lett Dez. 2008; 29(6): 902–10.
5. El-Tawil AM. Zinc supplementation tightens leaky gut in Crohn‘s disease. Inflamm Bowel Dis. Feb. 2012; 18(2): E399. doi: 10.1002/ibd.21926. Epub 12.10.2011. PMID: 21994075.
6. Lutgendorff F, Akkermans LM, Söderholm JD. The role of microbiota and probiotics in stress-induced gastro-intestinal damage. Curr Mol Med Juni 2008; 8(4): 282–98.
7. Maes M, Mihaylova I, De Ruyter M. Lower Serum zinc in chronic fatigue syndrome (CFS): Relationship to immune dysfunctions and relevance for the oxidative stress status in CFS. Journal of Affective Disorders (2005).
8. Ulluwishewa, et al. Regulation of Tight Junction Permeability by Intestinal Bacteria and Dietary Components. The Journal of Nutrition. 141: 769–776, 2011.
9. Gibson GR, Beatty ER, Wang X, Cummings JH. Selective Stimulation of Bifidobacteria in the Human Colon by Oligofructose and Inulin. Gastroenterology. 1995; 108: 975–982.
10. Fasano A. Leaky Gut and autoimmune disease. Clin Rev Allergy Immunol. Feb. 2012; 42(1): 71–8.
11. Fasano A. Zonulin and Its Regulation of Intestinal Barrier Function: The Biological Door to Inflammation, Autoimmunity and Cancer. Physiol Rev. Bd. 91. Jan 2011. 151–175.
12. Patel RM, Myers LS, Kurundkar AR, Maheshwari A, Nusrat A, Lin PW. Probiotic bacteria induce maturation of intestinal claudin 3 expression and barrier function. Am J Pathol. Febr. 2012; 180(2): 626–35.
13. Rapin JR, Wiernsperger N. Possible links between intestinal permeability and food processing: a potential therapeutic niche for glutamine. Clinics. 2010; 65(6): 635–43.
14. Vaarala O. Is the origin of type 1 diabetes in the gut? Immunol Cell Biol. März 2012; 90(3): 271–6.
15. Vaarala O, Atkinson MA, Neu J. The „Perfect Storm“ for Type 1 Diabetes: The Complex interplay between Intestinal Microbiota, Gut Permeability, and Mucosal Immunity. Diabetes 57: 2555–2562, 2008.

16. Campbell-McBride N. Gut and Psychology Syndrome. Halstan & Co. Ltd 2010.
17. Gates D. Body Ecology Diet. Hay House, Inc. 2011.
18. Gibson GR, Macfarlane GT, Cummings JH. Sulfate reducing bacteria and hydrogen metabolism in the human large intestine. Gut 1993; 34: 437–439.
19. http://bodyecology.com/articles/gut-permeability.php
20. Kirpich, Irina A (05/2012). „The type of dietary fat modulates intestinal tight junction integrity, gut permeability, and hepatic toll-like receptor expression in a mouse model of alcoholic liver disease“. Alcoholism, clinical and experimental research (0145–6008), 36(5), 835.
21. Wang, Hong-Bo (06/09/2012). „Butyrate Enhances Intestinal Epithelial Barrier Function via Up-Regulation of Tight Junction Protein Claudin-1 Transcription“. Digestive diseases and sciences (0163–2116).
22. Benjamin J, Makharia G, Ahuja V, Joshi YK. Glutamine and Whey Protein Improve Intestinal Permeability and Morphology in Patients with Crohn‘s Disease: A Randomized Controlled TrialDig Dis Sci (2012), 57: 1000–1012.
23. Campbell-McBride N. Food Allergy. Journal of Orthomolecular Medicine, 1. Quartal, 2009, Bd. 24, !, S. 31–41. Verfügbar unter: http://gaps.me/preview/?page_id=344.
24. Gottschall, E. Diät bei Morbus Crohn und Colitis ulcerosa: Chancen durch reizarme Ernährung. So hilft die „spezielle Kohlenhydrat-Diät“; TRIAS, 2010
25. Vermeulen MAR, de Jong J, Vaessen Mj, van Leeuven PAM, Houdijk APJ. Glutamate reduces experimental intestinal hyperpermeability and facilitates glutamine support of gut integrity. World J Gastroenterol. 28. März 2011: 17(12): 1569–1573.
26. Rao, RK, Samak G. Role of Glutamine in Protection of Intestinal Epithelial Tight Junctions. Journal of Epithelial Biology and Pharmacology, 2012, 5 (Suppl 1-M7) 47–54.
27. Pimental M. Gut Microbes and Irritable Bowel Syndrome. IBS Centers for Educational Expertise, 2011.
28. Pimental M, Mayer A, Park S, Chow E, Hasan A, Kong Y. Nethane production during lactulose test is associated with Gastrointestinal disease presentation. Digestive Diseases and Sciences, Bd. 48, Nr. 1 (Jan. 2003), S. 86–92.
29. Mori K. Does the gut microbiota trigger Hashimoto‘s Disease? Discovery magazine, November 2012.
30. Calcinaro F, Dionisi S, et al. Oral probiotic administration induces IL-10 production and prevents spontaneous autoimmune diabetes in non-obese diabetic mice. Diabetologia (2005) 48:1565–1575.
31. Kidd, PM. Multiple Sclerosis, an autoimmune inflammatory disease: prospects for its integrative management. Alternative medicine Review. 6(6), 2001.

32. Vyasm U, Ranganathan N. Probiotics, Prebiotics, and Symbiotic: Gut and Beyond. Gastroenterology Research and Practice. Band 2012, Artikel ID 872716.
33. Daher R, Yazbeck T, Jaoude JB, Abboud B. Consequences of dysthyroidism on the digestive tract and viscera. World J Gastroenterol. 21. Juni 2009: 15(23): 2834–2838h.
34. Lakhan S, Kirchgessner A. Gut inflammation in chronic fatigue syndrome. Nutrition and Metabolism, 2010, 7:79.
35. Rozalski A. Mai 2010. Potential virulence factors of Proteus bacilli. Journal of Microbiology and Molecular Biology, 61: 65–89.
36. Ebringer E, Khalafpour S, Wilson, C. Rheumatology International. Rheumatoid arthritis and proteus: a possible aetiological association. November 1989, Band 9, Ausg. 3–5, S. 223–228.
37. Struble K. Juli 2010. Journal of Pathophysiology Medscape. http://emedicine.medscape.com/article/226434-overviewa0104 Proteus vulgaris. Citizendium, 3. Dezember 2010. Citizendium http://en.citizendium.org/wiki/Proteus_vulgaris.
38. Koronakis V, Cross M, Senior B, Koronakis E, Hughes C. Journal of Bacteriology. April 1987, 169(4): 1509–1515.
39. Rashid T, Ebringer A. Autoimmunity in Rheumatic Diseases Is Induces by Microbial Infections via Crossreactivity or Molecular Mimicry. Autoimmune Dis. 2012; 2012: 539282.
40. Effraimidis G, Tijssen JG, Strieder TG, Wiersinga WM. No causal relationship between Yersinia enterocolitica infestion and autoimmune thyroid disease: evidence from a prospective study. Clin Exp Immunol. Juni 2011; 165(1): 38–43.
41. Diagram of the Human Intestine. Drawn by Duncan Lock and released into the Public Domain. Zugänglich unter http://commons.wikimedia.org/wiki/File:Intestine-diagram.svg; abgerufen am 29. März 2013.
42. Di Cagno R, et al. Sourdough Bread Made from Wheat and Nontoxic Flours and Started with Selected Lactobacilli Is Tolerated in Celiac Sprue Patients. Appl Environ Microbiol. Februar 2004; 70(2): 1088–1096.
43. Di Cagno R, et al. Use of selcted sourdough strains of Lactobacillus for removing gluten and enhancing the nutritional properties of gluten-free bread. J Food Prot. Juli 2008; 71/(7): 1491–5.
44. Moroni AV, Dal Bello F, Arendt EK. Sourdough in gluten-free bread-making: an ancient technology to solve a novel issue? Food Microbiol. Okt. 2009; 26(7): 676–84.
45. Gobbetti M, Guiseppe Rizzello C, Di Cagno R, De Angelis M. Sourdough lactobacilli and celiac disease. Food Microbiol. Apr 2007; 24(2): 187–96.

46. Di Cagno et al. Gluten-free sourdough wheat baked goods appear safe for young celiac patients: a pilot study. J Pediatr Gatroenterol Nutr Dez. 2010; 51(6): 777–83.

Kapitel 12

1. Bates, JM, Akerlund J, Mittge E, Guillmin K. Intestinal Alkaline Phosphatase Detoxifies Lipopolysaccharide and Prevents Inflammation in Response to the Gut Microbia. Cell Host Microbe. 13.12.2007; 2(6): 371–382.
2. O'Grady JG et al. Intestinal lactase, sucrase, and alkaline phosphatase in 373 patients with coeliac disease. J Clin Pathol 1984; 37: 298–302.
3. Jackson, SH. The effect of food ingestion on intestinal and serum alkaline phosphatase in rats. J Biol Chem 1952; 553–559.
4. Whitehead J. Intestinal alkaline phosphatase: The molecular link between rosacea and gastrointestinal disease. Medical Hypotheses 73 (2009) 1019–1022.
5. Yang Y, Wandler AM, Postlethwait JH, Guillemin. Dynamic evolution of the LPS-detoxifying enzyme intestinal alkaline phosphatase in zebrafish and other vertebrates. Frontiers in Immunology. Okt. 2012; 3(314) 1–15.
6. Lalles JP. Intestinal alkaline phosphatase: multiple biological roles in maintenance of intestinal homeostasis and modulation by diet. Nutrition Reviews. Bd. 68 (6): 323–332.
7. Cheng YM, Ferreira P, Frohlich J, Schulzer M, Tan F. The effects of age, smoking, and alcohol on routine laboratory tests. Am J Clin Pathol. März 1981; 75(3): 320–6.
8. Bayer PM, Hotschek H, Knoth E. Intestinal alkaline phosphatase and the ABP blood group system a new aspect. Clin Chem Acta. 1980 NPv 20; 108(1): 81–7.
9. Cui L, et al. Prolonged zinc-deficient diet alters alkaline phosphatase and disaccharidase activities and induces morphological changes in the intestine of rats. The Journal of Trace Elements in Experimental Medicine 12/1998; 8(4): 249–261.
10. Moreno J, Asteggiano CA, De Cattoni SD, Blanco A. Intestinal alkaline phosphatase: qualitative changes produced by deficient diet in rats. Metabolism. Juni 1972: 21(6): 513–20.
11. Hansen GH, Rasmussen K, Niels-Christiansen LL, Danielsen EM. Dietary free fatty acids form alkaline phosphatase-enriched microdomains in the intestinal brush border membrane. Mol Membr Biol. Feb. 2011; 28(2): 136–44. Epub 17. Dez. 2010.
12. Motzok I, McCuaig LW. Regulation of intestinal alkaline phosphatase by dietary phosphate. Can J Physiol Pharmacol. Dez. 1972; 50(12): 1152–6.

Kapitel 13

1. Wilson, James. Andrenal Fatigue: The 21st Century Stress Syndrome. Smart Publications, 2011.
2. Guillams TG, Edwards L. Chronic Stress and The HPA Axis: Clinical Assessment and therapeutic Considerations. The Standard. Point Institute of Nutraceutical Research. 9(2): 2012.
3. Nieman, LK. Patient Information: Adrenal Insufficiency (Addison‘s Disease) (Beyond the Basics). In: uptodate, Lacroix, A, Martin KA (Hrsg.), uptodate, Waltham, MA, 2011.
4. Nieman LK. Causes of Primary Adrenal Insufficiency (Addison‘s Disease). In: uptodate, Lacroix, A, Martin KA (Hrsg.), uptodate, Waltham, MA, 2012.
5. Nieman LK. Pathogenesis of Adrenal Insufficiency (Addison‘s Disease). In: uptodate, Lacroix, A, Martin KA (Hrsg.), uptodate, Waltham, MA, 2012.
6. Adaptogens. In: Natural Standard: the authority on integrative medicine [database on the Internet]. Cambridge (MA): Natural Standard; 2012. [zitiert am 5. Dezember 2012]. Verfügbar unter http://www.naturalstandard.com. Subskription für den Zugang erforderlich.
7. Adrenal Extracts. In: Natural Standard: the authority on integrative medicine [database on the Internet]. Cambridge (MA): Natural Standard; 2012. [zitiert am 5. Dezember 2012]. Verfügbar unter http://www.naturalstandard.com. Subskription für den Zugang erforderlich.
8. DHEA. In: Natural Standard: the authority on integrative medicine [database on the Internet]. Cambridge (MA): Natural Standard; 2012. [zitiert am 5. Dezember 2012]. Verfügbar unter http://www.naturalstandard.com. Subskription für den Zugang erforderlich.
9. www.normshelley.com, abgerufen an 20.11.12.
10. Wilder RL. Adrenal and gonadal steroid hormone deficiency in the pathogenesis of rheumatoid arthritis. J Rheumatol Suppl. März 1996; 44: 10–2.
11. Falorni A. Early Subclinical Addison‘s disease. Endocrine Abstracts (2009) 20 S9.3.
12. Penev P, Spiegel K, Marcinkowski T, Van Cauter E. Impact of carbohydrate-rich meals on plasma epinephrine levels: dysregulation with aging. J Clin Endocrinol Metab. Nov. 2005; 90(11): 6198–206. Epub 9. Aug. 2005.
13. http://www.gisymbol.com.au/cmsadmin/uploads/Glycemic-Index-Foundation-Healthy-Choices-Brochure.pdf, abgerufen am 20. 11. 12.
14. Physician Road Map. Interpretive Guide and Suggested Protocols for the Adrenal Recovery Kit Adrenal Stress Profile. Ortho Molecular Products. Third Edition. Abgerufen am 21.11.12 unter www.orthomolecularproducts.com. Subscription erforderlich.

15. Molina PE. Chapter 4. Thyroid Gland. In Molina PE, Hrsg. Endocrine Physiology. 3rd Ed. New York: Mcgraw Hill; 2010. http://www.accessmedicine.com/content.aspx?Aid=6169456. Abgerufen am 10. Juni 2012
16. Fernando Lizcano F, Rodriguez JS. Thyroid hormone therapy modulates hypothalamo-pituitary-adrenal axis. Endocrine Journal 2011, 58 (2), 137–142.
17. Hyman M., The Ultramind Solution: Companion Guide. Hyman Enterprises. 2009.
18. Ross DS. Central Hypothyroidism. In: uptodate, Cooper DS, Mulder JE (Hrsg); uptodate, Waltham MA, 2012.
19. Bhattacharyya A, Kaushal K, Tymms DJ, Davis JR. Steroid withdrawal syndrome after successful treatment of Cushing‘s syndrome: a reminder. Eur J Endocrinol. Aug. 2005; 153(2): 207–10.
20. Pavlaki AN, Magiakou MA, Chrousos GP. Chapter 14 - Glucocorticoid Therapy and Adrenal Suppression. Endotext. Verfügbar unter http://www.endotext.org/adrenal/adrenal14/adrenalframe14.htm.
21. http://www.health-and-wisdom.com/store/p/1067-MAGNESIUM-OIL-64-OUNCE-PUMP-DISPENSES-SOLD-SEPARATELY-.aspx, abgerufen am 31.1.13.
22. Adaptogens. In: Natural Standard: the authority on integrative medicine [database on the Internet]. Cambridge (MA): Natural Standard; 2012 [zitiert am 5.12.2012]. Verfügbar unter: http://www.naturalstandard.com. Subskription für den Zugang erforderlich.
23. Gierach M, Gierach J, Skowronska A, Rutkowska E, Spychalska M, Pujanek M, Junik R. Hashimoto‘s thyroiditis and carbohydrate metabolism disorders in patients hospitalized in the Department of Endocrinology and Diabetology of Ludwik Rydigier Collegium Medicum in Bydgoszcz between 2001 and 2012. Polish Journal of Endocrinology, Bd. 63, 1, 2012.

Kapitel 14

1. Loyola University Health System. „Increased Stroke Risk From Birth Control Pills, Review Funds.“ Science Daily, 27. Okt. 2009. Web. 26. Jan. 2012.
2. Cell Press. „Unnatural Selection: Birth Control Pills May Alter Choice of Partners.“ Science Daily, 8. Okt. 2009. Web. 26. Jan. 2013.
3. Cohen S. Drug Muggers. Rodale. 2011.
4. Nutrient Depletions in Natural Standard: the authority on integrative medicine [database on the Internet]. Cambridge (MA): Natural Standard; 2012 [zitiert am 5. Dezember 2012]. Verfügbar über: http://www.naturalstandard.com. Subskription zur Ansicht erforderlich.
5. Shrader SP, Diaz VA. Chapter 88. Contraception. In: Talbert RL, DiPiro JT, Matzke GR, Posey LM, Wells BG, Yee GC, Hrsg. Pharmacotherapy:

A Pathophysiologic Approach. 8. Ausg. New York: McGraw-Hill; 2011. http://0-www.accesspharmacy.com.millenium.midwestern.edu/content.aspx?aID=7993297. Abgerufen am 4.5.2012.

6. Giron-Gonzalez JA, Moral FJ, Elvira J, Garcia-Gil D, Guerro F, Gavilan, Escobar L. Consistent production of a higher TH1:TH2 cytokine ratio by stimulated T cells in men compared with women. European Journal of Endocrinology (2000) 143, 31–36.
7. Negro R., Greco G., Mangieri T et al. (2007). The influence of selenium supplementation on postpartum thyroid status in pregnant women with thyroid peroxidase autoantibodies. Journal of Clinical Endocrinology and Metabolism, 92, 1263–1268.
8. Giron-Gonzalez JA, Moral FJ, Elvira J, Garcia-Gil D, Guerro F, Gavilan, Escobar L. Consistent production of a higher TH1:TH2 cytokine ratio by stimulated T cells in men compared with women. European Journal of Endocrinology (2000) 143, 31–36.
9. Drutel A, Archambeaud F, Caron P. Selenium and the thyroid gland. Clin Endocrinol. 2013; 78(2): 155–164.
10. Vestergaard P, Rejnmark L, Weeke J, Hoeck HC, Nielsen HK, Rungby J et al. Smoking as a risk factor for Grave‘s disease, toxic nodular goiter, and autoimmune hypothyroidism. Thyroid 2002, 12, 69–75.
11. Ando T, Davies TF. Clinical Review 160: Postpartum autoimmune thyroid disease: the potential role of fetal microchimerism. J Clin Endocrinol Metab. 2003; 88(7): 2965.
12. Gottfried S. Die Hormonkur. VAK 2014.
13. Weschler T. Taking Charge of Your Fertility. Harper Collins 2006.
14. www.marshallprotocol.com and www.curemyTh1.org.
15. Eschler DC, Hasham A, Tomer Y. Cutting edge: The etiology of autoimmune thyroid diseases. Clin Rev Allergy Immunol. Okt. 2011; 41(2): 190–197.
16. Desailloud R, Hober D. Viruses and thyroiditis: an update. Virol J 2009; 6: 5.
17. The Antiadhesion Properties of Cranberries. www.cranberryinstitute.org. Abgerufen am 1. 3. 13.
18. Patil BS, Patil S, Gururaj TR. Probable autoimmune causal relationship between periodontitis and Hashimoto‘s thyroiditis: A systemic Review. Nigerian Journal of Clinical Practice, Juli-Sept. 2011. Bd. 14 (3), S. 253.
19. Fluoride Linked to Gum Disease. http://www.medicalnewstoday.com/releases/71584.php, abgerufen am 22. 4. 13.
20. Vananda KL, Sesha Reddy M. Indian J Dent Res 2007. 18(2): 67–71.

Kapitel 15

1. Guo H, Jiang T, Wang J, Chang Y, Guo H, Zhang W. The value of eliminating foods according to food-specific immunoglobulin G antibodies in irritable bowel syndrome with diarrhoe. J Int Med Res. 2012; 40(1): 204–10.
2. Danivic JN, Ramirez MD, Vergara-Villaluz JC, Lagdameo-Leuenberger MP, Jasul GV, Añel-Quimpo, JA. Prevalence of Thyroid Dysfunction Among Individuals Taking Glutathione Supplementation: A Cross-Sectional Study Preliminary Report. Phillipine Journal of Internal Medicine. Band 48, Nummer 3, Okt.-Dez. 2010.
3. Biesiekierski JR, Newham ED, Irving PM, Barrett JS, Haines M, Doecke JD et al. Gluten causes gastrointestinal symptoms in subjects without celiac disease: a double-blind randomized placebo-controlled trial. AMJ Gastroenterol (2010); 106; 508–514.
4. Suen RM, Gordon S. A Critical Review of IgG Immunoglobulins and Food Allergy-Implications in Systemic Health. US BioTek Laboratories, 2003.
5. Lambert SE, Kinder JM, Then JE, Parliament KN, Bruns HA. Erythromycin treatment hinders the induction of oral tolerance to fed ovalbumin. Frontiers in Immunology. Juli 2012.
6. Ensminger. Allergies. Food and Nutrition Encyclopedia; CRC Press. 1994.
7. Lipski L. Digestive Wellness. McGraw-Hill Publishing, 2011.

Kapitel 16

1. Connett P, Beck J, Micklem HS. The case against fluoride: How hazardous waste ended up in our drinking water and the bad science and powerful politics that keep it there. Chelsea Green, VT, 2010.
2. De Coster S, van Larebeke N. Endocrine-disrupting chemicals: associated disorders and mechanisms of action. J Environ Public Health. 2012; 2012: 713696. Epub 6. Sept. 2012.
3. http://www.ewg.org/research/down-drain/what-you-can-do
4. Bahn AK, Mills JL, Snyder PJ, Gann PH, Houten L, Bialik O, Jollman L, Utiger RD. Hypothyroidism in workers exposed to polybrominated biphenyls. N Engl J Med. 3. Jan 1980; 302(1): 31–3.
5. http://www.nontoxicbeds.com/
6. Eschler DC, Hasham A, Tomer Y. Cutting edge: The etiology of autoimmune thyroid diseases. Clin Rev Allergy Immunol. Oktober 2011; 41(2): 190–197.
7. Cross DW, Carton RJ (2003). „Fluoridation: a violation of medical ethics and human rights“. International Journal of Occupational and Environmental Health 9 (1): 24–9.
8. http://chemistry.about.com/od/chemistryhowtoguide/a/removefluoride.htm

9. Bachinskii PP et al. 1985. Action of the body fluorine of healthy persons and thyroidopathy patients on the function of hypophyseal-thyroid system. Probl Endocrinol (Mosk) 31(6): 25–9 [S. Studie].
10. Burgi H, et al. (1984). Fluorine and the Thyroid Gland: A Review of the Literature. Klin Wochenschr. 15. Juni 1984; 62(12): 564–9.
11. Caldwell KL, et al. (2008). Iodine status of the U.S. population, National Health and Nutrition Examination Survey 2003–2004. Thyroid 18(11): 1207–14.
12. Choi AL, et al. (2012). Developmental Fluoride Neurotoxicity: A Systematic Review and Meta-Analysis. Environmental Health Perspectives 20. Juli 2012. [Epub vor Drucklegung].
13. Hosur MB, et al. (2012). Study of thyroid hormones free triiodothyronine (FT3), free thyroxine (FT4) and thyroid stimulating hormone (TSH) in subjects with dental fluorosis. European Journal of Dentistry 6: 184–90.
14. Klein RZ, et al. (2010). Relation of severity of maternal hypothyroidism to cognitive development of offspring. Journal of Medical Screening 8(1): 18–20.
15. Haddow JE, et al. (1999). Maternal thyroid deficiency during pregnancy and subsequent neurophysiological development of the child. New England Journal of Medicine 341(8): 549–55.
16. Lin F, et al. (1991). The relationship of a low-iodine and high-fluoride environment to subclinical cretinism in Xinjiang. Endemic Disease Bulletin 6(2): 62–67 (republished in Iodine Deficiency Disorder Newsletter Bd.7(3): 24–25). [S. Studie].
17. Lin F, et al. (1986). A preliminary approach to the relationship of both endemic goiter and fluorosis in the valley of Manasi River, Xin-Jiang to environmental geochemistry. Chinese Journal of Endemiology 5(1): 53–55.
18. Maumené E. (1854). Expérience pour déterminer l'action des fluores sur l'économie animale. Compt Rend Acad Sci (Paris) 39: 538–539.
19. Mikhailets ND, et al. (1996). Functional state of thyroid under extended exposure to fluorides. Probl Endocrinol (Mosk) 42:6–9. [S. Studie].
20. National Research Council. (2006). Fluoride in drinking water: a scientific review of EPA's standards. National Academies Press, Washington D.C. [S. Studie].
21. Pontigo-Loyola A, et al. (2008). Dental fluorosis in 12- and 15-year-olds at high altitudes in above-optimal fluorated communities in Mexico. Journal of Public Health Dentistry 68(3): 163–66.
22. Susheela AK, et al. (2005). Excess fluoride ingestion and thyroid hormone derangements in children living in New Delhi, India. Fluoride 38: 98–108. [S. Studie].
23. http://www.fluoridealert.org/issues/health/thyroid

24. Beierwaltes, WH, Nishiyama RH. Dog thyroiditis: occurrence and similarity to Hashimoto's Struma. Endocrinology 1968. 83: 501–508.
25. Basha PM, Rai P, Begum S. Fluoride toxicity and status of serum thyroid hormones, brain histopathology, and learning memory in rats: a multigenerational assessment. Biol Trace Elem Res. Dez. 2011; 144(1–3): 1083.
26. Zeng Q, Cui YS, Zhang L, Fu G, Hou CC, Zhao L, Wang AG, Liu HL. Studies of fluoride on the thyroid cell apoptosis and mechanism. März 2012; 46(3): 233–6.
27. http://thyroid.about.com/od/drsrichkarileeshames/a/fluoride2006.htm
28. Nabrzyski M, Gajewska R. „Aluminium and fluoride in hospital daily diets and in teas". Z. Lebenm Unters Forsch 201(4): 307–10, (1995).
29. http://www.ewg.org/foodnews/summary/
30. http://chemistry.about.com/od/chemistryhowtoguide/a/removefluoride.htm
31. http://www.fluoridalert.org/faq
32. http://www.fluoridalert.org/content/water_filters/
33. http://www.slweb.org/ftrcfluorinatedpharm.html
34. http://www.ewg.org/guides/cleaners
35. Brent, GA. Environmental Exposures and Autoimmune Thyroid Disease. Thyroid. Juli 2010; 20(7): 755–761.
36. Lee AN, Werth VP. Activation of autoimmunity use of immunostimulatory herbal supplements. Arch Dermatol. Juni 2004; 140(6): 723.
37. Detoxification. In: Natural Standard: the authority on integrative medicine [database on the Internet]. Cambridge (MA): Natural Standard; 2012 [zitiert 5. Dezember 2012]. Verfügbar über: http://www.naturalstandard.com. Subskription erforderlich.

Lektion 17

1. https://www.aarda.org/q_and_a.php, abgerufen am 1.4.2012

Lektion 18

1. Daniel, Kaayla. The Healing Power of Broth. Zugänglich unter http://www.thenourishinggourmet.com/2011/09/the-healing-power-of-broth.html
2. Bosscher D, Breynaert A, Pieters I, Hermans N. Food-based strategies to modulate the composition of the intestinal microbiota and their associated health effects. Journal of Physiology and Pharmacology 2009; 60, Suppl 6, 5–11.
3. Barrett JS, Gibson PR. Fermentable oligosaccharides, disaccharides, monosaccharides and polyols (FODMAPs) and nonallergic food intolerance: FODMAPs or food chemicals. The Adv Gastroentrol (2012) 5(4) 261–268.

4. http://thyroidbook.com/blog/autoimmune-gut-repair-diet/
5. Carroccio A, Mansueto P, Iacono G, Soresi M, D'Alcamo A, Cavataio F, Brusca I, Fiorena AM, Ambrosiano G, Seidita A, Pirrone G, Rini GB. Non-celiac wheat sensivity diagnosed by double-blind placebo-controlled challenge: exploring a new clinical entity. Am J Gastroenterol. Dez. 2012; 107(12): 1898–906.
6. Dugdale DC. Low Residue Fiber Diet. Medline. http://www.nlm.nih.gov/medlineplus/ency/patientinstructions/000200.htm, abgerufen am 13.2.2013.
7. Dulloo AG (10/2011). „The search for compounds that stimulate thermogenesis in obesity management: from pharmaceuticals to functional food ingredients". Obesity reviews (1467–7881), 12 (10), 866.
8. http://www.todaysdietitian.com/newarchives/072710p30.shtml
9. http://www-ibsgroup.org/brochures/fodmap-intolerances.pdf
10. Gottschall E. Breaking the vicious cycle. Intestinal health through diet. 1996. The Kirkton Press.
11. Campbell-McBride, N. Gut and Psychology Syndrome. Medinform Publishing, 2012.
12. Gates D, Schatz L. Body Ecology Diet. Hay House, 2011.
13. Mercola J. This Food Contains 100 TIMES More Probiotics than a Supplement. Abgerufen am 1. 4. 2013 unter: http://articles.mercola.com/sites/articles/archive/2012/05/12/dr-campbell-mcbride-on-gaps.aspc
14. http://chefambershea.com/2012/04/03/coming-clean-my-battle-with-hashimotos-disease/, abgerufen am 1. 4. 2012.

Kapitel 19

1. McClain CJ et al. Zinc status before and after zink supplementation of eating disorder patients. J Am Coll Nutr. Dez. 1992; 11(6): 694–700.
2. Naranjo CA, Busto U, Sellers EM et al. (1981): „A method for estimating the probability of adverse drug reactions". Clin Pharmacol. Ther. 30(2): 239–45.

Kapitel 20

1. Dell'edera, Domenico (08/2013). „Effect of multivitamins on plasma homocysteine in patients with the 5,10 metylenetetrahydrofolate reductase C677T homozygous state". Molecular medicine reports (1791–2997), 8 (2), 609.
2. McNulty, Helene (10/2012). „Nutrition throughout life: folate". International journal for vitamin and nutrition research (0300–9831), 82 (5), 348.
3. www.mthfr.net, abgerufen am 1.6.2013.

4. Zappacosta, Bruno et al. „Homocysteine lowering by folate-rich diet or pharmacological supplementations in subjects with moderate hyperhomocysteinemia“. Nutrients (2072–6643), 5 (5), 1531.
5. Prinz-Langenohl R., Brämswig S, Tobolski O, Smulders YM, Smith DEC, Finglas PM, Pietrzik K. [6S]–5-methyltetrahydrofolate increases plasma folate more effectively than folic acid in women with the homozygous or wildtype 677C T polymorphism of methylenetetrahydrofolate reductase. Br. J. Pharmacol. 2009, 158, 2014–2021.
6. Prinz-Langenohl R. et al. [6S]–5-methyltetrahydrofolate increases plasma folate more effectively than folic acid in women with the homozygous or wildtype 677C T polymorphism of methylenetetrahydrofolate reductase. British Journal of Pharmacology (0007–1188), 158 (8), 2014.
7. http://ods.od.nih.gov/factsheets/Folate-HealthProfessional/, abgerufen am 3.6.13.
8. http://ods.od.nih.gov/factsheets/VitaminB6-HelathProfessional/, abgerufen am 3.6.13.
9. https://www.mymedlab.com/autism/gi-effects-complete-mmx2100, abgerufen am 3.6.13
10. http://www.metametrix.com/test-menu/profiles/gastrointestinal-function/dna-stool-analysis-gi-effects?t=clinicianInfo, abgerufen am 3.6.12.
11. www.mylabsforlife.com, abgerufen am 3.6.13.
12. www.zrtlabs.com, abgerufen am 3.6.13.
13. Walsh, Nancy. Folic acid cancer debate continues, abgerufen am 3.6.13, unter http://www.medpagetoday.com/HematologyOncology/ColonCancer/37008
14. http://foodallergy.com/tests.html, abgerufen am 3. 6. 13.

Stichwortverzeichnis

F

G

H

I

J

K

L

M

Über die Autorin

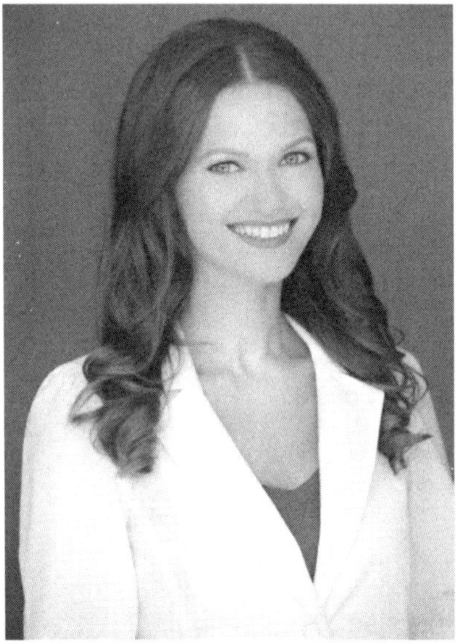

Izabella Wentz hat Pharmazie studiert und ihre universitäre Ausbildung mit dem amerikanischen Berufsdoktorat abgeschlossen. Sie arbeitet als klinische Pharmazeutin. Im Jahr 2009 wurde bei ihr eine Hashimoto-Thyreoiditis diagnostiziert. Seit ihrer Diagnose beschäftigt sie sich mit Lebens- und Ernährungsgewohnheiten, die den Krankheitsverlauf von Hashimoto beeinflussen. In diesem praktischen Ratgeber hat sie drei Jahre Forschungsarbeit zusammengefasst. Izabella Wentz lebt mit ihrem Mann Michael in Chicago.

Die Co-Autorin Dr. Marta Nowosadzka ist Ärztin und die Mutter von Izabella Wentz.

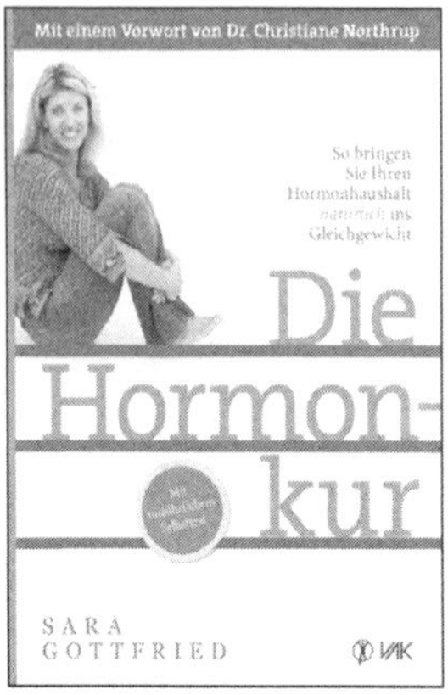

Sara Gottfried:
Die Hormonkur
So bringen Sie Ihren Hormonhaushalt natürlich ins Gleichgewicht

Leseprobe: www.vakverlag.de

Gerät das Hormonsystem aus der Balance, sind viele gesundheitliche Probleme die Folge. Frauenärztin Dr. S. Gottfried erklärt, welche Hormonmangelzustände hinter bestimmten Symptomen stecken, und zeigt auf, welche Maßnahmen jeweils hilfreich sind. Das Besondere ist ihr ganzheitlicher Ansatz: Im Vordergrund steht, was man selbst tun kann, um den Hormonhaushalt zu stabilisieren: Ernährungsumstellung, bewusstere Lebensführung, Nahrungsergänzungsmittel ... Erst wenn keine Besserung eintritt, werden bioidentische Hormone einbezogen. Mit Fragebögen, Ernährungs- und Supplementempfehlungen (mit Dosierungsangaben).

432 Seiten, 7 Abb, zahlr. Tabellen, Klappenbroschur (15 x 21,5 cm)
ISBN 978-3-86731-148-9

Dr. Michael Platt:
Die Hormonrevolution
Spektakuläre Behandlungserfolge mit bioidentischen Hormonen

Leseprobe: www.vakverlag.de

Hormone spielen eine wichtige Rolle für Ihre Gesundheit: Gerät ihr Gleichgewicht aus den Fugen, entwickeln sich Krankheiten – auch solche, die nichts mit unseren Hormonen zu tun haben scheinen. Oft aber werden falsche Diagnosen gestellt und nur Symptome behandelt, obwohl die Ursachen sich sehr gut mit bioidentischen Hormonen therapieren lassen. Der Patientenratgeber enthält praktische Informationen, Fallbeispiele und Therapieempfehlungen und ist auch für Ärzte geeignet, die sich in die das Thema einarbeiten möchten.

240 Seiten, Paperback (15 x 21,5 cm)
ISBN 978-3-86731-045-1

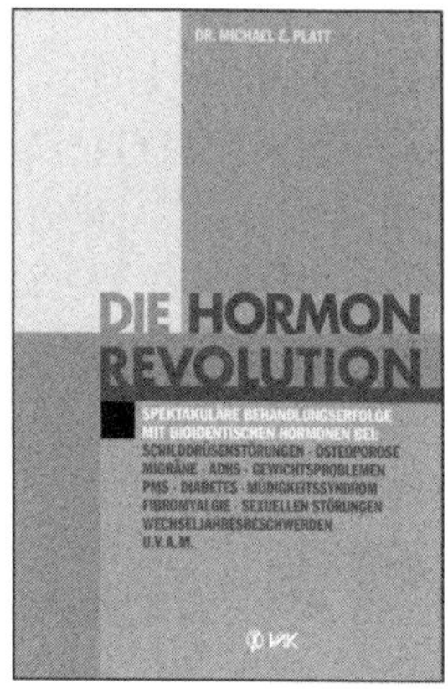

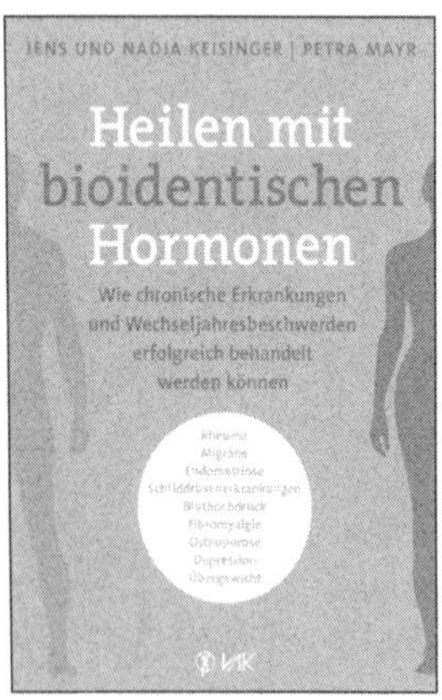

Jens und Nadja Keisinger, Petra Mayr:
Heilen mit bioidentischen Hormonen
Wie chronische Erkrankungen und Wechseljahresbeschwerden erfolgreich behandelt werden können

Leseprobe: www.vakverlag.de

Viele chronische Erkrankungen, die auf den ersten Blick nichts mit einem hormonellen Ungleichgewicht zu tun zu haben scheinen, sprechen sehr gut auf die Behandlung mit körpereigenen Hormonen an. Statt einzelne Symptome mit Medikamenten zu behandeln, die mit Nebenwirkungen einhergehen, setzt die bioidentische Hormontherapie an den Ursachen an! Krankheiten, die mit zunehmendem Alter in den Vordergrund rücken, wie Osteoporose, Bluthochdruck, Herz-Kreislauf-Erkrankungen und Demenz, können so erfolgreich therapiert werden. Mit vielen Erfahrungsberichten.

200 Seiten, Paperback (15 x 21,5 cm)
ISBN 978-3-86731-169-4

Bestellen Sie unsere kostenlosen Kataloge unter: www.vakverlag.de